COMPREENDENDO A DEPRESSÃO

COMPREENDENDO A DEPRESSÃO

Rodolfo Furlan Damiano
Marcus Vinicius Zanetti
Loren Beiram
Leticia Lopes de Figueiredo

manole
editora

Projeto gráfico: Departamento Editorial da Editora Manole
Diagramação: Deborah Takaishi
Capa: Ricardo Yoshiaki Nitta Rodrigues
Imagem da capa: freepik.com

CIP-BRASIL. CATALOGAÇÃO NA PUBLICAÇÃO
SINDICATO NACIONAL DOS EDITORES DE LIVROS, RJ

C736

Compreendendo a depressão / Rodolfo Furlan Damiano ... [et al.]. - 1. ed. - Barueri [SP] : Manole, 2025.
23 cm.

Inclui bibliografia e índice
ISBN 978-85-204-6695-7

1. Depressão mental. 2. Pessoas depressivas - Estudos de casos. 3. Psicoterapia. I. Damiano, Rodolfo Furlan. II. Título.

CDD: 616.852706
25-99857.0 CDU: 616.89-008.454

Carla Rosa Martins Gonçalves - Bibliotecária - CRB-7/4782

Edição – 2025

Editora Manole Ltda.
Alameda Rio Negro, 967 – cj. 717 – Alphaville
06454-000 – Barueri – SP – Brasil
Fone: (11) 4196-6000
www.manole.com.br | https://atendimento.manole.com.br/

Impresso no Brasil
Printed in Brazil

Autores

Rodolfo Furlan Damiano

Médico psiquiatra pela Universidade de São Paulo. Doutor (PhD) pelo programa especial tripartite: Universidade de São Paulo (USP), Universidade Federal de São Paulo (UNIFESP), Universidade Federal do Rio Grande do Sul (UFRGS) com apoio da Fundação de Amparo à Pesquisa do Estado de São Paulo (FAPESP). Pós-doutorando pela USP com apoio da FAPESP. Vice-Coordenador e chefe do ambulatório do Programa de Ensino, Pesquisa e Assistência em Depressão Resistente ao Tratamento, Autolesão e Suicidalidade do Instituto de Psiquiatria do Hospital das Clínicas da Faculdade de Medicina da Universidade de São Paulo (FMUSP). Professor do Programa de Pós-graduação em Psiquiatria da FMUSP. Editor Associado do *Brazilian Journal of Psychiatry*. Autor e coautor de diversos livros.

Marcus Vinicius Zanetti

Médico Psiquiatra e Doutor em Ciências pela Faculdade de Medicina da Universidade de São Paulo (FMUSP). Desde 2017 é docente da Faculdade Sírio-Libanês, onde desenvolve linhas de pesquisa na interface entre nutrição, eixo intestino-cérebro e saúde mental. Colaborador do Ambulatório de Depressão Resistente ao Tratamento, Autolesão e Suicidalidade do Instituto de Psiquiatria do Hospital das Clínicas da FMUSP (PRO-DRAS) desde 2024.

Loren Beiram

Psicóloga clínica (Mackenzie). Doutoranda no Instituto de Psiquiatria da Faculdade de Medicina da Universidade de São Paulo. Especialista em Terapias Cognitivas e Contextuais e em Neurociências e Comportamento (PUC). Coordenadora do Departamento de Psicologia e no Ambulatório de Depressão Resistente ao Tratamento, Autolesão e Suicidalidade no Instituto de Psiquiatria do Hospital das Clínicas da FMUSP (PRO-DRAS IPq-HFMUSP). Membro colaboradora da Associação Brasileira de Psicologia Baseada em Evidências (ABPBE).

Leticia Lopes de Figueiredo

Psicóloga clínica, especialista em Neurociências (EEP-USP) e mestranda pelo Instituto de Psiquiatria do Hospital das Clínicas da Faculdade de Medicina da Universidade de São Paulo (IPq-HCFMUSP). Atua com Terapia Cognitivo Comportamental (TCC) e Terapia Comportamental Dialética (DBT). Líder certificada grupos de *Family Connections* (Conexões Familiares) e treinadora de Grupos de Habilidades DBT. Psicóloga voluntária no Ambulatório de Depressão Resistente ao Tratamento, Autolesão e Suicidalidade (PRO-DRAS) do IPq-USP. Criadora de conteúdo sobre transtorno de personalidade *borderline* e autora do livro *Border, e agora?*.

Sumário

Prefácio IX
Rodrigo Machado-Vieira

Apresentação XI

1 Fundamentos e conceitos essenciais 1

2 Tipos de transtornos depressivos 32

3 As múltiplas causas da depressão 59

4 Comorbidades comuns 94

5 Tratamentos psicológicos 116

6 Tratamentos farmacológicos e biológicos das síndromes depressivas 152

7 Estigma e percepções equivocadas 183

8 Estilo de vida e hábitos saudáveis 203

9 Depressão e suicídio 224

10 Depressão em populações específicas 251

11 Seguindo em frente e prevenindo recaídas 269

Índice remissivo 291

Prefácio

A depressão, uma das condições de saúde mental mais prevalentes e impactantes no mundo contemporâneo, continua a ser cercada por dúvidas, estigmas e confusões conceituais. Segundo a Organização Mundial da Saúde (OMS), depressão é a principal causa de incapacitação no mundo, afetando centenas de milhões de pessoas em diferentes culturas, faixas etárias e contextos socioeconômicos. Apesar disso, ainda há um grande desconhecimento sobre o que, de fato, é a depressão. A despeito de sua frequência e gravidade, ainda há quem a veja como um "fracasso pessoal" ou uma "tristeza exagerada", o que só contribui para o isolamento de quem sofre em silêncio. Liderado pelos Professores Marcus Zanetti e Rodolfo Damiano, da Universidade de São Paulo (USP), *experts* no assunto, este livro visa propiciar aos leitores um conhecimento acessível, empático e com base em evidências sobre a depressão.

Compreendendo a Depressão é mais do que um manual informativo. Não se trata de um manual clínico exclusivo para especialistas nem de uma obra puramente autobiográfica. É, antes, um guia prático, humano e responsável, que busca integrar conhecimento técnico com sensibilidade e empatia. O livro é dividido em onze capítulos, cada um com foco em um aspecto essencial da compreensão e do manejo da depressão. A obra percorre desde os fundamentos conceituais da depressão até seus tratamentos mais avançados, passando por causas, comorbidades, impactos sociais e estratégias de enfrentamento. Nos capítulos iniciais, são exploradas as bases teóricas: o que é a depressão, como se diferencia da tristeza comum e por que ela deve ser compreendida como uma condição de saúde, guiando o leitor pelas diferentes formas que a depressão pode assumir, suas causas complexas e, também, aprofundando os tratamentos disponíveis, tanto psicológicos quanto psiquiátricos. Especial atenção foi dada aos grupos mais vulneráveis e às formas variadas de manifestação da depressão: em crianças, adolescentes, mulheres, homens, idosos e populações marginalizadas.

O Capítulo 1 explora a história do diagnóstico e dados atuais sobre a prevalência e o impacto da depressão no mundo. No Capítulo 2, são apresentados os tipos de transtornos depressivos, suas diferenças, semelhanças e critérios diagnósticos. O leitor encontrará descrições claras de condições como transtorno depressivo maior, distimia, depressão bipolar, entre outras, incluindo aquelas menos conhecidas, mas igualmente relevantes. O Capítulo 3 trata das múltiplas causas da depressão a partir de uma abordagem biopsicossocial, discutindo a interação entre genética, neuroquímica, ambiente, cultura e experiências de vida. Já o Capítulo 4 é dedicado às comorbidades comuns e o impacto na terapêutica. Os Capítulos 5 e 6 exploram as opções de tratamento, tanto psicológicas quanto psiquiátricas, incluindo Terapia Cognitivo-Comportamental, *Mindfulness*, entre outras. Cada uma dessas estratégias é apresentada com responsabilidade, reconhecendo suas limitações e potencial terapêutico. No Capítulo 7, os autores apresentam os mitos mais comuns que geram estigma, as percepções equivocadas e os obstáculos sociais e culturais que dificultam a busca por ajuda, enquanto o Capítulo 8 é dedicado ao estilo de vida e hábitos saudáveis, reconhecendo que pequenas mudanças na rotina – como atividade física regular, alimentação equilibrada, sono adequado e relações significativas – podem ter grande impacto no humor e na qualidade de vida. O tema da prevenção do suicídio é abordado com seriedade no Capítulo 9, discutindo sinais de alerta, fatores de risco e estratégias de cuidado, enquanto o Capítulo 10 foca em populações específicas, reconhecendo que a depressão não se manifesta da mesma maneira em todas as pessoas. Crianças, adolescentes, mulheres, homens, idosos, pessoas LGBTQIA+ e grupos minoritários enfrentam desafios próprios, muitas vezes agravados por preconceitos. No Capítulo 11, os autores discutem a convivência com a depressão e a prevenção de recaídas, enfatizando a identificação de sinais precoces, acesso à rede de apoio e autocuidados. Além disso, todos os capítulos reúnem uma série de ferramentas e estratégias práticas, funcionando como uma "caixa de ferramentas" para o dia a dia.

Esta obra certamente irá auxiliar no aprofundamento do conhecimento e das práticas clínicas e científicas, promovendo uma abordagem mais humana e eficaz no enfrentamento da depressão. Uma ótima leitura a todos!

Rodrigo Machado-Vieira
Professor Titular de Psiquiatria da Universidade do Texas, Houston.

Apresentação

Era uma manhã de terça-feira quando Maria chegou ao consultório e disse algo que nunca esquecemos: "Doutor, eu não entendo. Todo mundo fala que depressão é tristeza, mas eu não me sinto triste. Eu não sinto nada. É como se o mundo tivesse perdido as cores, e eu estou aqui, respirando, mas não vivendo."

Naquele momento, percebemos com clareza cristalina o abismo que existe entre o que as pessoas acreditam saber sobre depressão e o que ela realmente é. Maria não estava chorando. Não parecia "deprimida" no sentido popular da palavra. Ela estava vestida de maneira adequada, falava com coerência, até sorria ocasionalmente. Mas por trás daquela aparente normalidade, vivia uma mulher que havia perdido a conexão com a própria vida.

Quantas vezes ouvimos frases como "todo mundo fica triste às vezes" ou "é só uma fase, vai passar"? Quantas vezes a depressão é minimizada, incompreendida, ou, pior ainda, transformada em motivo de vergonha? A resposta é: muitas vezes. Demasiadas vezes.

Ao longo de anos de prática clínica, encontramos centenas de "Marias" – pessoas que não se reconheciam nas descrições superficiais da depressão que circulam em nossa sociedade. Conhecemos o executivo bem-sucedido que funcionava perfeitamente durante o dia, mas passava as noites acordado, engolido por um vazio inexplicável. A jovem estudante brilhante que, de repente, não conseguia mais se concentrar nos estudos, sem entender por quê. O pai de família que começou a se irritar com tudo e todos, sem perceber que sua raiva era, na verdade, a face oculta de uma depressão masculina.

Cada uma dessas histórias nos ensinou algo fundamental: a depressão não tem uma cara única. Ela não segue um roteiro previsível. Pode se esconder atrás de sorrisos, se disfarçar de irritabilidade, se manifestar como exaustão inexplicável ou se apresentar como uma súbita incapacidade de sentir prazer nas coisas que antes traziam alegria.

Foi essa constatação que nos levou a escrever este livro. Não mais um manual técnico repleto de jargões incompreensíveis, mas uma conversa honesta sobre uma condição que afeta mais de 280 milhões de pessoas no mundo – e que, ainda assim, permanece envolta em mal-entendidos e preconceitos.

Imagine por um momento que você está tentando entender um país estrangeiro apenas por postais turísticos. Você veria paisagens bonitas, sorrisos posados, monumentos famosos – mas perderia completamente a riqueza, a complexidade e os desafios reais da vida naquele lugar. É exatamente isso que acontece quando tentamos compreender a depressão por meio de definições rasas ou estereótipos simplistas.

A depressão é um território vasto e complexo, com montanhas e vales, tempestades e calmarias, caminhos conhecidos e trilhas ainda inexploradas. Para navegar por esse território – seja como alguém que vive com depressão, como familiar ou amigo de quem enfrenta essa condição, ou como profissional que deseja ajudar melhor – precisamos de um mapa confiável.

Este livro é esse mapa.

Quando começamos a organizar estas páginas, tínhamos uma certeza: não queríamos criar mais um texto que tratasse a depressão como um problema abstrato. Queríamos falar da depressão real, aquela que interrompe carreiras, que torna difícil sair da cama em dias que deveriam ser comuns, que faz com que pessoas talentosas e amadas se sintam inúteis e sozinhas. Mas também queríamos falar da esperança real – não aquela esperança vazia e bem-intencionada que diz "vai ficar tudo bem", mas aquela baseada em conhecimento sólido, tratamentos eficazes e estratégias práticas que realmente funcionam.

Nas páginas que seguem, você não encontrará apenas teorias sobre a depressão, mas sim histórias de pessoas reais que enfrentaram e superaram essa condição. Descobrirá por que seu amigo que "tem tudo para ser feliz" pode estar sofrendo profundamente. Entenderá por que alguns dias são mais difíceis que outros, e por que isso não é uma questão de "força de vontade" ou "pensamento positivo".

Conhecerá as diferentes faces da depressão – desde aquela que se instala lentamente, quase de maneira imperceptível, até aquela que chega como uma tempestade repentina. Aprenderá a distinguir entre tristeza normal e depressão clínica, entre uma fase difícil da vida e uma condição que requer atenção especializada.

Porém, este livro vai além do diagnóstico e da compreensão. Ele é também um guia prático para a ação. Em cada capítulo, você encontrará ferramentas concretas – não teorias vagas, mas estratégias específicas que podem ser implementadas hoje mesmo. Desde técnicas simples de regulação emocional até métodos sofisticados de prevenção de recaídas, cada recurso foi escolhido por sua eficácia comprovada e aplicabilidade prática.

Talvez você esteja lendo este livro porque reconhece em si mesmo alguns sinais que o preocupam. Talvez porque alguém que ama está enfrentando esse desafio e você quer entender melhor para poder ajudar. Ou talvez você seja um profissional buscando atualizar seus conhecimentos. Independentemente do que o trouxe até aqui, saiba que estas páginas foram escritas pensando em você.

A jornada pela compreensão da depressão nem sempre é fácil. Há momentos em que o conhecimento pode parecer pesado, especialmente quando reconhecemos aspectos difíceis de nossa própria experiência ou da de pessoas próximas. No entanto, é uma jornada necessária e, acima de tudo, esperançosa.

Aqui está uma verdade fundamental que sustenta cada palavra deste livro: a depressão, por mais desafiadora que seja, é uma condição tratável. Com compreensão adequada, apoio apropriado e estratégias eficazes, é possível não apenas superar episódios depressivos, mas emergir deles com maior autoconhecimento, resiliência e capacidade de viver uma vida plena e significativa.

Maria, a paciente que mencionei no início, hoje tem uma vida rica e satisfatória. Ela ainda precisa cuidar de sua saúde mental – assim como qualquer pessoa com uma condição crônica precisa cuidar de sua saúde física –, mas compreende sua condição, conhece suas estratégias de manejo e, principalmente, não se envergonha mais de quem é.

Este é o convite que fazemos a você: embarque nesta jornada de compreensão com mente aberta e coração corajoso. Permita-se questionar o que você achava que sabia sobre depressão. Prepare-se para descobrir um território muito mais nuançado e interessante do que qualquer descrição simplista poderia sugerir.

E lembre-se: buscar compreender a depressão não é um sinal de fraqueza ou de problema. É um ato de coragem, sabedoria e amor – por você mesmo e por aqueles que compartilham sua vida.

Bem-vindo a esta conversa sobre uma das experiências humanas mais significativas e incompreendidas do nosso tempo. Juntos, vamos transformar medo em conhecimento, estigma em compreensão e desespero em esperança fundamentada.

Com carinho,
Os Autores

1

Fundamentos e conceitos essenciais

> "A vida afetiva é a dimensão psíquica que dá cor, brilho e calor a todas as vivências humanas. Sem afetividade, a vida mental torna-se vazia, sem sabor."
>
> *Paulo Dalgalarrondo*

"Estou tão deprimida hoje". Maria sussurra isso ao amigo depois de receber a notícia de que não conseguiu a promoção no trabalho. No outro lado da cidade, Carlos contempla seu reflexo no espelho, os olhos cansados após mais uma noite de sono interrompido: "Já faz dois meses que acordo sem vontade de levantar. Será que estou com depressão?".

Essas duas situações, aparentemente similares na linguagem utilizada, retratam experiências humanas fundamentalmente distintas. A jornada que iniciamos agora busca justamente iluminar essa fronteira, por vezes nebulosa, entre a tristeza, enquanto uma emoção natural, e a depressão, como condição clínica.

No cotidiano, é comum ouvirmos expressões como "estou deprimido", "isso me dá depressão" ou "isso me deixa ansioso", utilizadas para descrever estados emocionais temporários e reações normais a eventos estressantes. Contudo, existe uma diferença significativa entre essas experiências cotidianas e o que a ciência e a medicina definem como transtornos mentais. Ao iniciarmos nossa jornada para compreender a depressão, é fundamental estabelecermos uma base sólida sobre o que constitui um transtorno mental.

As emoções humanas existem em um espectro contínuo, em que o normal e o patológico não são separados por uma linha clara, mas por uma zona de transição sutil e complexa. Por isso é importante que diagnósticos em saúde mental sejam realizados apenas por profissionais capacitados, e não com base em uma lista de critérios que leigos podem julgar suficientes para diagnosticar. Nosso intento no presente trabalho é compartilhar, como especialistas na área, o racional por trás do diagnóstico da depressão, mas reforçamos a importância do acompanhamento individual profissional para avaliação e tratamento de transtornos mentais.

Um transtorno mental, de acordo com a definição estabelecida pelo *Manual Diagnóstico e Estatístico de Transtornos Mentais* (DSM-5-TR), é caracterizado por uma síndrome ou padrão comportamental ou psicológico clinicamente significativo, que ocorre em um indivíduo e está associado a sofrimento atual (sintoma que produz angústia) e/ou incapacitação/disfuncionalidade (prejuízo em uma ou mais áreas importantes do funcionamento, como trabalho, vida social, relacionamentos etc.). Ou, ainda, com um risco significativamente aumentado de problemas como dor (emocional ou física), agravamento dos sintomas, uma perda importante da liberdade, causação de danos para si e para outros e, até mesmo, a morte (American Psychiatric Association, 2023).

Nas últimas décadas, a opinião popular acerca de transtornos mentais passou por diversas fases e essa evolução histórica é discutida em mais detalhes adiante. No imaginário coletivo, a depressão com frequência é retratada como uma manifestação caricata: apenas aquelas pessoas severamente deprimidas, que não conseguem se levantar da cama, confinadas em um quarto escuro e com choros frequentes, de fato, teriam depressão. No entanto, a realidade clínica é consideravelmente mais complexa e diversificada. Poderíamos mencionar inúmeros exemplos que desafiam esse estereótipo: o executivo bem-sucedido que mantém uma fachada de perfeito equilíbrio enquanto luta contra pensamentos de desesperança; a mãe atenciosa que cuida meticulosamente dos filhos enquanto experimenta um vazio interior profundo; ou o estudante que, apesar de não se sentir particularmente triste, perdeu por completo o interesse por atividades que antes lhe traziam prazer e satisfação. Essas manifestações, embora menos visíveis para o observador casual, podem ser indicativas de quadros depressivos tão legítimos quanto aqueles mais evidentes. Como avaliar, portanto, se é um transtorno ou uma questão cotidiana?

Diante de um término de relacionamento, por exemplo, que pode ser um evento desencadeador de sentimento de tristeza, saudade e choros frequentes, o esperado é que essas alterações nos pensamentos, nas emoções e nos comportamentos sejam temporárias, proporcionais à situação e, gradualmente, diminuam à medida que o tempo passa e a pessoa se adapta à nova realidade.

Contudo, para algumas pessoas, esse mesmo evento pode figurar como desencadeador de um quadro depressivo.

DEFINIÇÃO E DISTINÇÃO ENTRE "PROBLEMAS DO COTIDIANO" E "TRANSTORNOS PSIQUIÁTRICOS"

Quando falamos de "problemas do cotidiano", estamos nos referindo a desafios, dificuldades e emoções negativas que são parte indissociável da experiência humana. Todos nós enfrentamos períodos de tristeza, preocupação, medo ou estresse em resposta a eventos da vida, como perdas, conflitos interpessoais ou pressões profissionais. Essas reações são adaptativas e, geralmente, proporcionais ao contexto, com duração limitada e impacto funcional moderado. Conforme o exemplo anterior, diante do término de um relacionamento, é esperado que as alterações nos pensamentos, nas emoções e nos comportamentos sejam declaradas. Por outro lado, uma condição de saúde mental se distingue por apresentar os elementos descritos a seguir, elaborados com base em Barlow et al. (2021) e Dalgalarrondo (2018):

- Intensidade desproporcionalmente elevada em relação ao evento desencadeador (ou ausência de um gatilho identificável).
- Alta frequência e/ou duração prolongada dos sintomas, persistindo mesmo após a resolução da situação inicial.
- Sofrimento significativo que ultrapassa o que seria esperado como resposta normal a contextos específicos.

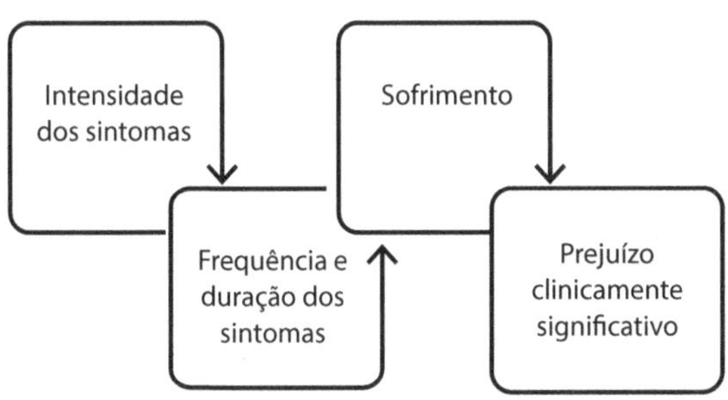

FIGURA 1 Elementos da condição de saúde mental.

- Prejuízo clinicamente significativo, ou seja, prejuízo funcional que compromete a capacidade da pessoa de realizar suas atividades diárias, manter relacionamentos, ter uma boa qualidade de vida e/ou cumprir responsabilidades.

Esse discernimento é crucial, pois a patologização indevida de emoções normais pode levar a diagnósticos excessivos e tratamentos desnecessários, enquanto a normalização de condições que de fato constituem transtornos pode privar pessoas de receber o cuidado adequado. No entendimento popular, ou leigo, frequentemente os transtornos mentais são vistos por meio de uma série de concepções que nem sempre correspondem à realidade científica. Alguns desses mitos incluem:

MITOS COMUNS SOBRE TRANSTORNOS MENTAIS

- A ideia de que transtornos mentais refletem "fraqueza de caráter", "falta do que fazer", ou "falta de força de vontade".
- A crença de que são condições raras ou que afetam apenas certos tipos de pessoas.
- A concepção de que os transtornos mentais começaram apenas na contemporaneidade, sendo assim única e exclusivamente problemática do ambiente, refletida em falas como "na minha época isso não existia", ou "essa geração não tem mais o que inventar".
- A noção de que transtornos mentais são sempre evidentes e facilmente perceptíveis, em que apenas aquelas pessoas severamente deprimidas, que não conseguem se levantar da cama, por exemplo, e estão em um quarto escuro e com choros frequentes, de fato, têm depressão.
- O entendimento de que são invariavelmente crônicos e incuráveis.
- A visão dicotômica de que alguém ou está completamente saudável ou completamente doente.

Por mais que apenas profissionais possam, de fato, realizar o diagnóstico de transtornos mentais, entre eles – e de nosso especial interesse – os transtornos depressivos, consideramos importante democratizar o conhecimento científico, concedendo ao leitor mais ferramentas para ter uma avaliação crítica e maior entendimento sobre o fenômeno. Em contraste ao entendimento popular, o conceito científico de transtorno mental se fundamenta nos critérios a seguir, elaborados com base em Barlow, Durand e Hofmann (2021) e Dalgalarrondo (2018).

CRITÉRIOS FUNDAMENTAIS PARA A IDENTIFICAÇÃO DE TRANSTORNOS MENTAIS

- Base biopsicossocial, com etiologia multifatorial: os transtornos mentais são compreendidos como resultantes da interação complexa entre fatores biológicos (genética, neurobiologia), psicológicos (cognição, emoção, comportamento) e sociais (ambiente, cultura, relacionamentos).
- Dimensionalidade: muitos transtornos existem ao longo de um espectro, com variações de gravidade, em vez de categorias "tem" ou "não tem", sendo importante ressaltar que nem todo mundo tem um transtorno psiquiátrico, mas pode ter a manifestação de traços sintomáticos de alguns transtornos.
- Heterogeneidade: um mesmo diagnóstico pode se manifestar de maneiras bastante diferentes em pessoas distintas, não sendo correto criar "imagens" de o que seria um paciente deprimido avaliando somente um sintoma isolado ou apenas poucos aspectos de um todo que deve ser escrutinado.
- Multimodalidade de tratamento: a abordagem terapêutica geralmente envolve múltiplas modalidades, como psicoterapia, farmacoterapia e intervenções psicossociais, sendo reducionista a ideia de que, por exemplo, apenas a resolução de um conflito seria suficiente para alterar o estado da pessoa.
- Prognóstico e curso variável: alguns transtornos podem ser episódicos, outros crônicos, alguns remitem completamente, outros apresentam flutuações. Por isso, é importante conhecermos profundamente como em geral se dá o curso dos transtornos depressivos, e o faremos, junto com você, nosso leitor, ao longo deste livro.

DISTINÇÃO ENTRE TRANSTORNOS DE HUMOR E DEMAIS TRANSTORNOS PSIQUIÁTRICOS

O que é humor?

Os transtornos depressivos situam-se em uma categoria que chamamos de transtornos do humor. Por isso, precisamos ter clareza sobre o que tratamos quando falamos de humor.

Todos sabemos que nos debruçar sobre a experiência subjetiva e capturar nuances humanas são tarefas complexas. Porém, com a evolução da psicopatologia, que é a área do conhecimento focada em compreender os transtornos psicológicos, existe uma segmentação de que na vida afetiva, em termos de humor, as vivências sejam categorizadas em: humor ou estado de ânimo, emoções, sentimentos, afetos e paixões (Dalgalarrondo, 2018). A Tabela 1 resume as principais diferenças entre esses conceitos.

TABELA 1 Quadro comparativo dos elementos afetivos

Elemento afetivo	Duração e intensidade	Relação com o corpo	Influência no pensamento	Exemplos e metáforas
Humor ou estado de ânimo	Longa, estável, menos intenso e difuso	Forte conexão psicossomática, difusa	Modifica a percepção das experiências	Acordar "para baixo" ou mal humorado
Emoções	Curta, alta intensidade, reação pontual	Intensas respostas corporais específicas	Instabilidade momentânea no equilíbrio emocional	Raiva repentina, pânico súbito
Sentimentos	Longa, intensidade moderada e estável	Pouca manifestação corporal evidente	Associado a conteúdos intelectuais e culturais	Saudade, amizade, amor estável
Paixões	Longa, intensidade extrema e dominante	Intensas manifestações corporais persistentes	Reduz pensamento crítico, domina interesses	Paixão obsessiva, fogo incontrolável

Fonte: elaborada com base em Dalgalarrondo, 2018.

Considerando o enfoque em elucidar o que configura um transtorno de humor, ressaltamos que a principal diferença entre humor e emoções é a sua duração. O humor é uma experiência emocional sustentada que colore nossa percepção e interação com o mundo. Diferentemente das emoções, que tendem a ser respostas mais breves e intensas a estímulos específicos, o humor representa um estado afetivo mais prolongado e difuso que influencia como interpretamos eventos, tomamos decisões e nos relacionamos com os outros. Uma metáfora útil é entendermos o humor como o que colore as lentes pelas quais enxergamos o mundo.

O humor humano não é estático; pelo contrário, apresenta flutuações naturais ao longo do dia, da semana e em diferentes fases da vida. Essas oscilações fazem parte do funcionamento normal e adaptativo, permitindo-nos responder de maneira flexível às diversas demandas e situações que enfrentamos. Fatores externos distintos podem influenciar essas variações normais de humor, de acordo com Linehan (2018):

FATORES QUE INFLUENCIAM VARIAÇÕES DE HUMOR

- Ciclos circadianos: nosso relógio biológico natural influencia padrões de energia, alerta e disposição ao longo do dia.
- Eventos de vida: acontecimentos positivos ou negativos naturalmente provocam mudanças transitórias no humor.
- Fatores ambientais: condições climáticas, exposição à luz, ruídos ou a presença de outras pessoas podem afetar como nos sentimos.
- Alimentação e exercício: o que comemos e nossa atividade física têm impacto direto no humor por meio de mecanismos fisiológicos.
- Sono: a qualidade e a quantidade de sono são determinantes críticos do nosso estado de humor no dia seguinte.
- Estressores cotidianos: desafios diários, desde pequenos aborrecimentos até pressões mais significativas, modulam nosso humor.

É importante ressaltar que essas variações normais em geral apresentam proporcionalidade com os eventos desencadeadores, reversibilidade quando as circunstâncias mudam e não comprometem significativamente o funcionamento global da pessoa (Linehan, 2018).

Apesar de poderem ser utilizados como sinônimos na linguagem cotidiana, é importante, para melhor compreendermos a depressão, entender que o humor influencia quais emoções tendemos a experimentar com maior frequência e intensidade. Por exemplo, um humor predominantemente deprimido torna mais provável a experiência de emoções como tristeza, culpa ou irritabilidade, enquanto diminui a probabilidade e a intensidade de emoções positivas, como alegria ou entusiasmo. Por outro lado, nossas emoções recorrentes também podem, com o tempo, modular nosso humor predominante, uma vez que se trata de uma relação que se influencia mutuamente.

Compreender essa relação é particularmente relevante no contexto da depressão, no qual observamos não apenas uma alteração no humor basal da pessoa, mas também mudanças significativas na capacidade de experimentar e regular emoções, especialmente as positivas.

DIFERENÇA ENTRE TRISTEZA E DEPRESSÃO: FRONTEIRAS E INTERSEÇÕES

> "Durante muito tempo, achei que estava apenas passando por uma fase difícil. Afinal, quem não fica triste às vezes? Foi só quando percebi que já não conseguia lembrar como era sentir prazer nas coisas que costumava amar, que entendi que algo mais profundo estava acontecendo."
>
> *Relato de um paciente de 42 anos.*

Já enfatizamos que períodos de tristeza são inerentes à experiência humana. Esses períodos não devem ser diagnosticados como um episódio depressivo, a menos que sejam satisfeitos os critérios de intensidade, duração, sofrimento e prejuízo clinicamente significativos, a partir de um olhar clínico cuidadoso. Além disso, veremos que o humor deprimido, popularmente chamado de "tristeza", é apenas um entre os critérios utilizados por profissionais de saúde para avaliar se há ou não o diagnóstico de depressão.

Uma vez que já estabelecemos a diferença geral entre desafios cotidianos e transtornos psiquiátricos, agora vamos nos aprofundar nas diferenças entre tristeza e depressão, cuja distinção pode ser compreendida por meio de um conjunto de parâmetros comparativos, também com base em Barlow, Durand e Hofmann (2021) e Dalgalarrondo (2018).

Natureza e função

A tristeza é uma emoção adaptativa natural que sinaliza perdas e facilita o processamento de eventos adversos. Manifestações como choro e introspecção têm função de adaptação e processamento emocional, já que a pessoa tende a resguardar-se e refletir sobre um evento que pode ter sido doloroso, como, por exemplo, a tristeza relacionada a um processo de luto. Já a depressão é um transtorno que compromete o funcionamento normal, com alterações patológicas que transcendem respostas adaptativas de um experimentar episódico de tristeza.

Duração

A tristeza é transitória, podendo durar por horas ou dias, e diminui conforme o processamento da situação. A depressão persiste por pelo menos duas semanas (critério diagnóstico), frequentemente durante meses ou anos quando sem tratamento. Estudos indicam que episódios depressivos duram em média 6 a 9 meses sem tratamento, com 20% evoluindo para cronicidade (Malhi; Mann, 2018).

Relação com estímulos externos

A tristeza apresenta relação clara com eventos externos e proporcionalidade ao evento. Por exemplo, em um contexto de frustração profissional, é natural que a tristeza emerja. Na depressão, a resposta é desproporcional e os sintomas persistem além da resolução do gatilho inicial, ou surgem sem causa identificável. O modelo de diátese-estresse explica como vulnerabilidades preexistentes interagem com estressores, com estudos genéticos atribuindo 30 a 40% do risco a fatores genéticos e hereditários (Sullivan et al., 2000).

Abrangência dos sintomas

A tristeza é primariamente uma experiência emocional com sintomas temporários limitados. A depressão é sindrômica, afetando múltiplos sistemas:

- Emocional (tristeza persistente, anedonia).
- Cognitivo (dificuldade de concentração, ruminação negativa).
- Comportamental (isolamento, alterações psicomotoras).
- Somático (distúrbios de sono/apetite, fadiga).
- Motivacional (apatia, dificuldade decisória).

Neuroimagem funcional demonstra que a depressão produz padrões de ativação/desativação cerebral mais amplos e persistentes que a tristeza normal (Hamilton et al., 2012).

Impacto funcional

A tristeza raramente compromete responsabilidades fundamentais e autocuidado. A depressão, por definição, envolve prejuízo significativo em áreas importantes da vida. A Organização Mundial da Saúde (OMS) identifica a depressão como a principal causa de incapacidade mundial, afetando mais de 264 milhões de pessoas. No Brasil, aproximadamente 10% da população vivenciou ou vivenciará um episódio depressivo ao longo da vida (Munhoz et al., 2016).

Responsividade a intervenções

A tristeza responde ao suporte social, atividades prazerosas e resolução natural. A depressão frequentemente exige intervenções estruturadas (psicoterapia, medicamentos). Metanálises mostram que tratamentos combinados alcançam taxas de resposta de 60 a 70% (Cuijpers et al., 2020), com 30 a 40% dos pacientes sendo caracterizados como resistentes ao tratamento, necessitando de um tratamento mais profundo e especializado.

Comorbidades e complicações

A tristeza normalmente não está associada a complicações graves. A depressão não tratada apresenta riscos elevados, incluindo suicídio (cerca de 12 vezes maior que na população geral), com aproximadamente 50% dos suicídios associados à depressão (Hawton et al., 2013). Pessoas deprimidas também apresentam maior risco para doenças cardiovasculares, diabetes e condições neurodegenerativas.

Apesar de tentarmos clarificar essa fronteira entre tristeza e depressão, é importante ressaltar que essa diferenciação nem sempre é categoricamente clara, existindo um espectro entre as reações emocionais normais e os quadros clínicos. Algumas pessoas podem experimentar estados "subsindrômicos" que, embora não preencham todos os critérios formais para depressão, causam sofrimento significativo e merecem atenção clínica e tratamento especializado.

A pesquisa contemporânea em psicopatologia tem se movido cada vez mais em direção a modelos dimensionais, reconhecendo que muitos fenômenos psicológicos existem ao longo de um *continuum*, em vez de categorias discretas (Krueger; Markon, 2011). Essa perspectiva é particularmente relevante para entender a relação entre tristeza e depressão, em que os limites, na maioria das vezes, não são tão claros.

O reconhecimento dessas diferenças tem implicações importantes, permitindo que:

- Validemos a tristeza como parte natural da experiência humana, evitando sua patologização desnecessária.
- Identifiquemos quando a tristeza evoluiu ou se transformou em um quadro depressivo que exige intervenção profissional.

- Orientemos escolhas terapêuticas adequadas, considerando a natureza e a gravidade do sofrimento apresentado.

Finalmente, embora essa distinção conceitual seja importante, na prática clínica o foco deve estar menos na categorização rígida e mais na compreensão da experiência única de cada indivíduo e no oferecimento de suporte apropriado ao seu nível de sofrimento e necessidades específicas.

ALÉM DA DICOTOMIA: CONSIDERAÇÕES CLÍNICAS IMPORTANTES

É importante enfatizar que o diagnóstico de depressão exige uma avaliação cuidadosa por profissionais qualificados, não podendo se basear simplesmente na verificação de uma lista de sintomas. A entrevista clínica, a história de vida, os contextos cultural e social, e outros fatores relevantes devem ser considerados. E mesmo entre profissionais, uma das realidades mais desafiadoras, tanto para psiquiatras e psicólogos quanto para os pacientes, é que a depressão não se apresenta de maneira idêntica em todas as pessoas. Embora compartilhem critérios diagnósticos comuns, a manifestação clínica pode variar consideravelmente entre os indivíduos, o que, por vezes, dificulta o reconhecimento e o diagnóstico adequado.

Uma curiosidade é que há 227 combinações possíveis de sintomas, se considerarmos a necessidade da presença de cinco entre os nove sintomas listados e a exigência de que pelo menos um dos sintomas obrigatórios (humor deprimido ou perda de interesse/prazer) esteja presente. Essa alta quantidade de combinações mostra que duas pessoas deprimidas podem ter apresentações muito diferentes. Uma pessoa pode ter insônia, perda de apetite, fadiga, culpa e humor deprimido; outra pode ter hipersonia, ganho de peso, lentificação, dificuldade de concentração e anedonia – e ambas podem receber o mesmo diagnóstico. Ou seja: o diagnóstico é o mesmo, mas o conjunto de sintomas pode variar bastante entre pacientes.

Um aspecto frequentemente negligenciado na distinção entre tristeza e depressão é o papel da cultura. Diferentes sociedades conceituam e expressam sofrimento emocional de maneiras distintas. Estudos transculturais revelam que, em algumas culturas, os sintomas somáticos (dores, fadiga) são as manifestações primárias de depressão, enquanto os sintomas psicológicos (tristeza, culpa) são menos relatados ou reconhecidos (Kleinman, 2004; Kirmayer, 2001).

Outros fatores muito relevantes são a faixa etária de acometimento e o sexo. Homens tendem a apresentar mais sintomas de irritabilidade, comportamentos de risco e uso de substâncias, além de menor probabilidade de buscar ajuda profissional. Isso contribui para taxas de suicídio até quatro vezes maiores em homens, apesar da menor prevalência de depressão diagnosticada. Mulheres, com prevalência aproximadamente duas vezes maior, expressam mais ruminação cognitiva, sintomas somáticos e maior comorbidade com transtornos de ansiedade, sendo influenciadas por fatores hormonais em períodos específicos como periparto e perimenopausa.

Quanto às faixas etárias, jovens frequentemente manifestam irritabilidade predominante em vez de tristeza, comportamentos impulsivos e autolesivos, com comorbidades comportamentais comuns. Idosos apresentam mais sintomas somáticos e cognitivos, menor expressão verbal de tristeza e manifestações que podem ser confundidas com demência, sendo a depressão frequentemente subdiagnosticada nessa população em decorrência da sobreposição com sintomas de condições médicas e da concepção errônea de que sintomas depressivos são parte normal do envelhecimento.

Adicionalmente, devemos considerar o conceito de "depressão mascarada" ou "equivalentes depressivos", em que o transtorno se manifesta predominantemente por meio de sintomas atípicos como irritabilidade (especialmente em adolescentes e homens), comportamentos de risco, queixas físicas persistentes ou abuso de substâncias, sem o humor deprimido explícito (Williamson et al., 2015). Esses quadros representam desafios diagnósticos particulares, muitas vezes levando a subdiagnóstico e atraso no tratamento.

O estigma associado aos transtornos mentais também complica essa distinção. Muitas pessoas relutam em reconhecer seus sintomas como depressão em decorrência do medo de julgamento social ou autoestigmatização, preferindo atribuir seu sofrimento a "apenas tristeza" ou problemas de saúde física (Corrigan; Watson, 2002). Campanhas de conscientização e educação pública são fundamentais para abordar essas barreiras.

O reconhecimento dessas variações tem implicações significativas para a prática clínica, demandando abordagens de avaliação e tratamento sensíveis às particularidades de diferentes grupos populacionais, ampliando nossa compreensão para além da simples dicotomia tristeza-depressão.

EXPERIÊNCIA VIVIDA DA DEPRESSÃO: UMA VISÃO FENOMENOLÓGICA

Para além dos sintomas e classificações diagnósticas, como é realmente *sentir* a depressão? A psicopatologia fenomenológica, desenvolvida por pensadores como Karl Jaspers, busca justamente compreender a experiência subjetiva da pessoa que sofre com transtornos mentais. Essa abordagem nos convida a um mergulho no mundo interior da pessoa deprimida, tentando captar não apenas o que ela apresenta, mas como vivencia sua própria condição.

O tempo que não passa: a temporalidade alterada

> "Os dias se arrastam interminavelmente, mas quando olho para trás, parece que não fiz nada, que o tempo simplesmente evaporou".
>
> *Relato de paciente, 43 anos.*

Na experiência normal, o tempo flui como um rio que nos carrega para possibilidades futuras. Na depressão, segundo Eugène Minkowski (2000), ocorre um "bloqueio do devir" - o futuro deixa de ser um horizonte de possibilidades e torna-se uma continuação inevitável do sofrimento presente.

Imagine a sensação de estar preso em um engarrafamento sem fim, na qual cada minuto parece uma hora. Agora amplie essa experiência para a vida inteira - este é o tempo vivido na depressão. O paciente com frequência relata que os ponteiros do relógio parecem se mover em câmera lenta, enquanto paradoxalmente semanas ou meses passam sem que tenha a sensação de ter realmente vivido.

Clara, professora de 38 anos, descreve: "É como se eu estivesse assistindo à vida passar por uma janela embaçada. Sei que lá fora o tempo continua, as pessoas seguem em frente, mas eu estou congelada neste momento de dor que parece não ter fim."

Um mundo sem cores: a perda da ressonância afetiva

No cotidiano normal, o mundo nos "convida" a diferentes formas de engajamento emocional - uma música pode nos alegrar, uma paisagem nos emocionar, um encontro nos entusiasmar. Na depressão, ocorre o que Matthew

Ratcliffe (2015) chama de "perda da ressonância afetiva" – o mundo perde sua capacidade de nos tocar emocionalmente.

> "Sei que este pôr do sol é bonito porque me lembro de já ter achado bonito antes, mas agora não sinto nada ao olhar para ele".
>
> *Relato de paciente, 29 anos.*

Esta não é apenas uma tristeza intensa, mas uma modificação mais profunda da própria capacidade de ser afetado pelo mundo. É como se os "receptores de significado" estivessem danificados. Um paciente comparou essa experiência à de assistir um filme em preto e branco quando todos ao redor veem em cores vibrantes.

João, engenheiro de 45 anos, explicava: "Minha filha me mostrou um desenho que fez na escola. Eu sei que deveria sentir orgulho, alegria, qualquer coisa... mas foi como se ela me mostrasse um objeto qualquer. Isso me destroça por dentro, essa incapacidade de sentir o que sei que deveria sentir."

O corpo que pesa: a corporeidade alterada

Thomas Fuchs (2013) descreve como, na depressão, o corpo deixa de ser o meio transparente por meio do qual agimos no mundo e torna-se um objeto pesado que precisa ser arrastado. As tarefas mais simples – levantar-se da cama, tomar banho, vestir-se – tornam-se projetos que exigem planejamento e esforço consciente.

> "Sinto como se meu corpo fosse feito de chumbo. Até os menores movimentos exigem um esforço consciente, como se eu tivesse que lembrar a cada músculo o que fazer".
>
> *Relato de paciente, 52 anos.*

Essa experiência vai muito além da simples "fadiga". É uma modificação fundamental da forma como se habita o próprio corpo. Um paciente descreveu que sentia como se tivesse de "pensar" em cada passo ao andar, perdendo a fluidez natural dos movimentos.

Marina, advogada de 36 anos, relatava: "Antes da depressão, eu acordava e simplesmente começava meu dia. Agora, cada manhã é uma batalha. Preciso convencer cada parte do meu corpo a cooperar, como se eu estivesse movendo uma marionete pesada demais para os fios que a sustentam."

Uma parede de vidro: a intersubjetividade alterada

Na experiência normal, conectamo-nos naturalmente com outras pessoas, sentindo suas emoções e compartilhando as nossas. Na depressão, forma-se uma espécie de "barreira invisível" que separa o indivíduo do mundo compartilhado.

> "Estou fisicamente presente nas reuniões familiares, mas é como se houvesse uma parede de vidro entre mim e todos os outros. Vejo suas expressões, ouço suas risadas, mas não consigo me conectar verdadeiramente com o que estão sentindo".
>
> *Relato de paciente, 34 anos.*

Esta não é simplesmente timidez ou desconforto social, mas uma alteração mais profunda na capacidade fundamental de "sintonia afetiva" com outros seres humanos. Mesmo quando deseja intensamente essa conexão, a pessoa deprimida frequentemente se sente incapaz de transpor essa barreira invisível.

Paulo, médico de 41 anos, conta: "O mais doloroso não é a tristeza, é essa sensação de exílio. Estou cercado de pessoas que me amam, mas me sinto como um astronauta olhando para a Terra de longe, sem poder realmente tocar ou ser tocado."

Culpa pela própria existência: além da autocrítica

A culpa na depressão, particularmente nos quadros melancólicos, transcende a simples autocrítica. Como observado por Minkowski (2000), trata-se de uma "culpabilidade ontológica" – o próprio existir torna-se fonte de falta, independentemente das ações específicas da pessoa.

> "Não é que eu tenha feito algo errado, é que sinto como se minha própria existência fosse um erro, um peso para todos ao meu redor".
>
> *Relato de paciente, 47 anos.*

Um paciente expressou que sentia como se "contaminasse" os ambientes simplesmente por estar presente, mesmo quando não dizia ou fazia nada. Outro descreveu a sensação como um "defeito fundamental" em seu ser, invisível para os outros, mas dolorosamente presente em sua autopercepção.

Ana, professora aposentada de 68 anos, relata: "Racionalmente, sei que criei meus filhos o melhor que pude e que eles me amam. Mas quando estou deprimida, sinto-me como um fardo insuportável, como se cada gesto de carinho deles fosse um favor imerecido para alguém intrinsecamente falho como eu."

IMPORTÂNCIA DE VALIDAR EMOÇÕES

Como estudiosos da saúde mental e observando a opinião popular acerca dessa temática nas últimas décadas, frequentemente observamos duas tendências problemáticas: a patologização excessiva de emoções negativas normais e, paradoxalmente, a invalidação dessas mesmas emoções com mensagens de "positividade tóxica". Ambas as abordagens podem ser prejudiciais, pois não reconhecem o valor adaptativo e a legitimidade das experiências emocionais difíceis.

Segundo Linehan (2018), todas as emoções exercem funções adaptativas essenciais: sentimentos como a tristeza, por exemplo, nos convidam à reflexão e à reorganização diante de perdas, além de sinalizar aos outros que precisamos de apoio. As emoções funcionam como um sistema interno de informação, revelando o que é importante para nós e orientando nossas decisões. Por serem experiências subjetivas, não existe uma maneira "certa" ou "errada" de sentir, e diferentes pessoas podem reagir de maneiras distintas ao mesmo evento. Suprimir ou evitar emoções, por sua vez, tende a ser ineficaz e prejudicial, pois pode intensificar o sofrimento e dificultar o enfrentamento saudável das experiências dolorosas.

A validação emocional, conforme proposto por Linehan (2018), exerce papel central no cuidado em saúde mental ao favorecer a alfabetização emocional, permitindo que o indivíduo reconheça, nomeie e compreenda suas próprias experiências afetivas. Esse processo reduz a vergonha associada a emoções comumente vistas como negativas, como tristeza, medo ou raiva, e promove sua expressão de maneira saudável. Ao reconhecer o sofrimento sem julgamentos, a validação diminui o sofrimento secundário – aquele que decorre de sentir-se inadequado por estar sofrendo –, normaliza a vivência emocional e facilita a busca por ajuda. Além disso, abre caminho para o desenvolvimento de estratégias mais adaptativas de enfrentamento, prevenindo respostas disfuncionais de evitação ou supressão emocional.

No contexto específico da depressão, a validação emocional tem papel crítico. Uma pessoa com depressão frequentemente já experimenta ruminações intensas de inadequação, e emoções como culpa e vergonha. Invalidar as emoções de alguém em depressão (por meio de falas como "não há razão para você se sentir assim", "apenas pense positivo") pode intensificar esses sentimentos, perpetuando o ciclo depressivo. Perceba que a invalidação não necessariamente tem a ver com uma intenção negativa. Muitas vezes, podemos acabar invalidando os sentimentos e vivências de alguma pessoa não com a intenção de fazê-lo, mas sim por uma escolha irrefletida de palavras, por falta de consciência da importância da validação.

Em contraste, uma abordagem validante reconhece a realidade do sofrimento sem reforçar narrativas depressivas, criando um espaço seguro para exploração e processamento emocional dessa vivência. É importante destacar, contudo, que validar não significa necessariamente concordar com interpretações distorcidas da realidade, nem implica que nada possa ser feito para aliviar o sofrimento. Por exemplo, o discurso de algum colega que diz: "eu sou um fracasso, porque fui demitido, nunca mais vou ser alguém na vida!". Podemos validar a emoção de tristeza que decorre de uma frustração profissional, mostrando que entendemos a desesperança, mas não validar que realmente toda a carreira da pessoa está fadada ao fracasso.

Validação emocional é compatível com intervenções terapêuticas que visam modificar padrões de pensamento e comportamento que mantêm ou intensificam estados emocionais dolorosos como a depressão (Linehan, 2018). Infelizmente é uma prática ainda negligenciada por diversos profissionais de saúde e muitos leigos que não sabem exatamente como compreender e lidar com pessoas que vivenciam transtornos depressivos.

Até os dias de hoje há uma grande quantidade de mitos acerca dos transtornos mentais, em geral, e da depressão, em específico, mas o entendimento da depressão passou por transformações significativas ao longo da história, refletindo tanto os avanços científicos quanto às mudanças nas percepções culturais sobre saúde mental.

TENDÊNCIAS CONTEMPORÂNEAS E DESAFIOS

A compreensão atual da depressão incorpora modelos integrativos biopsicossociais, reconhecendo interações complexas entre vulnerabilidades genéticas, neurobiologia, fatores psicológicos e contextos socioambientais. Persistem debates importantes sobre a potencial medicalização de sofrimentos normais, a validade transcultural dos critérios diagnósticos atuais e os limites entre tristeza normal, sofrimento existencial e transtorno depressivo clínico.

Essa trajetória histórica nos lembra de que nossos entendimentos diagnósticos não são verdades absolutas, mas construções em evolução, influenciadas tanto por descobertas científicas quanto por fatores socioculturais, econômicos e filosóficos de cada época. Como observou o psiquiatra e pesquisador Allen Frances: "Cada geração acredita que finalmente descobriu a verdade sobre os transtornos mentais, apenas para a próxima geração revisitar essas 'verdades' com novo olhar crítico".

DEPRESSÃO EM NÚMEROS: ALÉM DAS ESTATÍSTICAS

A depressão representa um dos mais significativos desafios de saúde pública global, com números que revelam não apenas sua prevalência, mas também seu profundo impacto individual e social. Por trás de cada estatística existe uma história humana única - um pai que não consegue mais brincar com seus filhos, uma estudante brilhante que abandona a faculdade, um artista que perde sua criatividade.

Prevalência e distribuição

De acordo com a Organização Mundial da Saúde (OMS), aproximadamente 280 milhões de pessoas em todo o mundo vivem com depressão, o que corresponde a 3,8% da população mundial. Isso significa que, em uma sala com 25 pessoas, é provável que pelo menos uma esteja enfrentando um quadro depressivo. Essa prevalência varia significativamente entre regiões geográficas, situando-se entre 2,6% no Pacífico Ocidental e 5,9% na África.

Estudos epidemiológicos consistentemente demonstram prevalência aproximadamente duas vezes maior entre mulheres comparadas aos homens. Fatores biológicos (hormonais), psicológicos (pressões sociais, estresse) e metodológicos (diferenças na manifestação e relato de sintomas) parecem contribuir para essa disparidade. Para além dessa diferença quantitativa, homens e mulheres frequentemente vivenciam e expressam a depressão de maneiras distintas, como vimos anteriormente.

A depressão pode afetar pessoas de todas as idades, mas os dados indicam picos de prevalência em certos períodos da vida:

PREVALÊNCIA DA DEPRESSÃO EM DIFERENTES FAIXAS ETÁRIAS

- Adolescência e início da vida adulta (15 a 25 anos): período de significativo aumento nos casos novos, coincidindo com intensas transições desenvolvimentais, pressões sociais e formação de identidade. É nesse período que Sofia, de 17 anos, começou a experimentar seus primeiros sintomas depressivos, em meio às pressões do vestibular e conflitos familiares.
- Meia-idade (45 a 65 anos): outro pico observado, frequentemente associado a transições de vida e estressores múltiplos, como Carlos, de 52 anos, que desenvolveu depressão após ser demitido após 25 anos na mesma empresa, enfrentando simultaneamente problemas de saúde e a saída dos filhos de casa.
- Idosos: prevalência variável, com taxas elevadas em subgrupos específicos, como aqueles com condições médicas crônicas ou isolamento social. Dona Tereza, de 78 anos, passou a apresentar sintomas depressivos após a morte do marido e o diagnóstico de artrite reumatoide limitante, sentindo-se cada vez mais isolada em seu apartamento.

Curso e complicações

Dados longitudinais revelam aspectos preocupantes sobre o curso natural da depressão:

- Recorrência: aproximadamente 50% das pessoas após um primeiro episódio depressivo experimentarão um segundo episódio.
- Após dois episódios, o risco de recorrência aumenta para 70%.
- Após três episódios, o risco chega a 90% sem tratamento preventivo adequado.

Essas estatísticas destacam por que a depressão deve ser encarada não apenas como um episódio isolado, mas como uma condição que, frequentemente, requer abordagens de manutenção e prevenção de recaídas.

Entre 15 e 30% dos casos desenvolvem curso crônico, com sintomas persistentes por dois anos ou mais. Marcelo, contador de 47 anos, convive com depressão há mais de cinco anos, com períodos de melhora parcial, mas sem remissão completa dos sintomas, afetando progressivamente suas relações familiares e capacidade laboral.

A depressão raramente ocorre de maneira isolada:

- 60 a 70% das pessoas com depressão apresentam condições ansiosas comórbidas.
- 25 a 50% dos indivíduos com condições médicas crônicas (diabetes, cardiopatias, câncer) desenvolvem depressão clinicamente significativa.
- 30 a 40% dos pacientes com transtornos por uso de substâncias apresentam depressão comórbida.

A presença dessas comorbidades não apenas complica o diagnóstico, mas frequentemente intensifica o sofrimento e demanda abordagens terapêuticas específicas.

- Subdiagnóstico e subtratamento: apesar de sua prevalência e impacto:
- Estima-se que menos de 50% das pessoas com depressão recebem diagnóstico adequado em contextos de atenção primária.
- Apenas 10 a 25% dos casos em países de baixa renda recebem tratamento minimamente adequado.
- Mesmo em países de alta renda, apenas cerca de 35 a 50% dos casos recebem tratamento alinhado às diretrizes baseadas em evidências.

Essa lacuna assistencial representa um dos maiores desafios de saúde pública de nossa época, demandando ações coordenadas em múltiplos níveis.

A estatística mais devastadora relacionada à depressão refere-se ao seu risco de mortalidade:

- A depressão está associada a um risco aumentado de mortalidade por todas as causas, com redução da expectativa de vida estimada em 10 a 15 anos em casos graves.
- A depressão está associada a 12 vezes maior risco de suicídio.
- 50% dos suicídios completados ocorrem no contexto de transtornos depressivos.

Esses números frios, porém, não capturam adequadamente a dimensão humana do sofrimento associado à depressão, as oportunidades perdidas, os relacionamentos afetados e o impacto transgeracional que pode ocorrer quando essa condição não é adequadamente reconhecida e tratada. Por trás de cada estatística existe uma história de vida interrompida, famílias devastadas e potencial humano perdido.

Impacto socioeconômico e na qualidade de vida

Mais que seu efeito devastador na experiência subjetiva dos indivíduos, a depressão representa um imenso fardo socioeconômico global, com custos que se estendem muito além do sistema de saúde.

A depressão é uma das principais causas de incapacidade no mundo. O Fórum Econômico Mundial e a Harvard School of Public Health estimaram que, entre 2011 e 2030, os transtornos mentais (liderados pela depressão) custarão à economia global 16,3 trilhões de dólares em perda de produtividade e gastos com cuidados de saúde. Isso representa mais do que o custo combinado de câncer, diabetes e doenças respiratórias.

Dimensão econômica

Custos diretos: os custos diretos associados à depressão incluem:

- Gastos com consultas médicas e psicológicas.
- Internações psiquiátricas e em emergências.
- Medicamentos antidepressivos e outros tratamentos farmacológicos.
- Procedimentos como eletroconvulsoterapia ou estimulação magnética transcraniana em casos resistentes.

Custos indiretos: frequentemente superando os custos diretos, incluem:

- Absenteísmo (dias de trabalho perdidos).
- Presenteísmo (produtividade reduzida enquanto no trabalho).
- Aposentadoria precoce e benefícios por incapacidade.
- Subutilização de capital humano (impacto na educação e no desenvolvimento profissional).
- Impacto nos cuidadores e familiares (diminuição de produtividade, estresse, gastos adicionais).

Impacto multidimensional na qualidade de vida

A depressão afeta praticamente todas as dimensões que compõem a qualidade de vida, criando um efeito cascata que frequentemente se retroalimenta.

Pessoas com depressão apresentam:

- Maior percepção subjetiva de dor.
- Mais dificuldade em aderir a tratamentos para condições médicas coexistentes.
- Maior vulnerabilidade a infecções e outras condições físicas.
- Pior recuperação de procedimentos cirúrgicos e traumas.

Relacionamentos sociais:

- Isolamento social progressivo.
- Deterioração de relacionamentos íntimos, com aumento das taxas de separação e divórcio.
- Dificuldades parentais, com impacto potencial no desenvolvimento infantil.
- Redução da rede de suporte social, justamente quando mais necessária.

Ocupação e produtividade:

- Diminuição do desempenho acadêmico e profissional.
- Maior dificuldade em manter um emprego estável.
- Redução da capacidade de adaptação a mudanças no ambiente de trabalho.
- Menor satisfação ocupacional e desenvolvimento de carreira limitado.

Bem-estar psicológico:

- Redução significativa na capacidade de experimentar prazer e satisfação.
- Aumento nos níveis de estresse percebido e diminuição da resiliência.
- Autoestima comprometida e autoconceito negativo.
- Diminuição da esperança e otimismo sobre o futuro.

Autocuidado e hábitos de saúde:

- Maior prevalência de comportamentos de saúde de risco (tabagismo, sedentarismo, alimentação inadequada).
- Pior adesão a comportamentos promotores de saúde.
- Alterações no sono que, por sua vez, exacerbam outros aspectos da condição.

Os efeitos da depressão frequentemente se estendem além do indivíduo afetado:

- Filhos de pais com depressão têm risco aumentado (3 a 4 vezes) de desenvolverem transtornos mentais.
- Alterações nas práticas parentais podem afetar o desenvolvimento cognitivo, emocional e social das crianças.
- Transmissão de padrões de enfrentamento, regulação emocional e estilos de pensamento que aumentam a vulnerabilidade.

Uma nota de esperança

Perspectiva de recuperação: apesar desse cenário desafiador, é fundamental destacar que:

- Com tratamento adequado, 70 a 80% das pessoas com depressão apresentam melhora significativa dos sintomas.
- Estudos longitudinais demonstram que muitas pessoas não apenas se recuperam sintomaticamente, mas alcançam melhora substancial em sua qualidade de vida.
- Intervenções precoces e abordagens preventivas têm potencial para reduzir significativamente tanto o sofrimento individual quanto os custos sociais.

Esses dados não devem ser interpretados como determinísticos, mas como um chamado à ação: quanto mais compreendermos o verdadeiro impacto da depressão, mais urgente se torna a implementação de estratégias efetivas de prevenção, diagnóstico precoce e tratamento com base em evidências, acessíveis a todos que deles necessitam. O quanto antes tratarmos, melhor! Tempo é cérebro em sofrimento!

Poder da psicoeducação: conhecimento que transforma

Ao longo deste capítulo, a psicoeducação tem como função não apenas transmitir conhecimento técnico sobre os transtornos depressivos, mas também abrir espaço para a construção de um novo olhar sobre o sofrimento psíquico – mais informado, mais compassivo e, sobretudo, mais esperançoso.

Para muitos leitores, entender que a depressão tem causas compreensíveis, manifestações reconhecíveis e tratamentos com base em evidências já representa um movimento poderoso no sentido da esperança. O conhecimento rompe o isolamento. Nomear o que se sente, entender o que se passa e reconhecer que não se está sozinho é, por si só, terapêutico.

Além disso, ao diferenciar tristeza comum de depressão clínica, ao desmistificar o diagnóstico e ao apresentar a depressão como uma condição legítima e tratável, o texto combate estigmas e favorece uma nova narrativa sobre o sofrimento: uma narrativa que reconhece a dor, mas também aponta caminhos possíveis para superá-la.

Como enfatiza Linehan (2018), a validação emocional não elimina o sofrimento, mas cria o alicerce necessário para enfrentá-lo. Validar não é desistir, é reconhecer, aceitar. E é justamente essa combinação – de acolhimento realista com perspectiva de mudança – que traduz o que Judith Beck chamaria de realismo otimista: a ideia de que, embora a dor seja real, também é real a possibilidade de transformação.

Por fim, ao apresentar dados, critérios diagnósticos, modelos explicativos e possibilidades de tratamento, o capítulo oferece previsibilidade e direção. Em um estado marcado frequentemente por desesperança e confusão mental, o simples ato de organizar o sofrimento em palavras e conceitos pode ser o primeiro passo para restaurar a sensação de controle e agência sobre a própria vida.

CONSIDERAÇÕES FINAIS

Ao finalizar este capítulo, retornamos à pergunta fundamental que nos guiou: o que realmente distingue a tristeza natural da depressão clínica? Vimos que essa distinção não é meramente acadêmica, mas vital para reconhecermos quando o sofrimento emocional ultrapassa os limites da experiência humana normal e requer intervenção profissional.

Exploramos como a depressão não se resume a "estar triste", mas representa uma transformação profunda na forma como a pessoa experimenta o tempo (que parece não fluir), o corpo (que se torna pesado), o mundo ao redor (que perde suas cores) e as conexões com os outros (que se tornam distantes e inacessíveis). Compreendemos que essa condição afeta milhões de pessoas globalmente, atravessando fronteiras culturais, etárias e socioeconômicas, mas manifestando-se de maneiras distintas conforme o contexto.

Os números que apresentamos são alarmantes: a magnitude da prevalência, o peso das recorrências e os riscos associados ao subdiagnóstico e ao subtratamento. Porém, como vimos, para cada estatística existe uma história humana, uma experiência única de sofrimento que merece ser compreendida em sua individualidade.

A depressão representa um dos maiores desafios de saúde pública de nossa época, com custos econômicos e sociais que superam muitas condições médicas tradicionalmente consideradas prioritárias. Mais importante, representa um sofrimento humano profundo que afeta não apenas o indivíduo, mas seus relacionamentos, sua produtividade, sua qualidade de vida e, potencialmente, gerações futuras.

No entanto, a mensagem final deste capítulo não é de desalento, mas de esperança fundamentada. A ciência nos mostra que a depressão, mesmo em suas formas mais graves, é uma condição tratável. A maioria das pessoas que recebem intervenções adequadas experimenta melhora significativa. Para cada história de dor, existe a possibilidade de uma história de recuperação.

Nos próximos capítulos, exploraremos mais profundamente as ferramentas disponíveis para compreender e enfrentar a depressão: da psicoterapia aos tratamentos farmacológicos, das mudanças no estilo de vida às intervenções baseadas em *mindfulness*, dos suportes comunitários às mais recentes inovações tecnológicas. Cada abordagem representa uma via potencial para a recuperação e, frequentemente, é na combinação personalizada dessas intervenções que reside o caminho mais promissor.

Para finalizar, lembramos as palavras do psiquiatra e sobrevivente do Holocausto Viktor Frankl: "Aquele que tem um porquê para viver pode suportar quase qualquer como". A depressão frequentemente obscurece o "porquê" – o sentido, o propósito, a conexão com o que importa. Porém, mesmo na maior escuridão, a luz da compreensão, do tratamento adequado e do apoio humano pode iluminar novamente o caminho.

A jornada para além das sombras da depressão é desafiadora, mas possível. E este livro pretende ser um companheiro nessa travessia, oferecendo tanto o conhecimento técnico quanto a esperança necessária para cada passo do caminho.

TÉCNICA 1

UM DIÁRIO DE EMOÇÕES

Agora que você aprendeu as diferenças entre um humor passageiro e uma condição patológica de transtorno mental, vamos dar um passo adiante e explorar como podemos desenvolver maior consciência emocional, ou seja, a capacidade de reconhecer, entender e gerenciar as próprias emoções. A proposta aqui é criar o hábito de notar, diariamente, seu estado emocional, mantendo um registro consistente das oscilações emocionais (normais na vida de qualquer um). A técnica é válida para quem está passando por um episódio depressivo, mas também pode ser utilizada por qualquer um que queira explorar a sua vida emocional e compreendê-la melhor. Um registro diário é útil também, porque nos mostra tendências de humor e pode sinalizar o momento de ficar mais atento consigo mesmo ou de pedir ajuda profissional. Alguém que nota, por exemplo, estar há algumas semanas com um humor rebaixado e sentindo emoções desagradáveis pode considerar buscar ajuda. Outra pessoa pode perceber uma tendência a um humor irritadiço em algum dia específico da semana ou talvez relacionada ao ciclo menstrual, e se precaver de comportamentos pouco efetivos, pela consciência de estar mais vulnerável a rompantes de raiva.

Crie o seu diário de emoções da maneira que preferir, sendo ele físico ou digital. Existem alguns aplicativos excelentes que fazem essa função, basta pesquisar por "monitoramento de humor". Todos os dias, de preferência no mesmo horário, reserve alguns minutos para refletir sobre seu estado emocional. Identifique as emoções que está sentindo, indo além da descrição genérica. A tristeza, por exemplo, tem diferentes nuances e pode ser descrita como frustração, desânimo, chateação, desilusão, desolamento; percebe como nosso vocabulário emocional pode ser refinado e aumentado? Note quais emoções são parecidas, quais você julga mais desagradáveis e quais são mais brandas. Se quiser, atribua uma nota para seu estado emocional.

Preste atenção também às sensações físicas, pensamentos e impulsos comportamentais. Talvez o desânimo seja sentido, em seu corpo, como a sensação de peso nas pernas. Já a tristeza profunda aparece junto a uma vontade incontrolável de chorar. É útil perceber quais pensamentos são associados com cada emoção. A emoção de rejeição pode trazer consigo pensamentos como "ninguém gosta de mim". Também é útil anotar esses padrões de pensamento. Reflita sobre o que pode ter desencadeado essas emoções. Houve algum evento específico? Pense sobre o que você estava fazendo quando notou a emoção pela primeira vez. Algum pensamento recorrente? Talvez o pensamento surja depois da emoção, mas ele também pode surgir antes e ajudar a entender o porquê de a emoção ter aflorado.

Você também pode anotar como expressou (ou não) essa emoção. Você compartilhou com alguém? Manteve para si? Quais estratégias usou (ou poderia usar) para lidar com essa emoção de maneira saudável? Ao praticar esse monitoramento regularmente, você desenvolverá maior consciência emocional, fundamental para identificar padrões emocionais responsáveis por contribuir para a depressão ou algum outro estado emocional específico. A ferramenta também é útil para facilitar a comunicação de seus sentimentos com outros, incluindo profissionais de saúde mental. A ideia não é observar para eliminar emoções negativas, mas sim observar para compreendê-las, gerenciando-as de forma saudável. Com o tempo, esse monitoramento pode se tornar uma ferramenta poderosa em seu arsenal contra a depressão, permitindo que você responda a seus estados emocionais de maneira mais adaptativa e compassiva.

Desafie-se a manter esse diário por pelo menos duas semanas. Ao fim desse período, revise suas anotações. Você consegue identificar padrões? Há situações ou pensamentos recorrentes que tendem a desencadear certos estados emocionais? Quais estratégias de regulação parecem funcionar melhor para você? Anote também suas conclusões.

Benefícios do diário de emoções

- Aumenta a alfabetização emocional (capacidade de identificar e nomear emoções).
- Ajuda a estabelecer conexões entre situações, pensamentos e estados emocionais.
- Permite identificar padrões recorrentes que podem contribuir para o sofrimento.
- Proporciona distanciamento reflexivo de estados emocionais intensos.
- Fornece registro objetivo que pode auxiliar no acompanhamento profissional.
- Desenvolve o hábito de automonitoramento, fundamental para o autocuidado.

Como implementar essa técnica

1. Escolha um formato que funcione para você:
   - Caderno tradicional.
   - Aplicativo de notas no celular.
   - Planilha digital.

- Aplicativos específicos para monitoramento de humor.

2. Estabeleça uma rotina:
   - Defina momentos específicos do dia para os registros (pode ser 1 a 3 vezes por dia).
   - Incorpore à sua rotina, associando a atividades já estabelecidas (após o café da manhã, antes de dormir).
   - Comece com expectativas realistas – mesmo registros breves são valiosos.
3. Para cada registro, inclua:
   - Data e hora.
   - Situação ou contexto ("O que estava acontecendo?").
   - Emoções experimentadas (tente ser específico – em vez de apenas "mal", identifique: triste? Ansioso? Com raiva? Envergonhado?).
   - Intensidade da emoção (escala de 0 a 10 ou leve/moderada/intensa).
   - Pensamentos associados ("O que passou pela minha cabeça naquele momento?").
   - Comportamentos resultantes ("O que fiz em resposta?").
4. Revisão periódica:
   - Reserve um momento semanal para revisar seus registros.
   - Busque identificar padrões: situações recorrentes, pensamentos típicos, reações habituais.
   - Observe tendências na intensidade e na frequência de emoções específicas.

TABELA 2 Exemplo de formato para seu diário

Data/ Hora	Situação	Emoções (0-10)	Pensamentos	Comportamentos
12/03, 10h	Recebi crítica do chefe sobre relatório.	Ansiedade (8), Vergonha (7)	"Sou incompetente. Vão me demitir."	Fiquei calado, depois me isolei no banheiro por 10 min.
12/03, 20h	Jantar em família.	Irritabilidade (6), Tristeza (4)	"Ninguém me entende. Por que me esforço tanto?"	Saí da mesa mais cedo, recusei a sobremesa.

Sinais de alerta para observar ao revisar seu diário

- Predominância persistente de emoções negativas (tristeza, vazio, irritabilidade).
- Diminuição no registro de emoções positivas (alegria, entusiasmo, contentamento).
- Intensidade crescente de emoções negativas ao longo do tempo.
- Pensamentos recorrentes de desesperança, inutilidade ou culpa excessiva.
- Padrão de isolamento social ou evitação de atividades anteriormente prazerosas.
- Alterações significativas em padrões de sono ou apetite.

Se você identificar esses sinais persistindo por duas semanas ou mais, considere compartilhar seus registros com um profissional de saúde mental. Lembre-se de que o diário não é uma ferramenta diagnóstica, mas pode fornecer informações valiosas para você e para eventuais profissionais que o acompanhem.

Adaptações e variações

- Se o formato completo parecer muito exigente inicialmente, comece apenas registrando emoções e sua intensidade.
- Para focar na identificação de possíveis sintomas depressivos, adicione campos específicos como "nível de energia" (0 a 10) e "nível de interesse/prazer nas atividades" (0 a 10).
- Se tiver dificuldade em identificar emoções, use uma lista de verificação com emoções básicas e suas variações.

O diário de emoções não é apenas uma ferramenta para identificação de problemas, mas também um exercício de autoconhecimento que promove maior consciência emocional e pode ser um primeiro passo importante no desenvolvimento de habilidades de regulação emocional saudáveis.

Para implementar essa técnica, lembre-se:

- Abordar o exercício com curiosidade e sem julgamento.
- Não existe formato "correto" - adapte à sua realidade e necessidades.
- A consistência é mais importante que a perfeição.
- O automonitoramento é uma habilidade que melhora com a prática.

Esse simples exercício pode ser seu primeiro passo para uma relação mais consciente com suas emoções, auxiliando não apenas na identificação precoce de possíveis dificuldades, mas também no desenvolvimento da compreensão mais profunda de seus padrões emocionais e cognitivos.

REFERÊNCIAS

1. American Psychiatric Association. Manual diagnóstico e estatístico de transtornos mentais, 5.ed. texto revisado (DSM-5-TR). Porto Alegre: Artmed; 2023.
2. Barlow DH, Durand VM, Hofmann SG. Psicopatologia: uma abordagem integrada, 3. ed. São Paulo: Cengage Learning; 2021.
3. Barlow DH, Farchione TJ, Sauer-Zavala S, Latin HM, Ellard KK, Bullis JR, et al. Protocolo unificado: manual do paciente. Tratamento transdiagnóstico para transtornos emocionais. Porto Alegre: Artmed; 2016.
4. Beck AT, Alford BA. Depressão: causas e tratamento, 2. ed. Porto Alegre: Artmed; 2016.
5. Beurel E, Toups M, Nemeroff CB. The bidirectional relationship of depression and inflammation: Double trouble. Neuron. 2020;107(2):234-256.
6. Brackett M. Permission to feel: Unlocking the power of emotions to help our kids, ourselves, and our society thrive. Celadon Books; 2019.
7. Corrigan PW, Watson AC. The paradox of self-stigma and mental illness. Clinical Psychology: Science and Practice. 2002;9(1):35-53.
8. Costa PT Jr, McCrae RR. The Revised NEO Personality Inventory (NEO-PI-R). In: Boyle GJ, Matthews G, Saklofske DH. (ed.). The SAGE handbook of personality theory and assessment: personality measurement and testing, v. 2. Thousand Oaks: Sage; 2008. p. 179-198.
9. Cuijpers P, Karyotaki E, Eckshtain D, Ng MY, Corteselli KA, Noma H, et al. Psychotherapy for depression across different age groups: a systematic review and meta-analysis. JAMA Psychiatry. 2020;77(7):694-702.
10. Dalgalarrondo P. Psicopatologia e semiologia dos transtornos mentais, 3.ed. Porto Alegre: Artmed; 2018.
11. Dalsgaard S, et al. Heritability of major depressive disorder: a register-based cohort study in Denmark and Sweden. The Lancet Regional Health – Europe. 2023;[S.l.];30:100639.
12. DeRubeis RJ, Strunk DR. (eds.). The Oxford handbook of mood disorders. Oxford: Oxford University Press, 2017.
13. Fried EI, Nesse RM. Depression is not a consistent syndrome: An investigation of unique symptom patterns in the STAR*D study. J Affect Disord. 2015;172:96-102.
14. Fuchs T. Depression, intercorporeality, and interaffectivity. J Consciousness Studies. 2013;20(7-8):219-238.
15. GBD 2019 Mental Disorders Collaborators. Global, regional, and national burden of 12 mental disorders in 204 countries and territories, 1990-2019: a systematic analysis for the Global Burden of Disease Study 2019. The Lancet Psychiatry. 2022;9(2):137-150.
16. Hamilton JP, Etkin A, Furman DJ, Lemus MG, Johnson RF, Gotlib IH. Functional neuroimaging of major depressive disorder: a meta-analysis and new integration of base line activation and neural response data. Am J Psychiatry. 2012;169(7):693-703.
17. Harvey AG, Watkins E, Mansell W, Shafran R. Cognitive behavioural processes across psychological disorders: A transdiagnostic approach to research and treatment. Oxford University Press; 2004.
18. Hawton K, Casañas I Comabella C, Haw C, Saunders K. Risk factors for suicide in individuals with depression: a systematic review. J Affect Disord. 2013;147(1-3):17-28.

19. Jaspers K. Psicopatologia geral. Rio de Janeiro: Atheneu; 1997. (Original de 1913)
20. Jesulola E, Sharpley CF, Bitsika V, Agnew LL, Wilson P. The interrelationship between pro-inflammatory cytokines, depression and antidepressants: a review of the literature. Brain, Behavior, and Immunity. 2018;70:19-31.
21. Jourdy R, Petot JM. Relationships between personality traits and depression in the light of the "Big Five" and their different facets. L'Évolution Psychiatrique. 2017;82(4):e27-e37.
22. Kirmayer LJ. Cultural variations in the clinical presentation of depression and anxiety: implications for diagnosis and treatment. J Clin Psychiatry. 2001;62(Suppl 13):22-8; discussion 29-30.
23. Kleinman A. Culture and depression. N Engl J Med. 2004;351(10):951-3.
24. Kotov R, et al. Linking "Big" personality traits to anxiety, depressive, and substance use disorders: A meta-analysis. Psychological Bulletin. 2010;136(5):768-821.
25. Krueger RF, Markon KE. A dimensional-spectrum model of psychopathology: progress and opportunities. Arch Gen Psychiatry. 2011;68(1):10-1.
26. Linehan MM. Manual de treinamento das habilidades em DBT: Manual de terapia comportamental dialética para o terapeuta. Porto Alegre: Artmed, 2018.
27. Linehan MM. Treinamento de habilidades em DBT: Manual de terapia comportamental dialética para o cliente, 2. ed. Porto Alegre: Artmed, 2018.
28. Malhi GS, Mann JJ. Depression. Lancet (London, England). 2018;392(10161):2299-2312.
29. Mansell W, Harvey A, Watkins E, Shafran R. Conceptual foundations of the transdiagnostic approach to CBT. J Cognitive Psychotherapy. 2009;23(1):6-19.
30. Minkowski E. Tempo vivido: estudos fenomenológicos e psicopatológicos. São Paulo: EDUSP; 2000.
31. Munhoz TN, Nunes BP, Wehrmeister FC, Santos IS, Matijasevich A. A nationwide population-based study of depression in Brazil. J Affect Disord. 2016;192:226-233.
32. Nunes CHSS, Hutz CS, Nunes MFO . Bateria Fatorial de Personalidade (BPF): Manual técnico. São Paulo: Casa do Psicólogo, 2010.
33. Organização Mundial da Saúde. Depression and other common mental disorders: global health estimates. World Health Organization; 2017.
34. Ratcliffe M. Experiences of depression: a study in phenomenology. Oxford University Press; 2015.
35. Rochelle IF, Callahan JL. The transdiagnostic road map to case formulation and treatment planning: practical guidance for clinical decision making. New Harbinger; 2015.
36. Stanghellini G, Rosfort R. Emotions and personhood. Exploring fragility: making sense of vulnerability. Oxford University Press; 2013.
37. Sullivan PF, Neale MC, Kendler KS. Genetic epidemiology of major depression: review and meta-analysis. Am J Psychiatry. 2000;157(10):1552-62.
38. Williamson JA, O'Hara MW, Stuart S, Hart KJ, Watson D. Assessment of postpartum depressive symptoms: the importance of somatic symptoms and irritability. Assessment. 2015;22(3):309-18.
39. World Health Organization. World mental health report: transforming mental health for all. World Health Organization; 2022.
40. Zorn JV, et al. Cortisol stress reactivity across psychiatric disorders: a meta-analysis of the Trier Social Stress Test. Psychoneuroendocrinology. 2021;135:105373.

2

Tipos de transtornos depressivos

"As pessoas são tão maravilhosas quanto o pôr do sol se as deixar ser. Quando olho para um pôr-do-sol, não dou comigo a dizer 'suavize o laranja um pouco no canto direito'. Não tento controlar um pôr do sol, eu assisto com admiração enquanto se revela".

Carl R. Rogers

INTRODUÇÃO

Continuando a nossa jornada para entender a depressão, no presente capítulo iremos nos aprofundar em suas diversas apresentações e, para isso, faremos uma breve retomada histórica do fenômeno.

Para isso, vale salientar novamente que a depressão se inicia com o termo melancolia, primeiramente descrito como uma condição patológica caracterizada por alterações cognitivas e, posteriormente, por um estado de prolongada tristeza ou desânimo (Kendler, 2020). À medida que avançamos na história, chegamos ao desenvolvimento dos modernos "transtornos depressivos", uma categoria que abrange diversos quadros clínicos. Esses transtornos compartilham características essenciais, como humor patologicamente diminuído ou perda de interesse e prazer nas atividades antes desfrutadas. Essas condições são também acompanhadas de sofrimento psíquico intenso e alterações em várias esferas da vida do indivíduo, incluindo cognitiva, emocional, comportamental e, frequentemente, fisiológica.

Com os avanços das neurociências, foi possível aprimorar nosso entendimento sobre essas alterações emocionais e delimitar diferentes subtipos de depressão, como transtorno depressivo maior, transtorno depressivo recorrente, episódio depressivo no transtorno bipolar, transtorno depressivo persistente, depressão devido à condição médica ou uso de substâncias, o transtorno disfórico pré-menstrual e episódios comórbidos a outros transtornos psiquiátricos, como os transtornos de personalidade. Cada subtipo é definido por características diagnósticas próprias e implicações terapêuticas específicas, refletindo a complexidade e a diversidade dos padrões depressivos que afetam os indivíduos.

Existe uma essência comum que permite agrupar as diversas formas, intensidades, durações e causas subjacentes dos transtornos depressivos em um único capítulo. Esse agrupamento destaca o fio condutor comum a todos eles – o humor persistentemente rebaixado, caracterizado por tristeza ou perda de prazer nas atividades, alterações cognitivas e retardo psicomotor (Kendler, 2017). A partir desse fio condutor, este capítulo se propõe a apresentar ao leitor as diferenças entre os grupos depressivos, para assim partirmos para a etiologia, ou seja, o estudo de suas causas e, posteriormente, para o tratamento das principais formas de expressão dessa condição que afeta milhões de pessoas em todo o mundo.

BREVE HISTÓRIA E FENOMENOLOGIA DA DEPRESSÃO

A compreensão contemporânea dos transtornos depressivos tem raízes antigas. A palavra melancolia provém do grego *melankholía*, que significa bile negra e se relacionava à teoria hipocrática dos quatro humores (sangue, fleuma, bile amarela e bile negra). Para Hipócrates (460-370 a.C.), o excesso de bile negra resultava em tristeza profunda, desesperança e lentificação psicomotora (Jackson, 1986). Na era medieval, a explicação para a melancolia se estendeu para uma dimensão espiritual significativa, muitas vezes interpretada como um teste ou castigo divino, refletindo a forte interligação entre o físico, o mental e o espiritual (Daly, 2007).

Um marco fundamental na história desse tema foi a obra *The Anatomy of Melancholy* (1621), de Robert Burton (Burton; Gowland, 2023). Nela, Burton analisa as múltiplas dimensões da melancolia (causas, manifestações, consequências e possíveis tratamentos) de maneira quase enciclopédica. Ele enfatiza que fatores biológicos, psicológicos, sociais e até astrológicos podem contribuir para o quadro, realçando sua complexidade. Embora muitas das explicações de Burton sejam primitivas à luz do conhecimento atual, seu livro permanece relevante por mostrar que, já no início do século XVII, reconhecia-se que a melancolia implicava intenso sofrimento psíquico, como perda de interesse na vida e notável tendência ao suicídio, tema que abordaremos em maior profundidade no Capítulo 9, além de enfatizar suas causas multifatoriais. Assim, a compreensão da melancolia foi se desenvolvendo como condição patológica em que se descrevem diversas causas e tratamentos.

Ao longo dos séculos seguintes, a fenomenologia progrediu ainda mais, com a descrição de maior número de pacientes e a tentativa de agrupá-los com sua expressão mental, física e história natural. Foi no século XIX que Emil Kraepelin organizou criteriosamente os quadros de humor em suas classificações, distinguindo quadros unipolares (depressivos) e bipolares (com mania ou hipomania) (Berrios; Hauser, 1988).

Posteriormente, Sigmund Freud, em *Luto e Melancolia* (1917), propôs a compreensão psicodinâmica da melancolia, relacionando-a a conflitos inconscientes, raiva voltada para o *self* e culpa (Freud; Carone, 2014). Na mesma época, Karl Jaspers, em *Psicopatologia Geral* (1913), trouxe uma perspectiva fenomenológica: compreender como o doente vivencia internamente a depressão, e não apenas o que sente (Jaspers, 1963).

Para Jaspers, a fenomenologia da depressão revela mais do que um estado de tristeza; ela se apresenta como uma profunda alteração na forma como as pessoas experimentam o tempo e o espaço, percebendo o tempo como parado ou dolorosamente lento. Essa distorção na percepção temporal está intrinsecamente ligada ao que ele chamou de "desrealização", na qual o mundo parece estranho ou irreal.

Outro aspecto relevante na fenomenologia de Jaspers é o conceito de "perda de conexão". Os pacientes podem sentir que perderam a conexão não apenas com o mundo ao seu redor, mas também com partes de si mesmos, levando a uma profunda sensação de desespero. Até hoje, essa perda de conexão com o mundo e a desesperança são aspectos cruciais que diferenciam a experiência depressiva de simples tristeza ou luto.

Jaspers também argumentou que, para entender verdadeiramente essas experiências, é essencial adotar uma abordagem que vá além das observações objetivas e inclua uma tentativa de compreender a perspectiva subjetiva do paciente. Ele acreditava que essa abordagem poderia revelar *insights* sobre as causas subjacentes da depressão e informar métodos de tratamento mais eficazes. Essa ênfase na vivência individual não é relevante somente no campo científico, na ciência da psicopatologia, mas também na escuta clínica, de profissionais que trabalham identificando e tratando transtornos depressivos. Apesar de nós, médicos e psicólogos, sermos treinados para fazermos avaliações com base em descrições amplas, sabemos da importância de ouvirmos cuidadosamente como a vivência da depressão se manifesta em cada indivíduo.

Entre os séculos XX e XXI, "melancolia" passou a ser diferenciada como um subtipo de depressão (às vezes chamada de depressão endógena, que é o que atualmente entendemos como transtorno depressivo maior), enquanto "depressão" se expandiu como um termo geral, englobando diversas intensidades e subtipos. As classificações internacionais (o *Manual Diagnóstico e Estatístico de Transtornos Mentais* (DSM) da Associação Americana de Psiquiatria e a Classificação Internacional de Doenças (CID) da Organização Mundial da Saúde) formalizaram critérios diagnósticos específicos, reunindo sintomas, tempo de duração e prejuízo funcional para legitimar o diagnóstico de um "transtorno depressivo". Esse progresso reflete não apenas avanços na compreensão médica e psiquiátrica, mas também a melhor capacidade de diagnosticar o transtorno que pode ser o primeiro passo para o tratamento adequado.

MUDANÇA NA FORMA DE DIAGNOSTICAR

A abordagem tradicional dos critérios diagnósticos, como os apresentados no DSM e na CID, tem sido fundamental para a padronização e a comunicação em saúde mental. No entanto, pesquisas recentes indicam que esses modelos categóricos, ou seja, no formato "tem ou não tem" depressão, apresentam limitações significativas em termos de acurácia e sensibilidade. Em muitos casos, os transtornos mentais não se apresentam como entidades dicotômicas de sim e não, mas sim como espectros de sintomas que variam em intensidade e forma. Essa rigidez categórica pode levar a diagnósticos que não refletem a complexidade e a heterogeneidade dos fenômenos psíquicos (Insel et al., 2010). Por exemplo, o quadro de um indivíduo que apresenta profundamente três critérios para depressão (mesmo não podendo ser categorizado como transtorno depressivo maior) pode ser muito mais grave do que o de um indivíduo que apresenta todos os nove critérios, mas de forma mais leve.

Diante dessas limitações, a comunidade científica tem buscado alternativas que capturem melhor a natureza contínua dos sintomas psiquiátricos. Modelos dimensionais, como o HiTOP (*Hierarchical Taxonomy of Psychopathology*) e os critérios do RDoC (*Research Domain Criteria*), propõem avaliar os transtornos mentais em termos de gradientes de funcionamento, ao invés de categorias fixas. Esses modelos reconhecem que, por exemplo, a depressão pode variar desde sintomas leves até quadros severos, permitindo a avaliação mais precisa da gravidade e do impacto funcional dos sintomas (Kotov et al., 2017).

Além disso, essas novas abordagens permitem integrar dados de diversas áreas, como genética, neuroimagem e comportamental, facilitando a compreensão dos mecanismos subjacentes aos transtornos mentais. Ao adotar uma perspectiva dimensional, pesquisadores e clínicos podem identificar padrões e inter-relações que permanecem ocultos em um modelo categórico, por exemplo com sintomas que podem aparecer nos mais diversos transtornos. Essa visão mais integrada e holística tem o potencial de melhorar a precisão diagnóstica e, consequentemente, a elaboração de estratégias de intervenção mais individualizadas (First; Wakefield, 2013). Exemplificando, uma pessoa pode ter uma grave instabilidade afetivo-emocional, e ela pode estar ligada a um quadro de depressão unipolar, transtorno afetivo bipolar, transtorno de personalidade *borderline*, entre outros diagnósticos. Entretanto, seu tratamento deve ser entendido de forma transdiagnóstica.

Em resumo, embora os modelos categóricos tradicionais tenham contribuído significativamente para a prática clínica, sua acurácia limitada tem impulsionado a migração para modelos alternativos, dimensionais e integrativos. Essa mudança representa uma evolução na compreensão dos transtornos mentais, permitindo que o diagnóstico e a avaliação reflitam de maneira mais fiel a complexidade e a variabilidade dos sintomas observados na prática clínica, abrindo caminho para avanços futuros na Psiquiatria. Entretanto, para facilitar a comunicação ao leitor, iremos nos ater aos diagnósticos categoriais.

PRINCIPAIS TIPOS DE TRANSTORNOS DEPRESSIVOS

A partir dessas formulações, os transtornos depressivos subdividem-se em diferentes quadros, cada qual com suas particularidades quanto à sintomatologia, história natural, fisiopatologia, risco de suicídio, prognóstico e implicações terapêuticas.

É importante fazer essa diferenciação porque, a partir de um diagnóstico preciso, pode-se traçar um plano terapêutico personalizado de acordo com as demandas de cada paciente. Por exemplo, uma paciente jovem, com aproximadamente 30 anos, com transtorno disfórico pré-menstrual (TDPM) apresenta pensamentos, emoções e comportamentos específicos e que diferem bastante de um paciente homem, de aproximadamente 70 anos, que viveu toda a vida em um quadro de distimia (transtorno depressivo resistente). É claro que dentro da vivência individual desses dois sujeitos hipotéticos também há inúmeras singularidades. Sabemos que não há uma única apresentação ou explicação sobre a vivência da depressão para as pessoas. Porém, os modelos explicativos fornecem um arcabouço científico para compreendermos, em linhas gerais, as principais características da apresentação da depressão e contribuirmos para o que chamamos de psicoeducação.

A psicoeducação é uma ferramenta essencial na depressão, desempenhando papel crucial ao oferecer ao indivíduo deprimido informações claras e precisas sobre suas dificuldades emocionais e comportamentais. Ao promover melhor entendimento sobre o funcionamento psicológico e sobre as estratégias de enfrentamento disponíveis, a psicoeducação fortalece a capacidade do indivíduo de reconhecer sintomas precoces, prevenir recaídas e aderir efetivamente ao tratamento. Além disso, contribui para reduzir estigmas e preconceitos, tanto internos quanto sociais, favorecendo o engajamento ativo no processo terapêutico e aprimorando a comunicação entre paciente, familiares e terapeutas. Ao oferecer esse suporte informativo e emocional, a psicoeducação possibilita ao indivíduo maior autonomia, autoconfiança e a sensação genuína de empoderamento diante de seus desafios psicológicos.

Nossa pretensão é, nas páginas a seguir, fornecer um panorama detalhado dos diferentes subtipos dos transtornos depressivos.

TRANSTORNO DEPRESSIVO MAIOR (TDM)

Apresentação clínica

O TDM não é uma condição homogênea e pode variar amplamente em termos de gravidade e manifestação sintomática. Embora os casos mais graves sejam frequentemente associados a isolamento social, incapacidade funcional e risco elevado de suicídio, quadros mais leves podem passar despercebidos por familiares, colegas e até pelo próprio indivíduo. É possível também ter depressão sem se sentir triste, diferentemente do que muitos pensam.

Em formas leves de depressão, o paciente pode manter suas atividades cotidianas, mas experimentar a sensação persistente de cansaço, desmotivação e perda de prazer em atividades antes apreciadas. Pode haver irritabilidade, procrastinação e sensação de "desconexão emocional" com o ambiente, sem necessariamente apresentar sintomas evidentes para os outros. Algumas vezes podem surgir quadros de absenteísmo (faltas no trabalho ou em atividades sociais - por falta de prazer ou de energia), ou presenteísmo (a pessoa está lá, mas não consegue interagir, produzir ou divertir-se, sentindo-se deslocada do ambiente sem nenhum motivo).

Em quadros moderados a graves, os sintomas se tornam mais evidentes, com presença de humor persistentemente deprimido ou perda acentuada de interesse/prazer (anedonia), associados a alterações significativas na atividade psicomotora (lentificação ou agitação/ansiedade), fadiga intensa, distúrbios do sono (aumento ou insônia) e variações no apetite (aumento ou diminuição). Nesses casos, o indivíduo pode descrever sentimento de desesperança, acompanhado da sensação subjetiva de aprisionamento físico e temporal - como se os dias se arrastassem e o corpo estivesse pesado, dificultando até tarefas simples. Além disso, há uma diversidade nos padrões de sintomas predominantes, que podem variar entre pacientes.

Alguns apresentam depressão com predominância de sintomas cognitivos, tendo um quadro marcado por dificuldades de concentração, indecisão, lentidão no processamento de informações e um viés cognitivo negativo, no qual o indivíduo superestima aspectos negativos da vida e subestima os positivos. Muitas vezes, há um sentimento persistente de inutilidade e culpa excessiva, mesmo na ausência de eventos que justifiquem essa percepção. Outros apresentam depressão com predominância de sintomas físicos, caracterizados pelo impacto físico dos sintomas depressivos, incluindo fadiga intensa, dores musculares, cefaleia, sensação de peso nos membros e distúrbios gastrointestinais. Muitas vezes, esses pacientes procuram auxílio médico inicialmente por sintomas físicos inespecíficos, sem perceber a relação com a depressão subjacente.

Alguns pacientes apresentam sintomas depressivos combinados com inquietação, tensão muscular, insônia e ruminações ansiosas, dificultando o relaxamento e a recuperação emocional. Outros apresentam como característica principal a tristeza (humor deprimido), com choros fáceis e sensibilidade interpessoal; já outros têm o quadro caracterizado por anedonia extrema, ausência de reatividade emocional, culpa intensa, lentificação psicomotora acentuada e piora dos sintomas no período matutino. Alguns mais graves ainda podem apresentar sintomas psicóticos, como delírios e/ou alucinações.

Dessa forma, nem todo paciente com TDM apresenta o quadro clássico de uma pessoa prostrada na cama ou incapaz de sair do quarto. Muitas vezes, a depressão se manifesta de maneira insidiosa, com sintomas funcionais que impactam a produtividade, os relacionamentos e a percepção subjetiva do bem-estar, mesmo quando não há um comprometimento extremo da rotina diária.

História natural

A história natural do TDM é caracterizada por episódios recorrentes, em que cada recaída pode potencialmente aumentar a probabilidade de futuros episódios depressivos. Essa recorrência aumenta os riscos associados ao transtorno, incluindo o risco de suicídio, especialmente em momentos de intensa desesperança, presença de sintomas psicóticos, ou coexistência de comorbidades como abuso de substâncias. Portanto, tratar é essencial para evitar o agravamento e permitir melhor qualidade de vida. Discorreremos sobre o tratamento nos capítulos subsequentes.

Diagnóstico

O diagnóstico de transtorno depressivo maior, segundo o DSM-5-TR, requer a presença, por pelo menos duas semanas, de cinco (ou mais) sintomas que representem mudança em relação ao funcionamento prévio, com pelo menos um dos sintomas sendo humor deprimido ou perda de interesse/prazer (anedonia).

Os critérios diagnósticos incluem:

1. Humor deprimido na maior parte do dia.
2. Perda de interesse ou prazer nas atividades.
3. Alterações de peso ou apetite.
4. Insônia ou hipersonia quase diária.
5. Agitação ou retardo psicomotor.
6. Fadiga ou perda de energia.
7. Sentimentos de inutilidade ou culpa excessiva.
8. Capacidade de concentração diminuída.
9. Pensamentos recorrentes de morte ou ideação suicida.

Esses sintomas devem causar prejuízo funcional significativo e não podem ser atribuídos a efeitos fisiológicos de substâncias ou a outra condição médica.

Já para a Classificação Internacional de Doenças (CID-11) é necessária a presença de sintomas centrais (humor deprimido e/ou perda de interesse) por um período mínimo de 2 semanas. A ocorrência de sintomas neurovegetativos (alterações no sono, apetite, energia e atividade psicomotora) com intensidade variável se traduz em prejuízo funcional nos domínios social e ocupacional. Além disso, a CID-11 classifica os episódios em níveis de gravidade, com descrição detalhada dos critérios quantitativos e qualitativos que sustentam a avaliação do comprometimento global.

TRANSTORNO DEPRESSIVO PERSISTENTE (DISTIMIA)

Apresentação clínica

O transtorno depressivo persistente (TDP), anteriormente conhecido como distimia, caracteriza-se por humor deprimido crônico, menos intenso que no transtorno depressivo maior (TDM), mas com duração significativamente mais longa. Essa condição pode se manifestar por anos, levando a um impacto cumulativo na funcionalidade e na qualidade de vida do indivíduo. Nos casos leves, o paciente pode apresentar sensação constante de pessimismo, baixa energia e dificuldades em experimentar prazer em atividades cotidianas. Muitas vezes, esses indivíduos são percebidos como "negativos", "mal-humorados", "pessimistas" ou "desanimados", sem que familiares ou amigos reconheçam a presença de um transtorno depressivo persistente. O impacto funcional pode ser sutil, manifestando-se em procrastinação crônica, baixa motivação para atividades novas e dificuldades na socialização. A não percepção pode ser muito perigosa, pois o paciente já não sabe mais como ele é sem a doença depressiva.

Nos casos moderados a graves, além do humor deprimido, há uma presença maior de sintomas cognitivos e físicos. Pacientes podem relatar baixa autoestima constante, dificuldade de concentração, fadiga persistente e padrões de sono alterados (insônia inicial ou sonolência excessiva). O padrão de pensamento pode ser caracterizado por um viés cognitivo negativo, no qual o paciente tem dificuldade em enxergar perspectivas positivas da vida. Além disso, é comum a sensação de que "sempre foram assim", pois a depressão os acompanha por muitos anos, tornando difícil a percepção de uma mudança clara entre o estado "saudável" e o "doente".

Embora a distimia tenha um curso mais arrastado e menos abrupto que o TDM, seus efeitos podem ser igualmente incapacitantes, especialmente pela dificuldade de reconhecimento do transtorno e pela tendência de cronificação.

História natural

O TDP tem curso crônico e insidioso, com duração mínima de dois anos em adultos e um ano em crianças e adolescentes, de acordo com os critérios diagnósticos. Sem intervenção, pode persistir por décadas, levando a uma deterioração progressiva do funcionamento social, acadêmico e profissional. Além disso, há risco elevado de desenvolver episódios de transtorno depressivo maior sobrepostos ao quadro distímico, fenômeno conhecido como "dupla depressão", que está associado a pior prognóstico e maior dificuldade de resposta ao tratamento.

Diagnóstico

DSM-5-TR

O diagnóstico requer humor deprimido na maior parte do dia, na maioria dos dias, por pelo menos dois anos (ou um ano em menores de 18 anos), além da presença de pelo menos dois dos seguintes sintomas:

- Apetite diminuído ou aumentado.
- Insônia ou hipersonia.
- Baixa energia ou fadiga.
- Baixa autoestima.
- Dificuldade de concentração ou tomada de decisões.
- Sentimentos de desesperança.

Os sintomas não podem estar ausentes por mais de dois meses consecutivos e devem causar prejuízo funcional significativo. Além disso, o diagnóstico do TDP exclui a presença de episódios maníacos ou hipomaníacos prévios, o que diferencia o transtorno de um curso crônico do transtorno bipolar.

CID-11

A CID-11 descreve o TDP como um episódio depressivo crônico, no qual os sintomas ocorrem de modo contínuo por pelo menos dois anos, com intensidade leve a moderada. A presença de humor deprimido persistente, sintomas neurovegetativos (alterações do sono, apetite, energia) e viés cognitivo negativo é essencial para o diagnóstico. Assim como no DSM-5-TR, a CID-11 destaca a importância da duração prolongada e da ausência de períodos assintomáticos.

DEPRESSÃO NO CONTEXTO BIPOLAR

Apresentação clínica

A depressão no contexto do transtorno afetivo bipolar (TAB) apresenta ampla variabilidade de manifestações, refletindo a complexidade desse transtorno. Diferentemente do transtorno depressivo maior (TDM), a depressão bipolar pode estar associada a irritabilidade mais pronunciada e maior gravidade dos sintomas, além da obrigatoriedade da presença (prévia ou subsequente) de estados maníacos e/ou hipomaníacos. Dentro desse espectro, podemos identificar três apresentações principais: episódios depressivos bipolares típicos, depressão com sintomas mistos e mania com sintomas mistos.

Episódios depressivos bipolares típicos

Os episódios depressivos bipolares são caracterizados por humor persistentemente rebaixado, perda de interesse ou prazer (anedonia), fadiga, alterações do sono e do apetite, dificuldades cognitivas e sentimentos de culpa ou inutilidade. No entanto, diferentemente da depressão unipolar, a depressão bipolar tende a ser mais refratária ao tratamento (múltiplas falhas no tratamento com antidepressivos), com início mais precoce (geralmente antes dos 25 anos), curso mais episódico (com agravamento e melhora espontânea), maior prevalência de sintomas psicóticos, além de mais sintomas no pós-parto.

Nos casos leves, os pacientes podem relatar desmotivação, fadiga e dificuldades de concentração, mas sem comprometimento funcional severo. Nos casos moderados a graves, além da anedonia intensa e lentificação psicomotora, podem surgir sintomas psicóticos (delírios de culpa, ruína ou hipocondríacos), o que agrava o prognóstico e a necessidade de intervenção rápida. A depressão bipolar também está associada a um risco significativamente maior de suicídio, em especial durante as fases iniciais do transtorno e nos períodos de transição entre estados de humor. Importante aqui diferenciar a depressão bipolar dos sintomas depressivos que acometem um paciente com transtorno de personalidade *borderline* (TPB). Os pacientes com TPB usualmente têm sintomas depressivos graves após eventos estressantes e, em geral, interpessoais, os quais remitem rapidamente após a estabilidade do ambiente – que pode durar minutos, horas ou dias; destes falaremos mais adiante. Já os pacientes com TAB podem ou não apresentar agravamento e insurgência dos sintomas após os estressores ambientais, entretanto, seus sintomas não desaparecem quando os estressores deixam de existir, sendo os problemas apenas gatilhos para um quadro de humor mais pronunciado.

Depressão com sintomas mistos

A depressão com sintomas mistos ocorre quando um episódio depressivo é acompanhado por sintomas hipomaníacos/maníacos, sem que o paciente preencha critérios para um episódio maníaco completo. Isso cria um quadro clínico paradoxal e de difícil manejo, pois o indivíduo pode experimentar humor deprimido, desesperança e anedonia, mas ao mesmo tempo apresentar inquietação psicomotora, impulsividade, fuga de ideias e maior energia. Nos casos leves, os pacientes podem relatar irritabilidade aumentada, períodos de energia excessiva intercalados com apatia e maior necessidade de falar. Nos casos graves, podem apresentar intensa agitação, comportamento impulsivo e risco elevado de tentativa de suicídio impulsiva. Esse subtipo de depressão frequentemente responde mal aos antidepressivos tradicionais e pode ser exacerbado pelo uso inadequado dessas medicações.

Mania com sintomas mistos

A mania com sintomas mistos é uma das condições mais graves dentro do espectro bipolar e ocorre quando um episódio maníaco se manifesta simultaneamente com sintomas depressivos. Diferentemente da mania clássica, em que há euforia e hiperatividade, a mania mista combina impulsividade extrema com sentimentos profundos de desesperança, gerando risco crítico de suicídio e comportamento autolesivo. Nos casos leves, pode haver irritabilidade persistente, aumento da energia e envolvimento em atividades de risco. Nos casos graves, há risco elevado de agressividade, explosões emocionais e tentativas de suicídio altamente letais. A mania mista está fortemente associada a ciclos rápidos no transtorno bipolar e pode exigir intervenções emergenciais para estabilização do humor.

História natural

O transtorno bipolar tem curso episódico e recorrente, alternando entre fases depressivas e estados de humor elevado (hipomania ou mania). A transição entre esses estados pode ser abrupta ou ocorrer gradualmente ao longo do tempo. Podem ter um gatilho específico ou não e, como já dito, não desaparecem quando o gatilho deixa de existir. Em muitos pacientes, os primeiros episódios depressivos podem ocorrer antes da manifestação de um episódio maníaco, dificultando o diagnóstico inicial. A história natural do transtorno pode variar conforme o subtipo:

- Transtorno bipolar tipo I: quadro mais grave, com alternância entre episódios depressivos e episódios maníacos completos, frequentemente com necessidade de hospitalização.
- Transtorno bipolar tipo II: quadro mais insidioso, com episódios depressivos recorrentes intercalados com episódios de hipomania, que podem passar despercebidos. Os episódios de hipomania podem aparecer como autoestima inflada, gastos aumentados, impulsos sexuais desproporcionais, aumento da energia e redução da necessidade de sono, os quais, muitas vezes, podem até serem vistos como uma forma de "virtude".
- Ciclagem rápida: definida por quatro ou mais episódios de humor em um período de 12 meses, indicando maior instabilidade e necessidade de manejo especializado.
- Episódios mistos: tendem a ocorrer com maior frequência ao longo da progressão do transtorno, podendo tornar os tratamentos mais desafiadores.

A recorrência dos episódios aumenta a degeneração cerebral, tornando o transtorno mais difícil de se estabilizar com o tempo. Costumamos falar que *time is brain* (tempo é cérebro). Ou seja, quanto maior o tempo de estabilização, maiores chances de agravamento do quadro e prejuízos cognitivos futuros. Além disso, pacientes com episódios mistos apresentam risco significativamente maior de suicídio e necessitam de avaliação cuidadosa para evitar intervenções inadequadas.

Diagnóstico

DSM-5-TR

O diagnóstico de episódio depressivo no transtorno bipolar segue os mesmos critérios do transtorno depressivo maior, com a distinção essencial sendo a presença prévia ou futura de pelo menos um episódio maníaco ou hipomaníaco.

Episódio maníaco

- Humor anormalmente elevado ou irritável, aumento de energia por pelo menos uma semana.

- Três ou mais dos seguintes sintomas:
    1. Autoestima inflada ou grandiosidade.
    2. Redução da necessidade de sono.
    3. Fala acelerada ou pressão para falar.
    4. Pensamento acelerado ou fuga de ideias.
    5. Aumento da atividade dirigida a objetivos ou agitação psicomotora.
    6. Envolvimento excessivo em atividades prazerosas de risco.

Episódio hipomaníaco

- Sintomas semelhantes, mas com duração mínima de quatro dias, sem prejuízo funcional grave.

Episódio depressivo com características mistas

- Critérios de episódio depressivo maior atendidos.
- Presença de três ou mais sintomas maníacos/hipomaníacos.

Episódio maníaco com características mistas

- Critérios de episódio maníaco atendidos.
- Presença de três ou mais sintomas depressivos.

CID-11

A CID-11 classifica o transtorno bipolar em diferentes subtipos e reconhece a alternância entre episódios depressivos e episódios de humor elevado. Além disso, enfatiza a recorrência dos episódios e a presença de padrões mistos, permitindo maior precisão na identificação dos casos mais graves. Critérios específicos incluem:

- Especificação da frequência e gravidade dos episódios.
- Inclusão de características mistas dentro dos episódios maníacos ou depressivos.
- Diferenciação entre transtorno bipolar com e sem ciclos rápidos.

TRANSTORNO DISFÓRICO PRÉ-MENSTRUAL (TDPM)

Apresentação clínica

O transtorno disfórico pré-menstrual (TDPM) é um transtorno depressivo cíclico que ocorre durante a fase lútea do ciclo menstrual, apresentando melhora significativa logo após o início da menstruação. Diferentemente da síndrome pré-menstrual (SPM), que afeta a maioria das mulheres em algum grau, o TDPM é uma condição psiquiátrica grave, causando impacto significativo no funcionamento social, ocupacional e emocional da paciente.

Os sintomas incluem labilidade emocional, irritabilidade intensa, ansiedade, depressão severa, sensação de perda de controle e fadiga. Além disso, muitas pacientes relatam dificuldades cognitivas, como redução na capacidade de concentração e memória, podendo interferir no desempenho acadêmico e profissional. Nos casos leves, as pacientes podem perceber mudanças emocionais marcadas, irritabilidade e cansaço, mas sem grande comprometimento funcional. Já nos casos graves, podem apresentar desesperança intensa, ideação suicida, crises de choro incontroláveis e sintomas físicos debilitantes, como cefaleia, dores musculares, inchaço e hipersensibilidade mamária. Essa condição pode ser confundida com outros transtornos do humor, mas a principal característica diferenciadora é a reversibilidade dos sintomas ao fim do ciclo menstrual.

Popularmente consagrou-se a expressão TPM, o acrônimo para "tensão pré-menstrual", ou síndrome pré-menstrual, conhecida como um período em que mulheres, antes do período menstrual, apresentam maior sensibilidade, irritabilidade e tristeza. E aqui retomamos o questionamento que fizemos no primeiro capítulo – como discernir se estamos vivenciando uma alteração natural, considerando as influências hormonais, ou se estamos em um quadro psicopatológico de TDPM? Vale relembrar que, conforme explicado em pormenores no Capítulo 1, nosso humor é influenciado por diversas variáveis e flutuações, a depender do nosso ambiente externo – o que acontece no mundo "fora da pele" – e do nosso ambiente interno – o que acontece no mundo "da nossa pele para dentro". Portanto, não podemos esperar que nossas emoções sejam sempre estáveis e enquadrar em um quadro de TDPM o que se trata de uma alteração esperada.

Por outro lado, é necessário cuidado para não interpretar algumas vivências aversivas inerentes ao diagnóstico como "normais". Muitas mulheres acabam descrevendo uma habituação aos sintomas e se autoinvalidam, bem como são invalidadas por profissionais de saúde que não estão aptos a fazerem um diagnóstico acurado e prover o tratamento necessário para esses quadros.

Embora as alterações de humor, irritabilidade e sensibilidade no período pré-menstrual sejam experiências frequentes para muitas mulheres, é fundamental reconhecer que há uma linha que separa o desconforto esperado de um sofrimento clínico significativo. Esperamos que nossas leitoras tenham maior acurácia e atenção para identificar os sinais de seus corpos e que os profissionais tenham mais treinamento para realizar esse diagnóstico, por vezes, negligenciado e, muitas vezes, confundido com o transtorno depressivo maior. Contudo, por estar relacionado ao ciclo menstrual, apresenta particularidades relevantes, devendo ser avaliado e tratado com as devidas adaptações culturais para a população das mulheres.

Quando os sintomas emocionais e físicos se tornam intensos a ponto de comprometer relações interpessoais, desempenho no trabalho ou a própria capacidade de realizar atividades cotidianas, estamos diante de um quadro que merece atenção especializada. O TDPM não é uma "frescura" nem uma variação exagerada da TPM: trata-se de um transtorno mental reconhecido, com critérios diagnósticos bem definidos e que atinge uma parcela considerável da população feminina - entre 2 e 8%. Ignorar esse sofrimento é negligenciar a saúde mental das mulheres e perpetuar uma cultura que ainda silencia as dores que não são visíveis (American Psychiatric Association, 2023).

História natural

O TDPM tende a surgir no fim da adolescência ou no início da idade adulta e pode piorar progressivamente com o tempo, em especial durante períodos de grandes oscilações hormonais, como pós-parto, perimenopausa ou após a interrupção do uso de contraceptivos hormonais. Estudos indicam que mulheres com TDPM apresentam maior risco de desenvolver transtorno depressivo maior e transtornos de ansiedade ao longo da vida, o que reforça a necessidade de diagnóstico precoce e manejo adequado. Além disso, muitas pacientes experimentam piora dos sintomas ao longo dos anos reprodutivos, e a menopausa pode trazer alívio definitivo ou, em alguns casos, uma transição para um quadro depressivo mais persistente.

Diagnóstico

DSM-5-TR

O TDPM é um diagnóstico formal no DSM-5-TR, sendo exigida a presença de pelo menos cinco sintomas na fase lútea (semana anterior à menstruação), com melhora logo após o início do fluxo menstrual. Pelo menos um dos seguintes sintomas principais deve estar presente:

- Humor deprimido acentuado, sentimentos de desesperança ou autodepreciação.
- Ansiedade intensa, tensão ou sensação de estar "à flor da pele".
- Labilidade emocional intensa (mudanças súbitas de humor, crises de choro, hipersensibilidade emocional).
- Irritabilidade marcante, conflitos interpessoais aumentados.

Além disso, pelo menos um dos seguintes sintomas adicionais deve estar presente:

- Diminuição do interesse em atividades habituais.
- Dificuldade de concentração.
- Fadiga ou falta de energia.
- Alteração acentuada no apetite (aumento ou redução).
- Distúrbios do sono (insônia ou hipersonia).
- Sensação de sobrecarga ou perda de controle.
- Sintomas físicos como dores musculares, cefaleia, inchaço e hipersensibilidade mamária.

Os sintomas devem ocorrer em dois ou mais ciclos consecutivos e causar prejuízo significativo na vida da paciente.

CID-11

A CID-11 inclui o TDPM dentro da categoria dos transtornos depressivos recorrentes, reconhecendo a relação com as oscilações hormonais do ciclo menstrual. Os critérios diagnósticos enfatizam:

- A presença de sintomas depressivos, ansiosos e irritáveis que surgem na fase lútea.
- A melhora significativa logo após o início da menstruação.
- A necessidade de impacto funcional considerável para o diagnóstico.

DEPRESSÃO INDUZIDA POR SUBSTÂNCIAS/CONDIÇÃO MÉDICA

Apresentação clínica

A depressão induzida por substâncias ou condição médica é um transtorno no qual os sintomas depressivos resultam diretamente do uso de substâncias (álcool, drogas ilícitas, medicamentos) ou de uma condição médica (hipotireoidismo, AVC, doenças autoimunes). Essa forma de depressão pode ser subdiagnosticada, pois os sintomas são frequentemente atribuídos apenas à condição primária.

História natural

Os sintomas podem persistir enquanto a substância estiver ativa no organismo ou enquanto a condição médica estiver descompensada. Alguns casos evoluem para um transtorno depressivo persistente mesmo após a remoção do fator causal.

Diagnóstico

DSM-5-TR e CID-11

O diagnóstico requer evidências de que a depressão começou logo após a exposição à substância ou ao surgimento da condição médica, e que os sintomas não são explicados por outro transtorno psiquiátrico preexistente.

DEPRESSÃO SAZONAL

Apresentação clínica

A depressão sazonal, também conhecida como transtorno afetivo sazonal (TAS), é caracterizada pelo surgimento de episódios depressivos que ocorrem em um padrão sazonal previsível, geralmente durante os meses de outono e inverno, e remitem na primavera e verão. Embora o tipo mais comum seja a depressão sazonal de inverno, há também uma forma menos comum associada ao verão.

Nos casos leves, os pacientes podem experimentar cansaço excessivo, maior necessidade de sono, desejo aumentado por carboidratos e leve humor deprimido. Nos casos moderados a graves, os sintomas podem incluir letargia extrema, isolamento social, sentimentos de desesperança, dificuldade de concentração, episódios de compulsão alimentar e maior risco de ideação suicida. A depressão sazonal de inverno parece estar relacionada com a redução da exposição à luz solar, levando a desequilíbrios nos ritmos circadianos e na regulação de neurotransmissores, como a serotonina e a melatonina. A versão de verão, embora menos frequente, pode envolver sintomas como insônia, irritabilidade, agitação e redução do apetite.

História natural

A depressão sazonal costuma surgir no fim da adolescência ou no início da vida adulta e pode persistir ao longo dos anos, frequentemente se repetindo a cada estação. Em muitos casos, pode evoluir para transtornos depressivos persistentes se não for tratada. Além disso, pacientes com transtorno bipolar podem apresentar padrões sazonais de episódios depressivos e maníacos, o que requer abordagem diagnóstica diferenciada.

Diagnóstico

DSM-5-TR

A depressão sazonal não é um transtorno separado no DSM-5-TR, mas pode ser especificada dentro do transtorno depressivo maior como "com padrão sazonal". Os critérios incluem:

1. Ocorrência de episódios depressivos maiores em um padrão sazonal recorrente por pelo menos dois anos consecutivos.
2. Remissão total dos sintomas depressivos durante outras épocas do ano.
3. Maior frequência dos episódios sazonais em relação aos episódios depressivos não sazonais ao longo da vida.

CID-11

A CID-11 não possui uma categoria diagnóstica específica para a depressão sazonal, mas reconhece padrões sazonais dentro dos transtornos depressivos recorrentes. Assim como no DSM-5-TR, a CID permite especificar se há um padrão sazonal recorrente nos episódios depressivos.

TABELA 1 Tabela comparativa dos critérios (DSM-5-TR vs. CID-11)

Subtipo/condição	Critérios (DSM-5-TR)	Critérios (CID-11)
Transtorno depressivo maior (TDM)	5 de 9 sintomas (com humor deprimido ou anedonia obrigatórios) em 2 semanas. Sintomas: humor deprimido, perda de interesse, alterações de peso/apetite, insônia/hipersonia, agitação/retardo, fadiga, culpa/inutilidade, dificuldades de concentração, ideação suicida. Prejuízo funcional; exclusão de outras causas.	Presença de sintomas centrais (humor deprimido e/ou perda de interesse) por 2 semanas. Sintomas neurovegetativos (alterações em sono, apetite, energia, atividade psicomotora) com níveis de gravidade definidos. Impacto no funcionamento global.
Transtorno depressivo persistente	Humor deprimido persistente por ≥ 2 anos (≥ 1 em crianças), com ≥ 2 dos 6 sintomas (alteração de apetite, sono, energia, autoestima, concentração, desesperança). Intervalos sem sintomas < 2 meses consecutivos.	Depressão crônica com sintomas leves a moderados por período prolongado (mínimo 2 anos). Avaliação dimensional do prejuízo social, ocupacional e interpessoal.
Depressão no contexto bipolar	Episódio depressivo conforme TDM, com histórico prévio de Mania: ≥ 1 semana com humor elevado/irritável e ≥ 3 (ou 4 se irritável) sintomas (autoestima inflada, diminuição da necessidade de sono, fala acelerada, fuga de ideias, aumento de atividade, comportamento de risco). Hipomania: ≥ 4 dias com sintomas semelhantes, sem prejuízo severo. Sintomas mistos: sobreposição parcial.	Alternância entre períodos depressivos e de humor elevado. Para episódios depressivos: sintomas centrais por 2 semanas e alterações neurovegetativas. Para mania/hipomania: critérios quantitativos específicos (duração, intensidade, impacto funcional). Descrição de quadros mistos.
Depressão com sintomas mistos	Cumpre critérios para episódio depressivo maior, mas com presença simultânea de traços de ativação (agitação, irritabilidade, aumento de energia) insuficientes para caracterizar mania.	Reconhecimento da sobreposição de sintomas depressivos com sinais de ativação, evidenciando comprometimento funcional elevado e a "zona cinzenta" entre os polos, com critérios que orientam a classificação.

(continua)

TABELA 1 Tabela comparativa dos critérios (DSM-5-TR vs. CID-11) *(continuação)*

Subtipo/condição	Critérios (DSM-5-TR)	Critérios (CID-11)
Mania com sintomas mistos	Durante episódio maníaco, presença de sintomas depressivos significativos (desesperança, tristeza), sem atingir critérios para episódio depressivo completo isolado.	Descrição que evidencia a coexistência de sintomas de ativação e depressivos, com relevância clínica para o manejo, conforme a avaliação dos níveis de gravidade dos sintomas.
Transtorno disfórico pré-menstrual (TDPM)	Pelo menos 5 sintomas (incluindo humor deprimido, irritabilidade ou desesperança) surgindo na fase lútea e melhorando com a menstruação. Prejuízo significativo no funcionamento social/ ocupacional.	Critérios semelhantes, com ênfase na relação temporal com o ciclo menstrual, reversibilidade dos sintomas e avaliação do impacto funcional durante a fase pré-menstrual.
Depressão induzida por substâncias/ condição médica	Início dos sintomas depressivos associado à exposição a substâncias ou condição médica, com melhora após retirada ou controle do fator desencadeante. Exclusão de transtorno depressivo primário.	Condição depressiva decorrente de fatores identificáveis, com ênfase na cronologia, reversibilidade e especificação dos sintomas concomitantes, integrando avaliação do impacto funcional.
transtorno depressivo não especificado	Quadro depressivo relevante que não preenche integralmente os critérios dos transtornos específicos, mas causa sofrimento e prejuízo funcional significativos.	Categoria que abrange quadros depressivos atípicos ou com apresentação mista, utilizando avaliação dimensional dos sintomas e do comprometimento para justificar a relevância clínica.
Transtorno afetivo sazonal (TAS)	Padrão sazonal recorrente de episódios depressivos, principalmente no outono/ inverno, com remissão total em outras estações, por pelo menos dois anos consecutivos.	Critérios semelhantes ao DSM-5-TR, mas agrupados dentro dos transtornos depressivos recorrentes, permitindo especificar o padrão sazonal.

CONSIDERAÇÕES FINAIS

A diversidade de quadros clínicos discutidos neste capítulo evidencia a complexidade do espectro depressivo. Apesar das diferenças em termos de duração, intensidade, comorbidades e padrões de recorrência, todos esses transtornos compartilham um núcleo sintomático comum: humor deprimido, anedonia e sofrimento psíquico profundo. Essa base comum justifica a abordagem integrada dos diversos subtipos depressivos, permitindo a melhor compreensão das suas manifestações e impactos.

Historicamente, o conceito de depressão evoluiu a partir da antiga noção de melancolia, que já destacava aspectos como a desesperança, a alteração do "tom vital" e a tendência ao suicídio. Com os avanços da psiquiatria, diferentes formas de depressão passaram a ser reconhecidas, diferenciando-se com base em fatores como cronicidade, presença de sintomas psicóticos, variações sazonais, episódios maníacos/hipomaníacos e influências de substâncias ou condições médicas. Essa segmentação diagnóstica possibilitou o refinamento na abordagem clínica e terapêutica, garantindo intervenções mais adequadas para cada subtipo.

O estudo da depressão, no entanto, não se limita a classificações e diagnósticos. Mais do que uma entidade nosológica, a experiência depressiva é um fenômeno humano profundo, que afeta o indivíduo em suas dimensões emocional, cognitiva e fisiológica. A depressão compromete não apenas a percepção do mundo e de si mesmo, mas também a capacidade de estabelecer conexões interpessoais e de encontrar sentido na vida. Como descrito desde os tempos de Hipócrates até os modelos neurocientíficos atuais, a depressão é um transtorno que transcende a dicotomia entre mente e corpo, manifestando-se de maneira abrangente e multifacetada.

Assim, ao reunir os diversos subtipos depressivos em um único livro, buscamos não apenas enfatizar suas particularidades, mas também destacar o eixo comum que os une: o sofrimento psíquico e suas repercussões na vida cotidiana. A compreensão da depressão em suas múltiplas formas é essencial para aprimorar estratégias de diagnóstico, tratamento e prevenção do suicídio, promovendo uma abordagem mais holística e eficaz para esse transtorno que afeta milhões de pessoas no mundo inteiro.

TÉCNICA 2

O MODELO DOS CINCO DOMÍNIOS

Você já sabe que a depressão, assim como qualquer outro transtorno mental, não tem uma causa única. Talvez não seja possível encontrar a causa única de um episódio depressivo, tampouco delimitar exatamente quando ele começou, mas decerto podemos avaliar a figura geral e procurar estabelecer uma narrativa coerente para o episódio. Por meio do modelo dos cinco domínios, vamos exercitar um pouco mais a sua percepção de situações cotidianas para praticar essa compreensão e avaliar o que está acontecendo com você em determinado momento de sua vida. Muitas vezes, olhamos para as situações como uma grande bola de neve, e isso pode ser confuso e assustador. Ao aprender a olhar para as coisas de maneira organizada, você será capaz de observar, individualmente, os flocos de neve. A tarefa de lidar com um floco de neve por vez soa mais atraente do que resolver uma grande bola de neve, certo?

Vamos explorar a psicologia cognitivo-comportamental no Capítulo 5, mas, desde já, há um importante conceito dessa abordagem psicológica que deve acompanhar a sua leitura: pessoas diferentes experienciam situações iguais de maneiras diferentes. Qual a importância disso? Quando duas pessoas passam pela mesma situação, elas decerto têm opiniões e percepções individuais sobre o evento. Além disso, a mesma pessoa pode passar por situações muito parecidas em dias diferentes e ter, também, percepções diferentes. Mais do que a situação em si, a forma como a enxergamos é crucial para a formação de um conceito sobre ela. O domínio cognitivo, ou seja, nossos pensamentos, tem grande relevância nesse processo. O domínio emocional, a saber, como nos sentimos em determinado momento, também atua para determinar a percepção de um fenômeno. Nossas reações fisiológicas, ou o domínio físico, impactam e são impactadas também. Tudo isso interfere (e tem interferência) em nossas ações, que compõem o domínio comportamental. E não é só isso, pois sempre há um ambiente externo exercendo algum tipo de influência e sendo influenciado pelas ações de determinado sujeito.

Para observar qualquer situação com clareza, é preciso lembrar de todos esses domínios atuando ao mesmo tempo, e tentar identificar o papel de cada um. A Figura 1 ilustra o que você acabou de aprender.

O desafio agora é colocar o modelo em prática pensando em uma situação de sua vida. Vamos pensar em um exemplo: João, de 28 anos, recentemente se

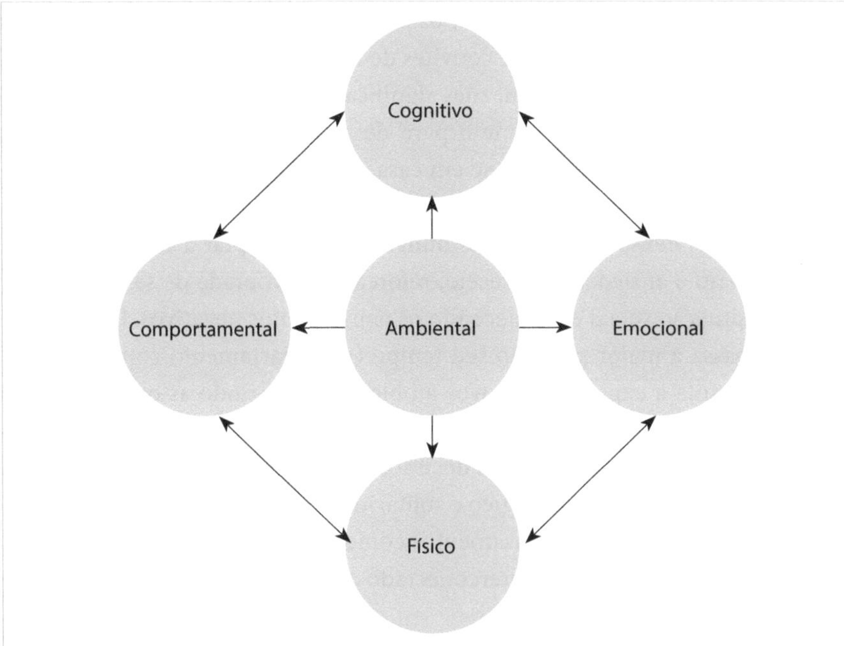

FIGURA 1 Modelo dos cinco domínios.
Fonte: adaptada de Greenberger e Padesky, 2016.

mudou para outro país em decorrência de uma oportunidade de trabalho. De início, a perspectiva de mudança o deixou muito feliz, mas, após algumas semanas, ele passou a se sentir sozinho, com muita saudade de sua família e amigos. Embora João seja sociável e otimista, está evitando sair e conhecer pessoas novas, porque sente que as coisas não serão como eram antes. A perspectiva de fazer novos amigos e se adequar a uma nova cultura o deixa receoso, então ele acaba se isolando em seu novo apartamento, revendo seus filmes favoritos com a janela fechada, enrolado em um cobertor. Encontra conforto nos doces e salgadinhos, que consome em excesso, e isso reflete em seu corpo físico e disposição. Quando questionado por seu terapeuta, explica: "eu deveria estar feliz com essa oportunidade, mas me pego pensando se fiz a escolha certa. Tenho medo de não ser aceito pelas pessoas daqui, então recusei os convites que recebi de eventos de confraternização da empresa".

A convite de seu terapeuta, João avaliou sua situação atual usando o modelo dos cinco domínios e conseguiu perceber, na prática, como pensamentos, emoções, comportamentos, reações físicas e ambiente estão interligados, criando ciclos que podem manter e até piorar os problemas. No caso de João, podemos observar várias conexões. Evitar convites de socialização reforça o pensamento "não serei capaz de criar conexões significativas aqui". Quanto menos João interage, menos evidências ele tem para desafiar esse pensamento negativo. Quanto mais ele opta por isolar-se em casa, mais os sentimentos de solidão e nostalgia encontram terreno para florescer, intensificando o desejo de se isolar ainda mais. Pensamentos como "nunca vou me adaptar a esta nova cultura" alimentam a ansiedade e o receio, reforçando a vontade de se esquivar de qualquer situação social e fortalecendo os pensamentos negativos. O ambiente onde ele passa a maior parte do seu tempo (um apartamento com as janelas fechadas) limita a exposição a novos ambientes, reduzindo as oportunidades de adaptação e, também, altera padrões físicos como apetite e sono. O cansaço e a fadiga podem contribuir para a decisão de ficar em casa, reforçando o ciclo de isolamento. O humor nostálgico e solitário pode levar a uma idealização da vida anterior, fortalecendo pensamentos como "Talvez eu tenha cometido um erro ao me mudar". Esse ciclo interconectado cria uma espiral negativa, em que cada elemento reforça os outros.

Podemos olhar para essa situação como uma assustadora bola de neve ou como flocos isolados que podem ser neutralizados, um a um, a fim de alterar a situação como um todo. Intervenções terapêuticas da psicologia cognitivo-comportamental visam quebrar esse ciclo, com frequência começando com mudanças comportamentais (como gradualmente aumentar a interação social) ou cognitivas (como desafiar pensamentos negativos), que podem então ter efeito positivo nos outros elementos do modelo. O convite a você é que exercite essa percepção olhando para a sua vida atualmente. Descreva a sua situação, como se estivesse narrando uma história e, posteriormente, avalie os cinco domínios: cognitivo, emocional, físico, comportamental e ambiental. O que será que contribuiu para manter você na situação atual? O que pode ser modificado para que, aos poucos, as coisas pareçam melhorar? Lembre-se de que um domínio afetará os outros e vice-versa, então não é necessário fazer tudo de uma vez.

1) Descreva a situação atual:

____

____

____

2) Divida-a nos cinco domínios:
Domínio cognitivo

Domínio emocional

Domínio físico

Domínio comportamental

Domínio ambiental

3) Crie estratégias para modificá-la:
No domínio cognitivo: *Por exemplo, desafiar pensamentos negativos.*

No domínio emocional: *Por exemplo, praticar técnicas de regulação emocional.*

No domínio físico: *Por exemplo, incorporar atividades físicas leves.*

No domínio comportamental: *Por exemplo, aceitar convites sociais gradualmente.*

___

___

___

No domínio ambiental: *Por exemplo, criar um espaço mais acolhedor e aberto.*

___

___

___

REFERÊNCIAS

1. American Psychiatric Association. Manual diagnóstico e estatístico de transtornos mentais, 5.ed. texto revisado (DSM-5-TR). Porto Alegre: Artmed; 2023.
2. Berrios GE, Hauser R. The early development of Kraepelin's ideas on classification: a conceptual history. Psychol Med. 1988;18(4):813-821.
3. Burton R, Gowland A. The anatomy of melancholy. Penguin Books, Limited., 2023.
4. Daly RW. Before depression: the medieval vice of acedia. Psychiatry. 2007;70(1):30-51.
5. First MB, Wakefield JC. Diagnostic criteria as dysfunction indicators: bridging the chasm between the definition of mental disorder and diagnostic criteria for specific disorders. Can J Psychiatry. 2013;58(12):663-669.
6. Freud S, Carone M. Luto e melancolia. São Paulo: Cosac Naify; 2014.
7. Greenberger D, Padesky CA. A mente vencendo o humor: mude como você se sente, mudando o modo como você pensa. Porto Alegre: Artmed; 2016.
8. Insel T, Cuthbert B, Garvey M, Heinssen R, Pine DS, Quinn K, et al. Research domain criteria (RDoC): toward a new classification framework for research on mental disorders. Am J Psychiatry. 2010;167(7):748-751.
9. Jackson SW. Melancholia and depression from hippocratic times to modern times. Yale University Press; 1986.
10. Jaspers K. General psychopathology / Karl Jaspers; translated from the German 7th ed. by J. Hoenig and Marian W. Hamilton. Manchester, Manchester University Press; 1963.
11. Kendler KS. The genealogy of major depression: symptoms and signs of melancholia from 1880 to 1900. Molecular Psychiatry. 2017;22(11):1539-1553.
12. Kendler KS. The origin of our modern concept of depression-The history of melancholia from 1780-1880: A review. JAMA Psychiatry. 2020;77(8):863-868.
13. Kotov R, Krueger RF, Watson D, Achenbach TM, Althoff RR, Bagby RM, et al. The Hierarchical Taxonomy of Psychopathology (HiTOP): A dimensional alternative to traditional nosologies. J Abnorm Psychol. 2017;126(4):454-477.
14. Minois G. História do suicídio. São Paulo: Editora UNESP; 2018.

3

As múltiplas causas da depressão

> "Quando a circunstância é boa, devemos desfrutá-la; quando não é favorável devemos transformá-la e quando não pode ser transformada, devemos transformar a nós mesmos".
>
> *Viktor Frankl*

Como já vimos até aqui, o transtorno depressivo maior (TDM) apresenta etiologia altamente complexa, envolvendo fatores biológicos (genéticos, neuroendócrinos, neuroinflamatórios), psicológicos (traumas, estressores crônicos) e sociais (rede de apoio, contexto familiar) em uma interação dinâmica (Cui et al., 2024). Em vez de uma única explicação causal, inúmeras hipóteses são propostas para esclarecer como esses elementos se sobrepõem, contribuindo para a manifestação da depressão em diferentes indivíduos. Uma característica frequentemente utilizada para descrever os transtornos psiquiátricos é que eles têm etiologia biopsicossocial (mais recentemente também incluída a parte espiritual/religiosa), ou seja, uma causa multideterminada. A Figura 1 ilustra a complexa interação da genética com o ambiente nos transtornos depressivos.

A variedade de fatores apresentados na Figura 1 pode ser compreendida dentro de três grandes domínios: "biológico" (conceito de herdabilidade poligênica, que será explorado a seguir ao abordarmos genética e vulnerabilidade herdada para transtornos depressivos), "psicológico" (exemplos comuns: desencadeamento de um episódio depressivo como consequência de perdas, negligência e/ou violência doméstica) e "social" (ex.: episódios podem ser deflagrados como consequências de términos de relacionamentos, dificuldades financeiras e/ou perda de emprego).

Neste capítulo, tentaremos resumir as principais teorias etiológicas da depressão maior, as quais servem de base para as fisiopatologias dos demais transtornos depressivos e, ao final, falaremos brevemente das características etiopatogênicas específicas de outros transtornos depressivos, como transtorno depressivo persistente, depressão no transtorno afetivo bipolar, transtorno disfórico pré-menstrual e depressão no transtorno de personalidade *borderline*.

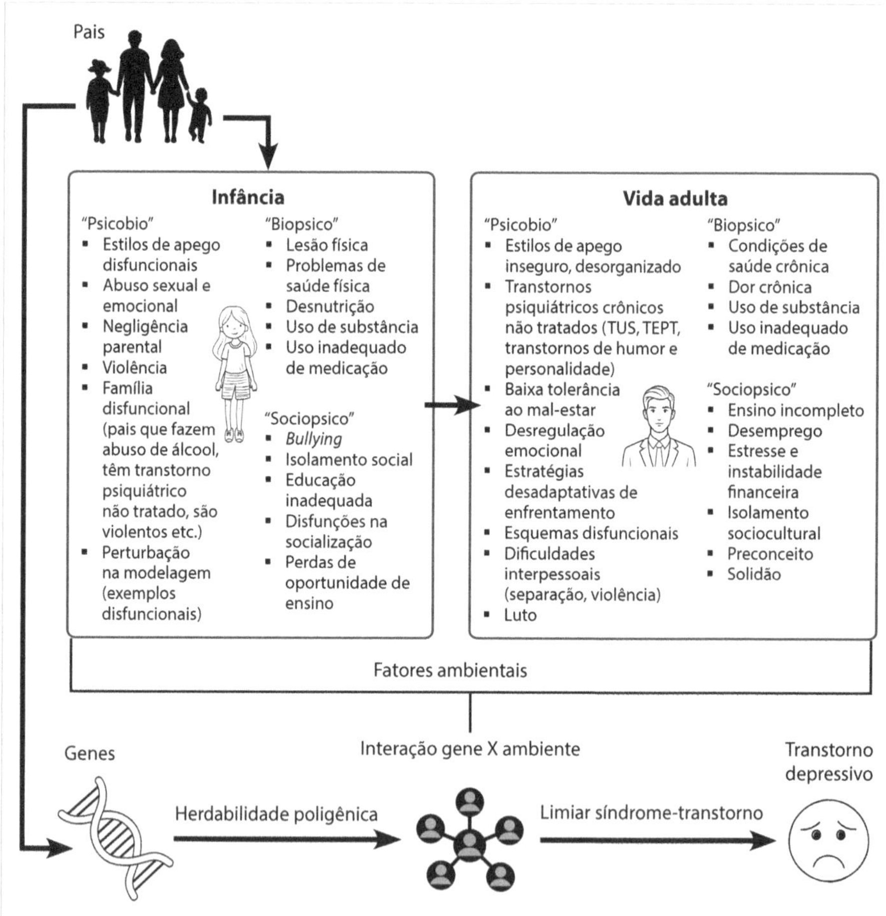

FIGURA 1 Modelo explicativo biopsicossocial dos transtornos depressivos – influências genéticas e ambientais no desenvolvimento dos transtornos depressivos.
Fonte: adaptada de Lugg, 2022.

FATORES ETIOLÓGICOS COMUNS

Genética e vulnerabilidade herdada

Estudos de famílias, gêmeos e adoção confirmam que há um componente genético importante na depressão, sugerindo que a herdabilidade pode variar entre 30 e 50% (Sullivan et al., 2000). Isso significa, em termos práticos, que pessoas com parentes de primeiro grau (pais, irmãos) diagnosticados com depressão maior apresentam um risco consideravelmente aumentado em comparação com a população geral. Não se trata de "determinismo genético" – herdar variantes associadas não garante que alguém desenvolverá depressão. Na realidade, vários genes de pequeno efeito (p. ex., os envolvidos em canais de cálcio, como *CACNA1E*, *CACNA2D1*, ou na sinalização dopaminérgica, como *DRD2*) podem ampliar a suscetibilidade à doença, porém eles dependem de vivências e experiências ambientais para se expressar ou serem "acionados" (Howard et al., 2019).

Um exemplo prático é quando uma pessoa convive em um lar em que um dos pais sofre de depressão maior. Além de um componente hereditário biológico, existem influências psicossociais: a criança pode observar padrões de comportamento e lidar com um ambiente de maior tensão emocional, ou seja, a transmissão não se limita à genética. Nesse sentido, a interação gene-ambiente é crucial (Caspi et al., 2003). Pessoas que herdaram variantes associadas à depressão podem permanecer sem sintomas se não passarem por adversidades. Algumas pessoas necessitam de adversidades e situações estressoras mais intensas, outros com pequenas situações já iniciam o primeiro quadro depressivo – isto, na maioria das vezes, depende da penetrância dos genes modificados, ou seja, da quantidade e de quais genes estão alterados naquela pessoa (Klengel; Binder, 2013).

Tais processos refletem mecanismos epigenéticos, em que moléculas (p. ex., metil ou acetil) se ligam ao DNA (mas não mudam sua sequência) e afetam a facilidade de "ligar/desligar" certos genes. Por exemplo, polimorfismos em regiões como FKBP5 podem aumentar a sensibilidade ao estresse, levando à hiper-reatividade do eixo hipotálamo-hipófise-adrenal (HHA) – e, como consequência, maior vulnerabilidade à depressão quando ocorrem eventos adversos (Klengel et al., 2019).

Fatores de estresse ambiental e papel do eixo hipotálamo-hipófise--adrenal (HHA)

O estresse crônico é considerado um dos principais fatores desencadeantes de episódios depressivos (Heim; Binder, 2012). Em termos reais, isto pode incluir um estresse crônico relacionado com o trabalho (*burnout*), mas é principalmente moldado por adversidades precoces na infância, como abuso (físico, sexual, emocional) e negligência.

Quando tais experiências se acumulam, podem resultar em uma desregulação do HHA: o hipotálamo estimula a hipófise a liberar ACTH, o que faz as suprarrenais terem uma resposta exagerada na produção de cortisol em resposta ao estresse, ou mesmo em níveis normais, em uma adaptação dos receptores e uma maior sensibilidade dos receptores de cortisol (Herbert, 2013).

Exemplo prático: imagine uma pessoa que, desde criança, sofreu negligência familiar e agora, na vida adulta, enfrenta pressões intensas no trabalho. Esse acúmulo de estressores pode hiperativar o eixo HHA, elevando cronicamente os níveis de cortisol, desregulando sua liberação frente aos estressores ambientais, ou sensibilizando seus receptores (tornando-os mais sensíveis mesmo em baixas quantidades de cortisol).

Elevadas respostas ao hormônio podem afetar negativamente o hipocampo (envolvido na formação de memórias) e o córtex pré-frontal (essencial para planejamento e regulação emocional), resultando em maior risco de desenvolver sintomas depressivos (Cui et al., 2024). Estudos com animais mostram que situações como isolamento social prolongado ou exposição a predadores simulam, de modo análogo, o impacto do estresse repetido, levando a alterações na liberação de neurotransmissores e na morfologia de células nervosas e gliais (Rush et al., 2006). Em humanos, a intensidade do impacto varia segundo características pessoais, como resiliência psicológica e suporte social. Contudo, a hiper-reatividade do HHA tende a ser mais grave quando há histórico de traumas na infância ou predisposição genética (Duman et al., 2019).

Citocinas e neuroinflamação

Observações de níveis elevados de citocinas pró-inflamatórias em indivíduos com depressão – sobretudo interleucina-6 (IL-6), fator de necrose tumoral-α (TNF-α) e proteína C-reativa (PCR) – reforçam a ideia de que processos inflamatórios crônicos podem influenciar alterações neurobiológicas associadas à depressão (Miller; Raison, 2016; Mac Giollabhui et al., 2021). Metanálises de longo prazo mostram associações pequenas, mas consistentes, entre níveis basais de IL-6 ou PCR e o surgimento posterior de sintomas depressivos, embora isso não seja tão claro para o TNF-α (Mac Giollabhui et al., 2021). Tais inflamações crônicas podem resultar da ativação persistente de algumas células como micróglia e astrócitos no sistema nervoso central, gerando liberação de citocinas inflamatórias e espécies reativas de oxigênio, que afetam a viabilidade de neurônios e a comunicação sináptica (Cui et al., 2024; Yirmiya, 2024).

As micróglias funcionam como células de defesa do cérebro, monitorando continuamente o ambiente cerebral em busca de ameaças ou danos, e são didaticamente referidas, por vezes, como aquelas que atuam como "faxineiras" ou "guardiãs" do cérebro. Isso porque, quando identificam algo errado, como uma lesão ou infecção, elas se ativam e liberam substâncias inflamatórias. Normalmente, essa resposta inflamatória ajuda na proteção e na recuperação diária do cérebro, mas, se persistir por períodos prolongados, pode se tornar prejudicial, afetando neurônios saudáveis e prejudicando a comunicação entre eles. Os astrócitos, por sua vez, são células que fornecem suporte e condições adequadas para que os neurônios funcionem corretamente. Eles regulam o ambiente químico, fornecem nutrientes e participam de maneira ativa da comunicação entre neurônios nas sinapses. Quando esses astrócitos estão constantemente ativados, de maneira desproporcional, em decorrência de processos inflamatórios crônicos, eles também podem liberar substâncias que interferem negativamente no funcionamento neuronal.

Em termos psicológicos, essa inflamação crônica gerada pela ativação prolongada das micróglias e dos astrócitos pode afetar áreas específicas do cérebro relacionadas ao humor, motivação e cognição. Isso pode se traduzir, na prática, em redução da capacidade de sentir prazer, aumento do cansaço, dificuldades de concentração, memória prejudicada e sentimentos persistentes de tristeza e desânimo, os quais, como vimos nos dois capítulos anteriores, são aspectos comuns da sintomatologia da depressão. Um exemplo prático é um indivíduo com maus hábitos de vida (dietas pró-inflamatórias, obesidade, sedentarismo, tabagismo etc.), que geralmente apresenta inflamação sistêmica e maior concentração de biomarcadores pró-inflamatórios no sangue; essa hiperativação inflamatória é capaz de interferir na síntese de neurotransmissores (p. ex., reduzindo a disponibilidade de triptofano para produção de serotonina), diminuir a secreção de fatores neurotróficos, como o fator neurotrófico derivado do cérebro (BDNF), e aumentar a excitotoxicidade por glutamato, predispondo ao desenvolvimento de sintomas depressivos (Furutani et al., 2020; Yirmiya, 2024).

Embora a relação entre inflamação e depressão não seja universal – alguns pacientes deprimidos não exibem aumentos significativos de marcadores inflamatórios –, estudos prospectivos indicam que essa "assinatura inflamatória" tende a se sobrepor a outros fatores de risco, como adversidades precoces, maior índice de massa corporal e menor suporte social, ampliando a probabilidade de desfechos depressivos (Miller; Raison, 2016; Mac Giollabhui et al., 2021). Ainda, a ativação microglial crônica em regiões cerebrais que regulam o humor (córtex pré-frontal, hipocampo e amígdala) vem sendo identificada em análises pós-morte e por meio de técnicas de neuroimagem em vivo, corroborando a hipótese de que a disfunção neuroimune local seja um mecanismo capaz de sustentar ou agravar episódios depressivos em subgrupos específicos de pacientes (Yirmiya, 2024).

Retomando a interação constante que ocorre entre nosso corpo e nosso ambiente externo, a interação entre aspectos biológicos e nosso estilo de vida, observa-se que hábitos pouco saudáveis não ocorrem de modo isolado, frequentemente coexistindo com outros comportamentos prejudiciais, como sedentarismo, alimentação não saudável, ausência de rotina de sono, consumo excessivo de álcool e outras substâncias, tabagismo etc. Esses hábitos combinados intensificam ainda mais o estado inflamatório sistêmico, aumentando os níveis circulantes de citocinas pró-inflamatórias e, consequentemente, ampliando o risco de alterações neurobiológicas associadas à depressão.

Neurotransmissores e receptores

A hipótese monoaminérgica da depressão, difundida desde os anos 1950, atribuía o quadro depressivo a déficits funcionais em serotonina (5-HT), noradrenalina (NE) e dopamina (DA). Ela forneceu a justificativa para o uso de fármacos como inibidores seletivos de recaptação de serotonina (ISRS, p. ex., fluoxetina) e inibidores de recaptação de serotonina e noradrenalina (ISRSN, p. ex., venlafaxina) (Stahl, 2013). Ainda que tais agentes sejam efetivos em alguns casos, revisões sistemáticas recentes indicam, por exemplo, que não há evidência robusta de que baixas concentrações ou atividade reduzida de serotonina sejam a principal causa da depressão (Moncrieff et al., 2022). Além disso, cresce o entendimento de que redes glutamatérgicas e gabaérgicas, bem como processos neuroinflamatórios e interações com a glia, desempenham papéis críticos na fisiopatologia depressiva (Cui et al., 2024; Duman et al., 2019).

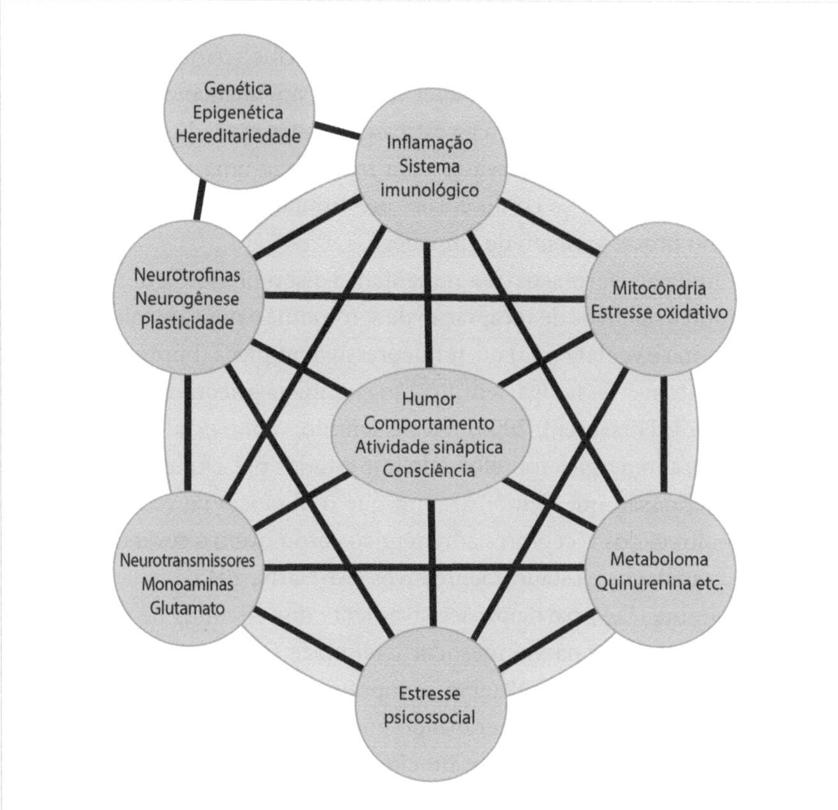

FIGURA 2 Modelo neurobiológico da depressão.
Fonte: adaptada de Fries et al., 2023.

Serotonina (5-HT)

A serotonina é sintetizada a partir do triptofano nos neurônios e liberada nas sinapses, onde pode ser recaptada pelo transportador SERT. Em outras células, como astrócitos, receptores 5-HT2B regulam cascatas intracelulares que modulam a secreção de fatores tróficos (p. ex., BDNF), apoiando a plasticidade sináptica e a formação de novas conexões (Huang; Lee, 2007). Quando há declínios substanciais na disponibilidade de 5-HT, observa-se o surgimento de sintomas como anedonia, irritabilidade e rebaixamento do humor. No entanto, metanálises de grandes amostras e coortes genéticas de larga escala não encontram suporte para a ideia de que a depressão se relacione exclusivamente a "baixos níveis" de serotonina (Moncrieff et al., 2022).

Noradrenalina e dopamina

A noradrenalina (NA) é um neurotransmissor crítico para vigilância, alerta e regulação do humor, exercendo papel essencial no balanço entre estados de excitação e de resposta adaptativa ao estresse (Nestler et al., 2016). Em pacientes com depressão maior, observa-se com frequência uma redução do tônus noradrenérgico em regiões como córtex pré-frontal, hipocampo e amígdala, áreas-chave no processamento de emoções.

Sabe-se ainda que fármacos que aumentam a disponibilidade de NA – como certos inibidores seletivos de recaptação de serotonina e noradrenalina (SNRIs, p. ex., duloxetina e venlafaxina) ou antidepressivos atípicos (bupropiona) – podem aliviar sintomas de fadiga, lentificação cognitivo-psicomotora e anedonia (Cui et al., 2024; Hirschfeld, 2000). Nesse sentido, o potencial terapêutico da modulação noradrenérgica foi reforçado por estudos pré-clínicos em modelos animais de depressão que demonstraram que o bloqueio da recaptação ou a estimulação direta dos receptores adrenérgicos promovem a reversão de comportamentos análogos a estados depressivos (Al-Harbi, 2012).

Já a dopamina (DA) participa decisivamente dos circuitos de recompensa e motivação, sobretudo na via mesocorticolímbica (Nestler et al., 2016). Em quadros de depressão maior, observa-se hipofunção dopaminérgica associada à anedonia e ao desinteresse generalizado por recompensas naturais.

Em estudos com neuroimagem funcional, verifica-se menor resposta dopaminérgica em estruturas como núcleo *accumbens* de pacientes deprimidos, correlacionando-se com a intensidade de sintomas de anedonia (Callaghan et al., 2018). Em modelos animais de desamparo aprendido ou estresse crônico imprevisível, intervenções que potencializam a sinalização dopaminérgica (p. ex., via agonistas ou bloqueio de recaptação de DA) podem reverter comportamentos semelhantes à depressão e restaurar a sensibilidade a recompensas (Nestler et al., 2002).

Embora a noradrenalina e a dopamina sejam neurotransmissores fundamentais para funções como motivação, prazer e regulação do humor, é importante destacar que o equilíbrio dopaminérgico no cérebro não deve ser uma fonte constante de preocupação para o público leigo. Como indicamos anteriormente, o funcionamento do sistema nervoso é altamente complexo, regulado por múltiplos circuitos, receptores e mecanismos de autorregulação, e não é influenciado de modo simples ou direto por hábitos isolados do cotidiano. Sensações passageiras de desânimo, cansaço ou falta de motivação não indicam, por si só, uma "deficiência de dopamina", como frequentemente é sugerido em discursos pseudocientíficos. Além disso, tentar "regular" esse neurotransmissor por meio de intervenções não supervisionadas, como o uso de suplementos ou estimulantes, pode ser ineficaz ou até prejudicial. Em vez disso, o foco deve estar em manter um estilo de vida equilibrado, com sono adequado, alimentação nutritiva, relações interpessoais saudáveis e atividade física regular, fatores que comprovadamente contribuem para o bom funcionamento dos sistemas neurobiológicos como um todo.

Em geral, na última década, nota-se um aumento da preocupação com a saúde como um todo, o que é ótimo, mas também alarmante, considerando o alastramento de discursos pouco respaldados cientificamente. A dopamina ganhou um espaço maior no discurso cotidiano, em especial com o chamado "jejum de dopamina" (*dopamine fasting*), que é uma prática popularizada recentemente, sobretudo em redes sociais e círculos de autoajuda, com base na ideia de que reduzir estímulos prazerosos por um período – como redes sociais, *fast-food*, jogos, pornografia, entre outros – permitiria uma espécie de "recalibração" do cérebro, restaurando a sensibilidade à dopamina e aumentando o prazer em atividades simples. Apesar da boa intenção de promover moderação e autocontrole, o conceito de "jejum de dopamina" não tem respaldo na neurociência.

A dopamina não é uma substância que possa ser "acumulada" ou "reiniciada" com abstinência. Trata-se de um neurotransmissor liberado continuamente em diversas situações, inclusive durante tarefas cotidianas como caminhar, conversar ou comer. Ela está envolvida na motivação e na antecipação de recompensas, e não apenas no prazer imediato. O uso do termo "jejum" induz a uma compreensão equivocada do funcionamento cerebral, como se fosse possível "parar" ou "limpar" a dopamina do sistema nervoso, o que não é biologicamente plausível. No entanto, a premissa de reduzir estímulos excessivos e criar uma relação mais consciente com o prazer – como limitar o tempo em redes sociais, evitar o consumo impulsivo de conteúdos ou alimentos superpalatáveis – pode ter benefícios psicológicos reais, especialmente no que diz respeito a desenvolver habilidades de tolerância ao mal-estar, regulação emocional, à atenção plena e ao engajamento em atividades significativas, idealmente envolvendo socialização. Isso não se dá por alteração direta nos níveis de dopamina, mas sim por mudanças comportamentais e cognitivas que podem favorecer o bem-estar emocional. Portanto, o "jejum de dopamina" como termo é cientificamente impreciso, mas sua versão mais sensata – como uma prática de redução de estímulos e reconexão com o momento presente, por meio de ações como *mindfulness* – pode ser útil quando embasada em princípios comportamentais válidos e aplicados com criticidade.

Glutamato

O glutamato é o principal neurotransmissor excitatório do sistema nervoso central e participa ativamente da plasticidade sináptica, da regulação do aprendizado e da modulação de estados afetivos (Popoli et al., 2011). Entretanto, sua ação precisa ser cuidadosamente controlada: tanto o excesso de liberação/glutamato extracelular quanto a redução crônica de seus níveis ou de sua funcionalidade podem levar a diferentes repercussões patológicas, incluindo alterações comportamentais típicas de estados depressivos (Duman et al., 2019).

Excesso de glutamato, excitotoxicidade e depressão

A excitação excessiva de neurônios pela abundância de glutamato no espaço extracelular pode culminar em um processo denominado excitotoxicidade (Popoli et al., 2011). Nesses casos, o glutamato ativaria excessivamente receptores ionotrópicos (NMDA, AMPA e kainato), resultando em um influxo descontrolado de íons cálcio (Ca^{2+}) nos neurônios. Esse aumento intracelular maciço de Ca^{2+} aciona cascatas de sinalização deletérias, que envolvem ativação de proteases, fosfolipases e produção exacerbada de radicais livres, ocasionando dano à estrutura celular e até morte neuronal (Choi, 1988; Duman et al., 2019).

Em modelos animais de estresse crônico ou isquemia, observam-se elevação de glutamato extracelular e evidências de excitotoxicidade local, o que pode contribuir para a atrofia de dendritos e a redução de espinhas sinápticas em regiões como córtex pré-frontal (PFC) e hipocampo (Duman et al., 2019; McEwen et al., 2015). Em quadros depressivos, situações de estresse agudo ou repetido podem gerar picos transitórios de glutamato, levando a microlesões e a um declínio compensatório na função glutamatérgica a médio/longo prazos. Nesse sentido, excesso de glutamato em episódios agudos de estresse pode, paradoxalmente, colaborar para a redução da atividade sináptica no longo curso, favorecendo sintomas como anedonia, desmotivação e humor rebaixado (Popoli et al., 2011).

Redução do tônus glutamatérgico na depressão

Por outro lado, diversos estudos em modelos animais de depressão e em pacientes deprimidos evidenciam diminuição crônica de neurotransmissão glutamatérgica em áreas corticolímbicas (Abdallah et al., 2015). Além de menor liberação de glutamato, ocorrem reduções nos níveis de receptores AMPA/NMDA em sinapses e menor densidade de espinhas dendríticas (Li et al., 2011). Na depressão maior, ressonância magnética espectroscópica (MRS) aponta, frequentemente, para níveis reduzidos de metabólitos relacionados ao glutamato/glutamina em regiões como o PFC e o hipocampo, correlacionando-se a marcadores de gravidade da doença (Moriguchi et al., 2018).

Esse estado hipoglutamatérgico crônico seria, em parte, uma resposta homeostática frente aos danos potenciais do excesso inicial de glutamato durante períodos de estresse elevado (Popoli et al., 2011). Além disso, reduções sustentadas de glutamato sináptico podem prejudicar a plasticidade neural (especialmente LTP/LTD), afetando funções de aprendizado, memória e regulação emocional (McEwen et al., 2015). Tal condição patológica se alinha com a apresentação de anedonia, lentificação psicomotora e déficits cognitivos em muitos pacientes com depressão.

Portanto, o "excesso" e a "falta" de glutamato podem coexistir em diferentes fases e regiões cerebrais no processo depressivo:

- Excesso agudo (sobretudo em situações de estresse intenso) – leva a excitotoxicidade e a danos neuronais;
- Queda subsequente na neurotransmissão (estado hipoglutamatérgico) – redução de plasticidade, atrofia dendrítica crônica e sintomas depressivos (Popoli et al., 2011; Duman; Monteggia, 2006).

Essas abordagens ilustram a complexidade do controle de glutamato na depressão, em que tanto a superexcitação tóxica quanto a supressão crônica da neurotransmissão precisam ser evitadas. Assim, fármacos que ajustem finamente os níveis de glutamato extracelular em momentos-chave podem oferecer intervenções mais eficazes e rápidas para a depressão resistente (Duman; Monteggia, 2006; Popoli et al., 2011).

Ácido gama-aminobutírico (GABA)

O GABA, principal neurotransmissor inibitório do cérebro, sustenta o balanceamento refinado da excitabilidade neuronal. É comum, em termos didáticos, compararmos como o sistema responsável pela "frenagem" do cérebro. Estudos indicam concentrações mais baixas de GABA no córtex de pacientes com depressão, correlacionadas à gravidade dos sintomas (Sanacora et al., 1999; Godfrey et al., 2018). Além disso, avaliações *post-mortem* sugerem redução da expressão de enzimas-chave para sua síntese (p. ex., GAD67) e de neuropeptídeos como a somatostatina (SST) em regiões pré-frontais de indivíduos deprimidos (Rajkowska; Stockmeier, 2013; Fee et al., 2017). Tais achados apontam para uma disfunção mais global de interneurônios GABAérgicos, exacerbando a atividade de redes excitatórias e comprometendo a eficiência da conectividade em redes emocionais e cognitivas (Duman et al., 2019).

Sistema opioide endógeno

Pesquisas recentes apontam também para a contribuição significativa do sistema opioide endógeno na depressão (Bodnar, 2020; Jelen et al., 2022). Esse sistema envolve principalmente quatro receptores: μ (MOR), κ (KOR), δ (DOR) e nociceptina/orfanina FQ (NOP), os quais modulam aspectos de humor, motivação e resposta ao estresse (Lutz; Kieffer, 2013; Le Merrer et al., 2009). Em modelos animais, a ativação do receptor MOR com agonistas como a morfina pode reverter estados de desamparo aprendido e reduzir imobilidade em testes de triagem para antidepressivos, sugerindo um efeito antidepressivo potencial (Zomkowski et al., 2005). Em contrapartida, a hiperatividade do receptor KOR está frequentemente associada a estados disfóricos, de modo que antagonistas de KOR (p. ex., norbinaltorfimina) exibem efeitos pró-recompensa e reduzem sinais depressivos em roedores submetidos a estresse crônico (Mague et al., 2003; Falcon et al., 2016). Estudos de neuroimagem em humanos evidenciam diminuição da disponibilidade de receptores μ em regiões corticolímbicas de pacientes com depressão, o que pode refletir disfunção na sinalização opioide endógena (Nummenmaa et al., 2020). Ademais, variantes genéticas no gene *OPRM1* foram relacionadas a maior sensibilidade a eventos sociais negativos e maior risco de depressão (Slavich et al., 2014). Tais evidências sustentam a hipótese de que a modulação terapêutica do sistema opioide possa beneficiar subgrupos de pacientes, embora preocupações quanto a abuso e dependência precisem ser manejadas com cautela (Jelen et al., 2022).

Em suma, as pesquisas citadas indicam que o sistema opioide natural do nosso cérebro, responsável por regular prazer, dor e emoções, também está envolvido na depressão. Quando esse sistema não funciona bem, pode haver menos sensação de recompensa e mais sensações negativas. Isso explicaria, em partes, a dificuldade dos pacientes deprimidos de vivenciarem emoções positivas quando em contato com atividades que, outrora, eram produtoras de bem-estar.

Sistema endocanabinoide

Outro campo que tem ganhado destaque envolve o sistema endocanabinoide (SEC), composto pelos receptores canabinoides CB1 e CB2, ligantes endógenos como anandamida (AEA) e 2-araquidonoilglicerol (2-AG) e enzimas relacionadas à sua síntese e degradação (Gallego-Landin et al., 2021; Murillo-Rodriguez et al., 2011). O receptor CB1 é amplamente expresso em regiões como córtex pré-frontal, hipocampo e amígdala, locais críticos no processamento emocional e na resposta ao estresse (Hill; Gorzalka, 2005). Em modelos animais de depressão, a deleção gênica ou bloqueio farmacológico de CB1 agrava comportamentos análogos à depressão, ao passo que agonistas de CB1 ou o aumento dos níveis de endocanabinoides (via inibição de enzimas como a FAAH) podem exercer efeitos antidepressivos (Hill et al., 2008b). Por exemplo, em ratos submetidos a estresse crônico, fármacos que elevam anandamida restauram comportamentos de motivação e hedonia, possivelmente via regulação de sistemas glutamatérgicos e GABAérgicos (de Mello Schier et al., 2014). Em humanos, estudos neuroquímicos indicam associações entre níveis séricos de endocanabinoides e sintomas depressivos (Hill et al., 2008a). Hipotetiza-se, portanto, que o SEC influencie reações ao estresse, neuroplasticidade e inflamação, aspectos-chaves na fisiopatologia da depressão (Gallego-Landin et al., 2021).

Em conjunto, esses achados demonstram quão multifatorial e interligado é o processo depressivo. A integração de monoaminas (noradrenalina e dopamina) com sistemas opioide e endocanabinoide sugere que abordagens multimodais ou com alvos mais amplos possam revelar estratégias terapêuticas inovadoras (Jelen et al., 2022; Lutz; Kieffer, 2013). De fato, fármacos que atuam simultaneamente em receptores opioides e monoaminas (p. ex., buprenorfina-samidorfano) ou que potencializam a sinalização endocanabinoide podem, futuramente, compor o arsenal de tratamentos para depressão resistente a tratamentos convencionais (Browne et al., 2020; Hill et al., 2008b).

Neuroplasticidade, circuitos cerebrais e depressão

Estudos em neurociências têm demonstrado que a depressão ultrapassa em muito a ideia de um mero "desequilíbrio químico" e envolve, de modo mais amplo, alterações estruturais e funcionais em diferentes redes neurais (Krishnan; Nestler, 2008; Duman et al., 2019; Northoff; Hirjak, 2024).

A hipótese de que a depressão constitui uma "doença global do cérebro" ampara-se em evidências robustas de mudanças na conectividade e na dinâmica de regiões-chave, bem como de modificações na neuroplasticidade – entendida como a capacidade do sistema nervoso de se adaptar, formar novas conexões sinápticas e remodelar circuitos ao longo do tempo (Castrén; Hen, 2013; Sheline, 2000). Além disso, pesquisas recentes ressaltam que a depressão pode ser entendida como uma condição em que o cérebro permanece "preso" em padrões inflexíveis de processamento cognitivo e emocional, resultando em vieses negativos persistentes (Page et al., 2024). Tais vieses levam o indivíduo a interpretar informações neutras ou ambíguas como negativas, enquanto, simultaneamente, reduzem a responsividade a experiências positivas.

Um dos achados mais marcantes é a redução de volume e a diminuição de densidade sináptica em áreas como o hipocampo e o córtex pré-frontal (CPF), associadas ao grau de cronicidade e severidade do quadro depressivo (Sheline, 2000; Price; Drevets, 2010; Duman et al., 2019). Essas regiões, ao lado de estruturas subcorticais (p. ex., estriado, amígdala e núcleos da rafe), formam circuitos críticos envolvidos no processamento de emoções, na avaliação de recompensas e na regulação cognitivo-comportamental (Krishnan; Nestler, 2008; Nestler; Hyman, 2010). Alterações nesses circuitos incluem tanto hipoativação de áreas ligadas ao processamento de estímulos externos (como córtices sensoriais e rede frontoparietal) quanto hiperconectividade em redes de autorreferência, como a rede de modo padrão (*default-mode network*), contribuindo para ruminação e pensamento autorreferencial persistente (Raichle, 2015; Scalabrini et al., 2020).

Paralelamente, diversos estudos relacionam a depressão à redução de fatores neurotróficos – notadamente o fator neurotrófico derivado do cérebro (BDNF) – e a modificações epigenéticas que influenciam a expressão de proteínas sinápticas e receptores cruciais para a plasticidade (Krishnan; Nestler, 2008; Castrén; Hen, 2013; Duman et al., 2019). Em um exemplo clínico, imagine uma pessoa que, sob estresse crônico do trabalho, passa a apresentar não apenas sintomas de humor rebaixado, mas também declínio nas funções cognitivas (memória e flexibilidade mental), aumento de pensamentos negativos repetitivos e perda de motivação. Possivelmente, no cérebro desse indivíduo, observaríamos mudanças significativas na conectividade entre córtices sensoriais e regiões associativas, bem como sinais de diminuição do volume hipocampal – indicativo de menor capacidade de adaptação e aprendizagem emocional (Sheline, 2000; Sapolsky, 2000; Kessler, 2012). Essas evidências sugerem que a perda de "maleabilidade" sináptica torna o sistema incapaz de retornar ao equilíbrio quando submetido a novos estímulos, reforçando a pervasividade dos sintomas depressivos e o predomínio de padrões de pensamento marcados pela ruminação e pela dificuldade de se engajar em experiências gratificantes.

É importante ressaltar que intervenções psicossociais, farmacológicas e de neuromodulação procuram, em última instância, reverter ou atenuar tais alterações na neuroplasticidade e nos circuitos córtico-subcorticais. Por exemplo, antidepressivos de diferentes classes (SSRIs, SNRIs, tricíclicos, entre outros) podem auxiliar no restabelecimento de padrões de expressão gênica relacionados à formação e à estabilização de sinapses (Castrén; Hen, 2013; Duman et al., 2019). Técnicas de estimulação cerebral não invasiva, como a estimulação magnética transcraniana repetitiva (EMTr), também mostraram impacto direto na reorganização de vias funcionais, especificamente em áreas frontais (Fox et al., 2012; Perera et al., 2016). Além disso, psicoterapias com base em evidências científicas robustas, bem como a prática de exercícios físicos, demonstram efeitos benéficos não só no alívio de sintomas, mas na promoção de maior flexibilidade de redes neurais (Holzel et al., 2011; Valkanova et al., 2014).

A concepção de que a depressão é uma disfunção de múltiplos circuitos cerebrais (em vez de uma falha localizada ou apenas "falta de serotonina") reduz significativamente o estigma associado. Ao entender que fatores biológicos, psicológicos e sociais interagem para modificar a arquitetura e a dinâmica cerebral, torna-se evidente que a pessoa em depressão não está "optando" por sentir-se mal, mas enfrenta uma condição legítima, alicerçada em mecanismos neurobiológicos mensuráveis (Belmaker; Agam, 2008; Mayberg, 2003). Sob esse prisma, reforça-se a necessidade de tratamentos integrados, que vão da farmacoterapia às terapias cognitivas, físicas e sociais, direcionadas a restabelecer, tanto quanto possível, a neuroplasticidade e a homeostase dos circuitos cerebrais.

Conexão cérebro-intestino

Evidências crescentes demonstram que o "eixo microbiota-intestino-cérebro" desempenha papel crucial na depressão, reforçando a compreensão de que esse transtorno não se limita apenas a desequilíbrios de neurotransmissores, mas também envolve alterações sistêmicas que incluem a saúde intestinal (Cryan; Dinan, 2012; Liu et al., 2023). Em situações de disbiose (ou seja, desequilíbrio na composição da microbiota intestinal), a permeabilidade do intestino pode aumentar (*leaky gut*), favorecendo a passagem de metabólitos microbianos e toxinas para a corrente sanguínea. Esse processo estimula a liberação de citocinas inflamatórias (p. ex., IL-6, TNF-α) que, ao ultrapassarem a barreira hematoencefálica, podem intensificar a neuroinflamação e alterar a função de regiões cerebrais ligadas à regulação do humor (Zheng et al., 2016; Liu et al., 2023).

Um exemplo prático envolve indivíduos que apresentam um estilo de vida não saudável. Nesses casos, o "intestino permeável" facilita a entrada de elementos microbianos e suas toxinas, contribuindo para ativar de modo persistente o sistema imune. Paralelamente, há evidências de que certos metabólitos produzidos pelas bactérias – como ácidos graxos de cadeia curta (p. ex., butirato) – exercem ação direta ou indireta no sistema nervoso central. Tanto a deficiência desses metabólitos benéficos quanto o excesso de compostos inflamatórios parecem modular a comunicação bidirecional entre o intestino e o cérebro, reforçando a hipótese de que a depressão se configura como uma condição sistêmica em que o trato gastrointestinal desempenha papel determinante (Kelly et al., 2016; Cryan; Dinan, 2012).

Essa perspectiva amplia os alvos terapêuticos para o tratamento da depressão. Estratégias voltadas à restauração da microbiota – como uso de probióticos, prebióticos, transplante de microbiota fecal e intervenções dietéticas – estão sendo estudadas como terapêuticas aliadas no tratamento da depressão (Liu et al., 2023). Esses achados não apenas fortalecem a visão de que a depressão é uma "doença global do cérebro", mas também destacam o papel fundamental de fatores extracerebrais, incluindo o ambiente microbiano, no desenvolvimento e na manutenção do quadro depressivo.

MODELOS ETIOLÓGICOS DE ACORDO COM PROCESSOS PSICOLÓGICOS DOS TRANSTORNOS DEPRESSIVOS

A essa altura, o leitor já está familiarizado com a amálgama de fatores complexos e interligados necessários para abrir, manter e, por sua vez, remitir um quadro depressivo. A tentativa de rastrear com maior precisão o que predispõe um indivíduo a desenvolver um transtorno depressivo é uma tentativa, em última instância, de oferecermos soluções e tratamentos mais precisos para os pacientes. Uma metáfora que costumamos fazer para descrever a necessidade de diferentes variáveis é a do preparo de um bolo. É necessário que juntemos diversos ingredientes (variáveis genéticas), de uma maneira específica (contexto) e coloquemos para assar (ambiente). Isso nos ajuda a compreender o motivo pelo qual dois irmãos gêmeos, por exemplo, podem ser submetidos ao mesmo trauma, como um acidente de carro, mas apenas um deles pode desenvolver um transtorno psiquiátrico em seguida. Ambos tinham alterações genéticas que predispuseram um quadro psiquiátrico, mas, talvez, um desses irmãos estivesse com uma rotina menos estressante no trabalho, nos relacionamentos e hábitos que o protegessem dessa psicopatologia.

Nesse sentido, até agora, acreditamos que fizemos um trabalho minucioso de explicar as variáveis genéticas envolvidas na depressão e, a seguir, vamos apresentar propostas explicativas a partir de teorias da psicologia sobre as causas da depressão.

Como apresentamos nos capítulos anteriores, ao longo da história da psiquiatria, psicologia e, especificamente, do campo da psicopatologia, diversos foram os esforços empreendidos para melhor conceitualizar e compreender a depressão com a maior acurácia possível. Diante de uma diversidade de abordagens possíveis para explicar nosso fenômeno de interesse, a escolha das teorias se pautou nas diretrizes mais atualizadas, nas melhores evidências disponíveis até o momento, que indicam quais são os modelos e os tratamentos psicológicos mais precisos nessa empreitada.

Ativação comportamental

Além da tríade cognitiva apresentada no Capítulo 1, acreditamos que o modelo explicativo da depressão a partir da perspectiva da ativação comportamental seja de grande valia para compreendermos as causas psicológicas dos quadros depressivos. Uma das técnicas mais efetivas no combate à depressão é a ativação comportamental. O seu foco principal é a mudança comportamental diária, com ênfase na retomada de atividades prazerosas e significativas, mesmo que inicialmente não haja nenhuma motivação da parte do indivíduo deprimido de fazê-las. Os tratamentos psicológicos serão abordados em maior profundidade no Capítulo 5. Contudo, cabe utilizarmos o modelo explicativo de tal abordagem da depressão, uma vez que, apesar de ter seu alicerce teórico na análise do comportamento e não na Terapia Cognitivo-Comportamental (TCC), essa técnica foi anexada a diversos protocolos de TCC, em decorrência de seu modelo ser clinicamente útil por conta da didática e dos dados que indicam uma intervenção altamente eficaz.

As Figuras 3 e 4 ilustram dois círculos viciosos explicativos do padrão depressivo, a partir do paradigma da ativação comportamental:

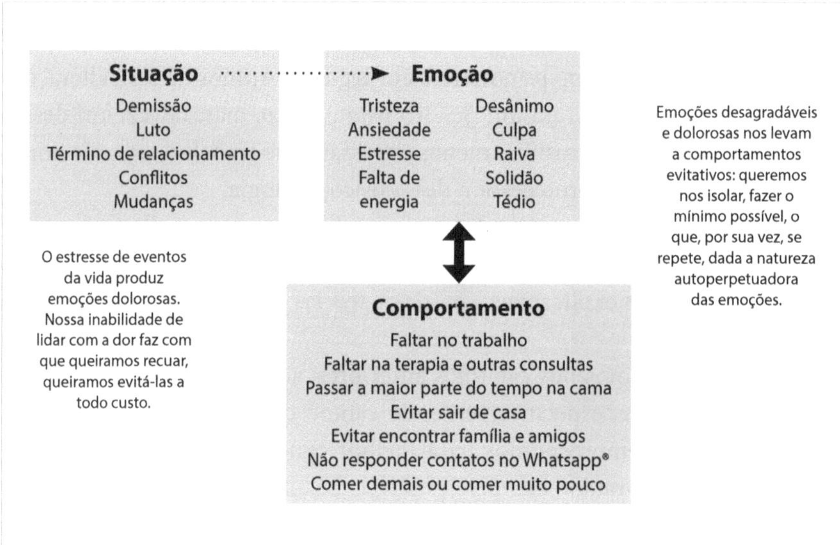

FIGURA 3 Primeiro círculo vicioso da depressão de acordo com a ativação comportamental.

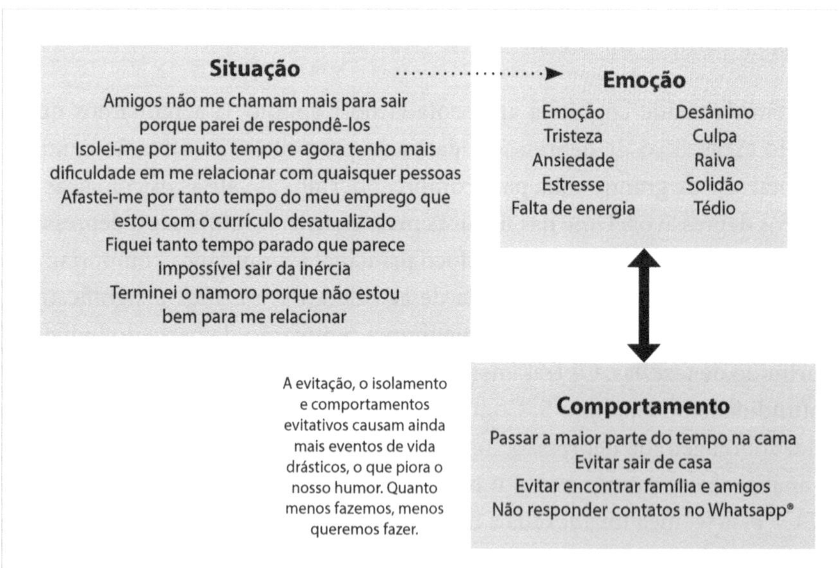

FIGURA 4 Segundo círculo vicioso da depressão de acordo com a ativação comportamental.

Ao analisarmos o primeiro círculo vicioso proposto pelo modelo explicativo em questão, compreendemos como eventos dolorosos da vida – como perdas, conflitos e mudanças – podem desencadear uma cadeia de respostas emocionais intensas e difíceis de manejar, levando o indivíduo a adotar comportamentos evitativos como forma de alívio imediato do sofrimento. No entanto, essa evitação, ainda que compreensível, tem um custo alto: ela reduz a quantidade e a qualidade de experiências reforçadoras no ambiente, mantendo e agravando o humor deprimido. A figura evidencia como o sofrimento emocional tende a ser seguido por comportamentos de esquiva, como o isolamento social e o abandono de atividades importantes, o que contribui para o surgimento de novas situações problemáticas (como o afastamento de amigos, prejuízos no trabalho ou término de relacionamentos), retroalimentando o ciclo de maneira persistente. Esse modelo é particularmente relevante por ajudar o paciente a reconhecer o que, em geral, deflagra um quadro depressivo e o sustenta e, por sua vez, o papel ativo de seus comportamentos no agravamento do quadro, ao mesmo tempo em que oferece um caminho concreto de intervenção: a retomada gradual de atividades com potencial reforçador, ainda que inicialmente desmotivadoras.

CAUSAS DE OUTRAS FORMAS DE TRANSTORNOS DEPRESSIVOS

Distimia (transtorno depressivo persistente)

Do ponto de vista fisiopatológico, a distimia (também denominada transtorno depressivo persistente) apresenta alterações neurobiológicas semelhantes às observadas na depressão maior, porém com intensidade mais moderada e crônica (Schramm et al., 2020). Estudos de neuroimagem sugerem que indivíduos com distimia exibem mudanças estruturais sutis em regiões límbicas e corticais, especialmente hipocampo e córtex pré-frontal, áreas fundamentais no processamento de emoções e regulação do afeto (Potter et al., 2015). Além disso, há indícios de menor disponibilidade de monoaminas (particularmente serotonina e noradrenalina) e de uma hiper-reatividade do eixo hipotálamo-hipófise-adrenal (HHA), ainda que menos pronunciada do que na depressão maior (Klein; Santiago, 2003).

Diversas abordagens e bases teóricas podem ser o alicerce de uma explicação para a etiologia psicossocial da distimia. Sob a perspectiva do Protocolo Unificado para o Tratamento Transdiagnóstico dos Transtornos Emocionais

(Barlow et al., 2011), a distimia pode ser compreendida como o resultado de uma série de respostas emocionais mal moduladas, sustentadas por padrões de avaliação e esquiva que se repetem ao longo do tempo. Esse modelo conceitua-liza a distimia como um quadro de desregulação emocional generalizada, em que o humor deprimido crônico é mantido por tentativas rígidas e ineficazes de controle emocional. E o passar do tempo sem a percepção de progressões no quadro culmina em um padrão persistente de desesperança da parte do indivíduo acometido pelo transtorno, em especial mediante inúmeras tentativas ineficazes de mitigar os sintomas.

De acordo com o Protocolo Unificado (UP), indivíduos com distimia tendem a apresentar propensão elevada à esquiva experiencial – ou seja, à tendência de evitar ou suprimir estados emocionais negativos – o que, paradoxalmente, intensifica e prolonga esses estados ao impedir sua regulação natural (Barlow et al., 2011). Essa evitação emocional pode se manifestar em padrões comportamentais de retraimento social, passividade, ruminação e desengajamento de atividades potencialmente reforçadoras, resultando em um ciclo autorreforçador de humor deprimido, semelhante ao apresentado no modelo de ativação comportamental, ilustrado anteriormente.

A avaliação cognitiva distorcida das experiências emocionais – como a crença de que emoções negativas são intoleráveis, incontroláveis ou perigosas – favorece estratégias mal adaptativas de regulação, como isolamento, procrastinação ou autoacusação crônica. Esses padrões se tornam automáticos e generalizados, contribuindo para a persistência do quadro mesmo na ausência de eventos estressores externos significativos.

Transtorno disfórico pré-menstrual (TDPM)

O TDPM caracteriza-se por uma sensibilidade exacerbada às variações cíclicas de hormônios esteroides sexuais, sobretudo estradiol e progesterona, ao longo da fase lútea do ciclo menstrual. Mecanismos moleculares indicam que flutuações abruptas dos níveis de estrógenos e de metabólitos da progesterona, como a alopregnanolona, alteram a modulação do receptor GABA-A em regiões cerebrais responsáveis pela regulação emocional, como córtex pré-frontal, amígdala e hipocampo (Epperson et al., 2012). Análises de polimorfismos genéticos sugerem ainda uma predisposição hereditária que intensifica a resposta inflamatória e altera a sinalização monoaminérgica nessas fases do ciclo, resultando em maior labilidade de humor (Halbreich, 2003). A desregulação

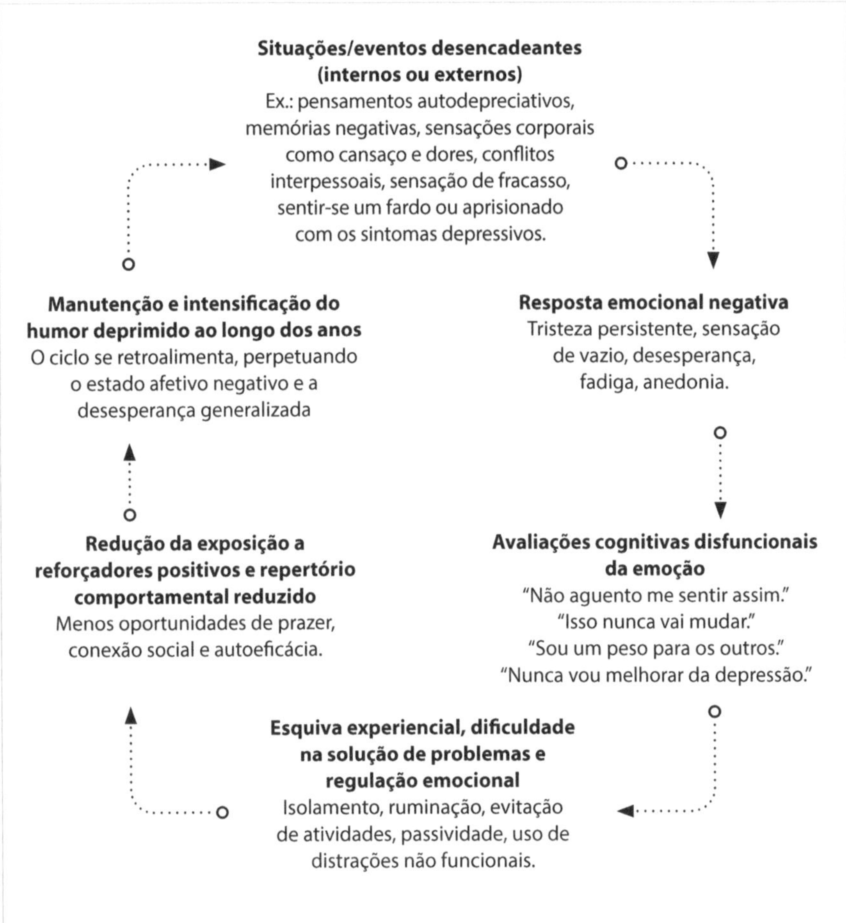

FIGURA 5 Modelo de manutenção da distimia segundo o Protocolo Unificado.
Fonte: elaborada com base em Barlow et al., 2011.

simultânea do eixo HHA, com oscilações de cortisol correlacionadas às mudanças hormonais, amplifica processos de neurotoxicidade e neuroinflamação, prejudicando a homeostase sináptica (Guille et al., 2015). Nesse contexto, alterações na expressão de receptores serotoninérgicos e na liberação de fatores neurotróficos (p. ex., BDNF) também podem contribuir para a vulnerabilidade pré-menstrual (Epperson et al., 2012).

Do ponto de vista psicológico, o TDPM pode ser compreendido como uma manifestação de desregulação emocional cíclica, modulada por uma vulnerabilidade neurocomportamental específica à flutuação hormonal. Segundo modelos psicobiológicos recentes, como o proposto por Eisenlohr-Moul et al. (2017), mulheres com TDPM não apresentam níveis anormais de hormônios sexuais, mas sim uma sensibilidade exacerbada às suas oscilações, que interage com traços disposicionais, histórico de adversidade e padrões de resposta emocional disfuncional.

A partir de uma perspectiva da Terapia Cognitivo-Comportamental, essa vulnerabilidade biológica se manifesta em padrões de cognição negativa, ruminação e hipervigilância corporal, especialmente durante a fase lútea do ciclo menstrual. Nesse período, há maior propensão à ativação de esquemas disfuncionais de autocrítica, desamparo e rejeição, que amplificam os efeitos subjetivos das alterações neuroendócrinas. A antecipação negativa dos sintomas, conhecida como "ansiedade pré-menstrual antecipatória", é frequentemente observada, favorecendo um ciclo de monitoramento corporal excessivo e interpretação catastrofista de sensações internas.

Adicionalmente, o TDPM com frequência coexiste com um repertório restrito de estratégias de regulação emocional, predominando evitação experiencial, irritabilidade reativa e comportamentos impulsivos, como explosões emocionais ou retraimento social abrupto. Tais padrões de enfrentamento ineficaz contribuem para a intensificação do sofrimento emocional e a disfuncionalidade nas relações interpessoais durante o período pré-menstrual, que são justamente o marcador diagnóstico central do transtorno.

Depressão no transtorno bipolar

A depressão bipolar difere da unipolar por apresentar alternância com episódios de mania ou hipomania, implicando mecanismos fisiopatológicos adicionais relacionados à regulação de ritmos biológicos, plasticidade neuronal e excitação cerebral (Goodwin; Jamison, 2007). Evidências apontam para um desequilíbrio na sinalização dopaminérgica e glutamatérgica em circuitos corticolímbicos, exacerbado por alterações em canais iônicos (especialmente canais de cálcio) e vias de segundos mensageiros (Malhi; Berk, 2021). A hiper-reatividade do eixo HHA também está presente, mas, no espectro bipolar, são recorrentes as oscilações abruptas de cortisol associadas a mudanças de fases, resultando em remodelamento sináptico desequilibrado (Kupka et al., 2007). Do ponto de vista inflamatório, há picos de neuroinflamação ao longo das transições de humor, sugerindo ativação intermitente de micróglia e liberação de citocinas, o que agrava a neurotoxicidade em regiões-chave como amígdala e córtex pré-frontal (Frey et al., 2013). Polimorfismos genéticos específicos (p. ex., em genes que codificam canais iônicos e proteínas de citoesqueleto) e mecanismos epigenéticos afetam a sensibilidade dos neurônios e células gliais, predispondo a oscilações crônicas do estado de humor (Cui et al., 2024).

Na perspectiva psicológica, a depressão no transtorno bipolar é compreendida como uma manifestação de vulnerabilidades emocionais e cognitivas que interagem com alterações neurobiológicas e oscilações de humor cíclicas. Diferentemente da depressão unipolar, a forma bipolar insere-se em um padrão oscilatório, no qual episódios de depressão alternam-se com fases de mania ou hipomania. Essa alternância exige modelos conceituais que considerem não apenas a intensidade do afeto negativo, mas também a instabilidade dos sistemas de regulação emocional e comportamental.

A Terapia Cognitivo-Comportamental adaptada ao transtorno bipolar (Basco; Rush, 2005; Lam et al., 2003) propõe que os episódios depressivos emergem, em parte, da ruptura de ritmos sociais e biológicos – como o sono, a alimentação e as atividades interpessoais – que são sensivelmente regulados por pistas ambientais. Pequenas alterações nesses ritmos podem atuar como fatores precipitantes de desregulação afetiva em indivíduos vulneráveis, cuja neurobiologia já indica sensibilidade a variações internas, como oscilações abruptas de cortisol, ativação inflamatória e instabilidade sináptica.

No plano cognitivo, é comum que, após um episódio maníaco, o indivíduo experimente intensos sentimentos de frustração, culpa ou vergonha diante de comportamentos desorganizados, impulsivos ou disfuncionais realizados durante a fase de humor elevado. Essa avaliação retrospectiva negativa alimenta esquemas centrais de autocrítica, desvalia e desesperança, que, por sua vez, precipitam e sustentam o humor deprimido. Além disso, é frequente a presença de crenças disfuncionais relacionadas à necessidade de desempenho extremo ou controle absoluto, que se desestabilizam nas transições de fase, contribuindo para um ciclo de vulnerabilidade emocional.

A instabilidade de humor também interfere na percepção da própria identidade, gerando confusão, descontinuidade narrativa e sentimento de alienação em relação ao *self*. Essa fragmentação subjetiva pode intensificar sintomas dissociativos leves, retraimento interpessoal e perda de sentido, especialmente durante episódios depressivos profundos. Por isso, os modelos psicoterapêuticos mais eficazes incluem psicoeducação intensiva, regulação dos ritmos sociais (Frank et al., 2005), monitoramento precoce de sinais de recaída e intervenções focadas na reconstrução da autoestima e da coesão identitária ao longo do tempo.

Desse modo, o manejo psicológico da depressão bipolar exige uma abordagem integrativa, voltada tanto para os aspectos estruturais da cognição (esquemas centrais) quanto para os processos contextuais e regulatórios (rotina, estresse interpessoal, evitação emocional), reconhecendo que os episódios depressivos não são eventos isolados, mas fases de um curso oscilatório mais amplo, influenciado por múltiplos níveis de funcionamento.

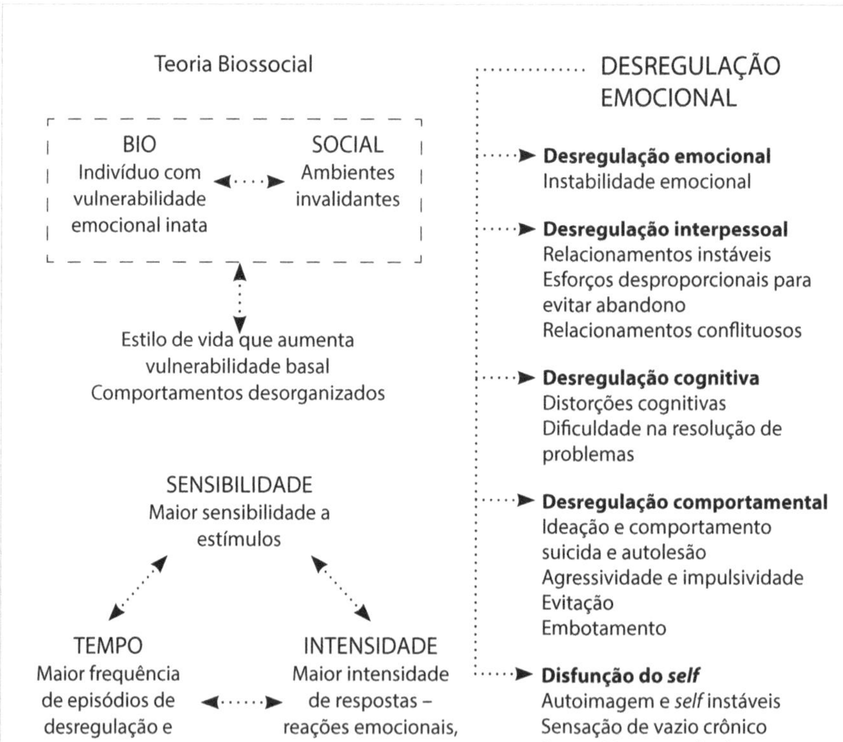
Teoria Biossocial
BIO
Indivíduo com vulnerabilidade emocional inata
SOCIAL
Ambientes invalidantes
Estilo de vida que aumenta vulnerabilidade basal
Comportamentos desorganizados
SENSIBILIDADE
Maior sensibilidade a estímulos
TEMPO
Maior frequência de episódios de desregulação e lentidão para retorno à linha de base
INTENSIDADE
Maior intensidade de respostas – reações emocionais, cognitivas e comportamentais mais drásticas
DESREGULAÇÃO EMOCIONAL
Desregulação emocional
Instabilidade emocional
Desregulação interpessoal
Relacionamentos instáveis
Esforços desproporcionais para evitar abandono
Relacionamentos conflituosos
Desregulação cognitiva
Distorções cognitivas
Dificuldade na resolução de problemas
Desregulação comportamental
Ideação e comportamento suicida e autolesão
Agressividade e impulsividade
Evitação
Embotamento
Disfunção do self
Autoimagem e self instáveis
Sensação de vazio crônico
Autocrítica exacerbada

FIGURA 6 Modelo da desregulação emocional de acordo com a teoria biossocial da Terapia Comportamental Dialética.

Fonte: elaborada com base em Linehan (1993).

Depressão no transtorno de personalidade *borderline* (TPB)

No contexto do transtorno de personalidade *borderline*, a depressão insere-se em um quadro mais amplo de desregulação afetiva, impulsividade e instabilidade interpessoal. Do ponto de vista etiopatogênico, estudos de neuroimagem evidenciam hiperatividade crônica da amígdala e hipoatividade do córtex pré-frontal medial e ventrolateral, resultando em baixa capacidade de regulação emocional (Lieb et al., 2004). Esse padrão de "corticolímbico desbalanceado" pode ser exacerbado por estressores relacionais, gerando episódios depressivos intensos com componentes de irritabilidade e desesperança (Silbersweig et al., 2007). Do ponto de vista neuroendócrino, observam-se também hiper-reatividade do eixo HHA e respostas inflamatórias flutuantes, possivelmente ligadas a históricos de traumas precoces, alterações epigenéticas e uma fragilidade na formação de conexões sinápticas estáveis no córtex frontal e no hipocampo (Minzenberg et al., 2008). Por fim, disfunções na transmissão serotoninérgica e noradrenérgica correlacionam-se com impulsividade e maior reatividade emocional, sugerindo que fatores genéticos e neurobiológicos de base podem interagir com fatores psicossociais para desencadear episódios depressivos recorrentes no TPB (Zanarini; Temes, 2018).

Sob a perspectiva psicológica, especificamente a partir da Terapia Comportamental Dialética (DBT), o humor deprimido no TPB pode ser compreendido como resultado de uma interação entre vulnerabilidade emocional inata, ou seja, considerando as variáveis genéticas descritas, e ambientes invalidantes crônicos. A esse modelo explicativo, Marsha Linehan deu o nome de Teoria Biopsicossocial.

Segundo Linehan (1993), indivíduos com TPB frequentemente experienciam intensa sensibilidade emocional, dificuldade em retornar rapidamente a um estado emocional basal após eventos estressores e percepção aumentada de ameaças sociais. Quando esses indivíduos são expostos a ambientes invalidantes, caracterizados por minimização, rejeição ou punição das suas experiências emocionais, ocorre um reforço negativo do humor deprimido, intensificando sentimentos de desesperança, autoaversão e alienação social. Assim, a depressão no TPB pode ser compreendida como consequência de uma incapacidade persistente em regular emoções negativas diante de interações interpessoais que reiteradamente invalidam a experiência subjetiva do indivíduo, perpetuando um ciclo de sofrimento emocional crônico e profunda desesperança.

CONSIDERAÇÕES FINAIS

A compreensão das múltiplas causas da depressão representa um avanço significativo na forma como conceitualizamos e abordamos este transtorno complexo. O modelo biopsicossocial apresentado ao longo deste capítulo evidencia que a depressão não pode ser reduzida a uma única explicação causal, seja ela genética, neuroquímica ou psicológica. A interação dinâmica entre vulnerabilidades herdadas, processos neuroinflamatórios, desregulação de neurotransmissores, fatores ambientais estressores e padrões comportamentais mal-adaptativos forma uma rede complexa de influências que se retroalimentam e perpetuam o quadro depressivo. Esta perspectiva multidimensional não apenas amplia nosso entendimento científico, mas também oferece múltiplos pontos de intervenção terapêutica, desde abordagens farmacológicas direcionadas a sistemas específicos de neurotransmissores até intervenções psicossociais focadas na modificação de padrões cognitivos e comportamentais disfuncionais.

A diversidade etiológica observada nos diferentes subtipos de transtornos depressivos – seja o transtorno depressivo maior, a distimia, o transtorno disfórico pré-menstrual ou as manifestações depressivas no contexto de outros transtornos – reforça a necessidade de abordagens diagnósticas e terapêuticas individualizadas. Cada subtipo apresenta características neurobiológicas e psicológicas particulares que demandam estratégias de tratamento específicas, afastando-se definitivamente da ideia de que existe uma "solução única" para a depressão. Esta abordagem integrada e multifacetada não apenas reduz o estigma associado à depressão ao demonstrar sua base científica sólida, mas também fortalece a esperança de que, com o conhecimento adequado e o suporte profissional apropriado, a recuperação é possível. O reconhecimento de que a depressão resulta de uma convergência de múltiplos fatores oferece a perspectiva de que os caminhos para o bem-estar mental podem ser construídos por meio de intervenções direcionadas e baseadas em evidências científicas robustas.

TÉCNICA 3

ESCALA DE GRAVIDADE DOS SINTOMAS

Essa técnica complementa o conteúdo sobre tipos de transtornos depressivos. Ao avaliar diariamente a intensidade dos sintomas, os leitores podem começar a reconhecer padrões que se alinham com diferentes subtipos de depressão discutidos no capítulo.

A partir da compreensão de quais os tipos de sintomas depressivos, você já tem maior capacidade de notar quais sintomas apresenta, ou já apresentou. Vamos explorar uma ferramenta prática e objetiva para avaliar a gravidade dos sintomas depressivos. É importante ressaltar que essa escala não substitui um diagnóstico profissional. Seu objetivo principal é aumentar sua autoconsciência e fornecer informações valiosas que podem (e devem) ser compartilhadas com um profissional de saúde mental. Lembre-se de que a depressão é uma condição complexa e multifacetada, e uma avaliação abrangente de um especialista em saúde mental é necessária para identificá-la.

A escala da Figura 7 abrange os principais sintomas associados aos diferentes transtornos depressivos discutidos anteriormente, avaliando a gravidade atual de cada um a partir da sua auto-observação. Ela permite que você monitore a intensidade dos sintomas ao longo do tempo, fornecendo uma visão objetiva de seu estado emocional.

Leia cada afirmação cuidadosamente e circule o número que melhor descreve sua experiência. Para cada item, avalie a frequência e a intensidade com que você experimentou o sintoma nas últimas duas semanas, usando a seguinte pontuação:

- 0: Nunca ou raramente
- 1: Às vezes
- 2: Frequentemente
- 3: Quase sempre ou sempre

1. Sinto-me triste, deprimido(a) ou sem esperança.

0 1 2 3

2. Tenho pouco interesse ou prazer em fazer as coisas que costumava gostar.

0 1 2 3

(continua)

3. Tenho problemas para dormir (dificuldade para adormecer, acordar durante a noite ou dormir demais).

0 1 2 3

4. Sinto-me cansado(a) ou com pouca energia.

0 1 2 3

5. Tenho pouco apetite ou como em excesso.

0 1 2 3

6. Sinto-me mal comigo mesmo(a), como se fosse um fracasso ou tivesse decepcionado a mim mesmo(a) ou minha família.

0 1 2 3

7. Tenho dificuldade para me concentrar em tarefas, como ler ou assistir televisão.

0 1 2 3

8. Movo-me ou falo tão lentamente que outras pessoas podem ter notado, ou ao contrário, estou tão agitado(a) que me movimento mais do que o habitual.

0 1 2 3

9. Tenho pensamentos de que seria melhor estar morto(a) ou de me machucar de alguma forma.

0 1 2 3

10. Sinto-me irritável ou facilmente aborrecido(a).

0 1 2 3

11. Experimento sentimentos de culpa excessivos ou inapropriados.

0 1 2 3

12. Sinto-me sem valor ou inútil.

0 1 2 3

13. Tenho dificuldade em tomar decisões, mesmo em questões simples do dia a dia.

0 1 2 3

14. Sinto-me pessimista em relação ao futuro.

0 1 2 3

15. Experimento alterações significativas de humor ao longo do dia.

0 1 2 3

(continua)

16. Sinto-me desconectado(a) ou distante das outras pessoas.

0 1 2 3

17. Tenho dificuldade em realizar tarefas diárias básicas, como higiene pessoal ou cuidados domésticos.

0 1 2 3

18. Sinto uma sensação de peso ou aperto no peito.

0 1 2 3

19. Tenho pensamentos recorrentes sobre morte ou morrer (não necessariamente sobre suicídio).

0 1 2 3

20. Sinto-me ansioso(a) ou preocupado(a) excessivamente.

0 1 2 3

FIGURA 7 Avaliação dos principais sintomas associados aos diferentes transtornos depressivos.

Após responder a todas as perguntas, some os pontos de cada item para obter a pontuação total. A interpretação da pontuação é apresentada a seguir.

0-15 pontos: sintomas mínimos ou ausentes

A pontuação sugere que está experimentando poucos sintomas depressivos significativos no momento. Continue monitorando o humor e praticando o autocuidado.

16-30 pontos: sintomas leves

A pontuação indica a presença de alguns sintomas depressivos leves. Embora não necessariamente indique um transtorno depressivo, pode ser útil implementar estratégias de autocuidado e considerar conversar com um profissional de saúde mental se os sintomas persistirem ou piorarem.

31-45 pontos: sintomas moderados

A pontuação sugere a presença de sintomas depressivos moderados. É recomendável buscar uma avaliação profissional para discutir suas experiências e explorar opções de tratamento.

46-60 pontos: sintomas graves

A pontuação indica a presença de sintomas depressivos graves. É fortemente recomendado buscar ajuda profissional o mais rápido possível para uma avaliação completa e desenvolvimento de um plano de tratamento adequado.

É crucial lembrar que essa escala é uma ferramenta de autoavaliação e não substitui um diagnóstico profissional. Se for obtida uma pontuação alta ou se você estiver preocupado com seus sintomas, é importante buscar ajuda de um profissional de saúde mental qualificado. Além disso, se respondeu à pergunta 9 com qualquer número diferente de zero (sobre pensamentos suicidas), é fundamental que busque ajuda imediatamente, independentemente da pontuação total. Pensamentos suicidas são sempre uma questão séria que requer atenção profissional.

Para tirar o máximo proveito dessa escala, considere as seguintes sugestões:

- Regularidade: complete a escala semanal ou quinzenalmente para acompanhar as mudanças em seus sintomas ao longo do tempo.
- Contexto: anote quaisquer eventos significativos ou mudanças em sua vida que possam estar influenciando seus sintomas.
- Padrões: observe se certos sintomas tendem a ser mais proeminentes ou se há flutuações consistentes em sua pontuação.
- Compartilhamento: se estiver em tratamento, compartilhe seus resultados com seu terapeuta ou psiquiatra. Isso pode fornecer informações valiosas para ajustar seu plano de tratamento.
- Autocuidado: use os resultados como um lembrete para priorizar o autocuidado, especialmente se notar um aumento nos sintomas.
- Ação preventiva: se notar um aumento consistente em sua pontuação ao longo de várias semanas, considere isso como um sinal para buscar apoio adicional ou fazer ajustes em seu plano de tratamento atual.

É importante lembrar que a depressão é uma condição tratável, e há muitas opções de tratamento disponíveis. Essa escala é apenas uma ferramenta para ajudar a monitorar os sintomas e não deve ser usada para se autodiagnosticar ou substituir o aconselhamento profissional.

Se estiver lutando com pensamentos suicidas ou sentir que pode estar em perigo imediato, não hesite em buscar ajuda de emergência. Ligue para os serviços de emergência locais ou procure o pronto-socorro mais próximo. Você também pode entrar em contato com linhas de apoio à saúde mental, que oferecem suporte 24 horas, todos os dias.

Ao usar essa escala regularmente, em conjunto com outras técnicas de automonitoramento e estratégias de autocuidado, você estará dando passos importantes para entender melhor sua saúde mental e para buscar o apoio necessário quando precisar. Lembre-se sempre: você não está sozinho nessa jornada, e há ajuda disponível.

REFERÊNCIAS

1. Abdallah CG, et al. The neurobiology and pharmacotherapy of PTSD. Ann Rev Pharmacol Toxicol. 2015;55:455-475.
2. Al-Harbi KS. Treatment-resistant depression: therapeutic trends, challenges, and future directions. Patient Prefer Adher. 2012;6:369-388.
3. American Psychiatric Association. Manual diagnóstico e estatístico de transtornos mentais, 5. ed. Porto Alegre: Artmed; 2023.
4. Barlow DH, Farchione TJ, Fairholme CP, Ellard KK, Boisseau CL, Allen LB, et al. The unified protocol for transdiagnostic treatment of emotional disorders: therapist guide. Oxford University Press; 2011.
5. Basco MR, Rush AJ. Cognitive-Behavioral Therapy for bipolar disorder, 2. ed. Guilford Press, 2005.
6. Belmaker RH, Agam G. Major depressive disorder. N Engl J Med. 2008;358(1):55-68.
7. Bodnar RJ. Endogenous opiates and behavior: 2018. Peptides. 2020;132:170348.
8. Browne CA, et al. Beyond SSRIs: the future of antidepressant treatment. Curr Neuropharmacol. 2015;13(5):663-680.
9. Browne CA, Jacobson ML, Lucki I. Novel targets to treat depression: opioid-based therapeutics. Harv Rev Psychiatry. 2020;28(1):40-59.
10. Browne CA, et al. The effects of buprenorphine in an animal model of social defeat stress. Behav Brain Res. 2018;336:167-170.
11. Callaghan BL, et al. Socioeconomic status and the brain: mechanistic insights from human and animal research. Nature Rev Neurosc. 2018;19:659-693.
12. Caspi A, et al. Influence of life stress on depression: moderation by a polymorphism in the 5-HTT gene. Science. 2003;301:386-389.
13. Castrén E, Hen R. Neuronal plasticity and neurotrophins in mood disorders. In: Handbook of clinical neurology. 2013;106:233-245.
14. Choi DW. Glutamate neurotoxicity and diseases of the nervous system. Neuron. 1988;1(8):623-634.
15. Chowdhury GMI, et al. Ketamine rapidly increases energy demand of glutamatergic signaling in the prefrontal cortex of awake rats. Cell Reports. 2017;20(13):3199-3207.
16. Cryan JF, Dinan TG. Mind-altering microorganisms: the impact of the gut microbiota on brain and behaviour. Nature Rev Neurosc. 2012;13(10):701-712.
17. Cui L, et al. Major depressive disorder: hypothesis, mechanism, prevention and treatment. Signal Transduct Targ Ther. 2024;9:30.

18. de Mello Schier AR, de Oliveira Ribeiro NP, Coutinho DS, Machado S, Arias-Carrión O, Crippa JA, et al. Antidepressant-like and anxiolytic-like effects of cannabidiol: a chemical compound of *Cannabis sativa*. CNS Neurol Disord Drug Targets. 2014;13(6):953-60.
19. Disner SG, Beevers CG, Haigh EA, Beck AT. Neural mechanisms of the cognitive model of depression. Nat Rev Neurosci. 2011;6;12(8):467-77.
20. Duman RS, Monteggia LM. A neurotrophic model for stress-related mood disorders. Biol Psychiatry. 2006;59(12):1116-1127.
21. Duman RS, Aghajanian GK, Sanacora G, Krystal JH. Synaptic plasticity and depression: new insights from stress and rapid-acting antidepressants. Nature Med. 2019;25(1):59-66.
22. Eisenlohr-Moul TA, Girdler SS, Schmalenberger KM, Dawson DN, Surana P, Johnson JL, Rubinow DR. Toward the reliable diagnosis of DSM-5 premenstrual dysphoric disorder: The Carolina Premenstrual Assessment Scoring System (C-PASS). Am J Psychiatry. 2017;174(1):51-59.
23. Epperson CN, et al. Premenstrual dysphoric disorder: evidence for its treatment. CNS Drugs. 2012;26(3):241-255.
24. Falcon E, Browne CA, Leon RM, et al. Antidepressant-like effects of buprenorphine are mediated by kappa opioid receptors. Neuropsychopharmacol. 2016;41(9):2344-2351.
25. Fee C, Banasr M, Sibille E. Somatostatin-positive gamma-aminobutyric acid interneuron deficits in depression: cortical and subcortical sites and associated therapeutic interventions. Biol Psychiatry. 2017;82(4):265-273.
26. Fox MD, Buckner RL, White MP, Greicius MD, Pascual-Leone A. Efficacy of transcranial magnetic stimulation targets for depression is related to intrinsic functional connectivity with the subgenual cingulate. Biol Psychiatry. 2012;72(7):595-603.
27. Frank E, Kupfer DJ, Thase ME, Mallinger AG, Swartz HA, Fagiolini AM, et al. Two-year outcomes for interpersonal and social rhythm therapy in individuals with bipolar I disorder. Arch Gen Psychiatry. 2005;62(9):996-1004.
28. Frey BN, Andreazza AC, Houenou J, Jamain S, Goldstein BI, Frye MA, Leboyer M. Biomarkers in bipolar disorder: a positional paper from the International Society for Bipolar Disorders Biomarkers Task Force. Austral N Zealand J Psychiatry. 2013;47(4):321-332.
29. Fries GR, Saldana VA, Finnstein J et al. Molecular pathways of major depressive disorder converge on the synapse. Mol Psychiatry. 2023;28:284-297.
30. Furutani K, et al. Role of NLRP3 inflammasome in depression and other psychiatric diseases. Front Mol Neurosc. 2020;13:15.
31. Gallego-Landin I, et al. Reviewing the role of the endocannabinoid system in the pathophysiology of depression. Front Pharmacol. 2021;12:762738.
32. Godfrey GM, et al. GABAergic deficits in depression and suicidal behavior. Neurotherapeutics. 2018;15(3):774-788.
33. Goodwin FK, Jamison KR. Manic-depressive illness: bipolar disorders and recurrent depression. Oxford University Press; 2007.
34. Guille C, Simpson AN, Epperson CN. Controversies in premenstrual dysphoric disorder. Lancet Psychiatry. 2015;2(8):618-627.
35. Guille C, et al. Updates on premenstrual dysphoric disorder. Int Rev Psychiatry. 2015;27(2):137-145.
36. Halbreich U. The etiology, biology, and evolving pathology of premenstrual syndromes. Psychoneuroendocrinol. 2003;28(3):55-99.
37. Harvey BH, et al. NMDA receptor antagonism by ketamine and magnesium in the management of treatment-resistant depression: a critical review. Neurosc Biobehav Rev. 2020;108:78-86.
38. Heim C, Binder EB. Current research trends in early life stress and depression: review of human studies on sensitive periods, gene-environment interactions, and epigenetics. ExperNeurol. 2012;233(1):102-111.
39. Herbert J. Cortisol and depression: three questions for psychiatry. Psychol Med. 2013;43(3):449-469.

40. Hill MN, Gorzalka BB. Is there a role for the endocannabinoid system in the etiology and treatment of melancholic depression? Behav Pharmacol. 2005;16(5-6):333-352.
41. Hill MN, et al. Serum endocannabinoid content is altered in females with depressive disorders: a preliminary report. Pharmacopsychiatry. 2008;41(2):48-53.
42. Hill MN, et al. Regional alterations in the endocannabinoid system in an animal model of depression: effects of concurrent antidepressant treatment. J Neurochemistry. 2008;106(6):2322-2336.
43. Hirschfeld RMA. History and evolution of the monoamine hypothesis of depression. J Clin Psychiatry. 2000;61(6):4-6.
44. Holzel BK, Lazar SW, Gard T, Schuman-Olivier Z, Vago DR, Ott U. How does mindfulness meditation work? Proposing mechanisms of action from a conceptual and neural perspective. Persp Psychol Sci. 2011;6(6):537-559.
45. Howard DM, et al. Genome-wide meta-analysis of depression. Nature Neuroscience. 2019;22(3):343-352.
46. Huang Y, Lee H. Microscopic images of astrocytes at synapses. Brain Res Bull. 2007;73(1-3):1-9.
47. Jelen LA, et al. The opioid system in depression. Neurosc Biobehav Rev. 2022;140:104800.
48. Kanes S, et al. Brexanolone (SAGE-547 injection) in post-partum depression: a randomised controlled trial. Lancet. 2017;390(10093):480-489.
49. Kelly JR, Borre Y, O'Brien C, Patterson E, El Aidy S, Deane J, Dinan TG. Transferring the blues: depression-associated gut microbiota induces neurobehavioural changes in the rat. J Psychiatric Res. 2016;82:109-118.
50. Kessler RC. The costs of depression. Psychiatric Clin North Am.2 012;35(1):1-14.
51. Klein DN, Santiago NJ. Dysthymia and chronic depression: introduction, classification, risk factors, and course. J Clin Psychol. 2003;59(8):807-816.
52. Klengel T, Binder EB. Gene×environment interactions in major depressive disorder. Curr Psychiatry Rep. 2013;15(2):1-12.
53. Klengel T, et al. Allele-specific FKBP5 DNA demethylation mediates gene–childhood trauma interactions. Nature Neurosc. 2019;22(3):457-464.
54. Krishnan V, Nestler EJ. The molecular neurobiology of depression. Nature. 2008;455(7215):894-902.
55. Kroenke K, Spitzer RL, Williams JB. The PHQ-9: validity of a brief depression severity measure. J Gen Int Med. 2001;16(9):606-613.
56. Kupka RW, Nolen WA, Post RM, McElroy SL, Altshuler LL, Denicoff KD. High rate of autoimmune thyroiditis in bipolar disorder: lack of association with lithium exposure. Biol Psychiatry. 2007;51(4):305-311.
57. Lam DH, Hayward P, Watkins ER, Wright K, Sham P. Relapse prevention in patients with bipolar disorder: cognitive therapy outcome after 2 years. Am J Psychiatry. 2003;162(2):324-329.
58. Le Merrer J, Becker JA, Befort K, et al. Reward processing by the opioid system in the brain. Physiol Rev. 2009;89(4):1379-1412.
59. Li B, Piriz J, Mirrione M, Chung C, Proulx CD, Schulz D, et al. Synaptic potentiation onto habenula neurons in the learned helplessness model of depression. Nature. 2011;470(7335):535-9.
60. Lieb K, Zanarini MC, Schmahl C, Linehan MM, Bohus M. Borderline personality disorder. Lancet. 2004;364(9432):453-461.
61. Lin LC, Sibille E. Somatostatin, neuronal vulnerability and behavioral emotionality. Molecular Psychiatry. 2015;20(3):377-387.
62. Linehan MM. Cognitive-behavioral treatment of borderline personality disorder. New York: Guilford Press; 1993.
63. Liu L, Wang H, Chen X, Zhang Y, Zhang H, Xie P. Gut microbiota and its metabolites in depression: from pathogenesis to treatment. EBioMedicine. 2023;90:104527.
64. Lugg W. The biopsychosocial model: history, controversy and Engel. Australas Psychiatry. 2022;30(1):55-59.

65. Lutz PE, Kieffer BL. Opioid receptors: distinct roles in mood disorders. Trends Neurosc. 2013;36(3):195-206.
66. Mac Giollabhui N, Ng TH, Ellman LM, Alloy LB. The longitudinal associations of inflammatory biomarkers and depression revisited: systematic review, meta-analysis, and meta-regression. Mol Psychiatry. 2021;26(7):3302-3314.
67. Mague SD, Pliakas AM, Todtenkopf MS, et al. Antidepressant-like effects of kappa-opioid receptor antagonists in the forced swim test in rats. J Pharm Exp Ther. 2003;305(1):323–330.
68. Malhi GS, Berk M. Does dopamine dysfunction drive depression? Acta Psych Scand. 2021;144(2):91-103.
69. Mayberg HS. Modulating dysfunctional limbic-cortical circuits in depression: towards development of brain-based algorithms for diagnosis and optimised treatment. Br Med Bull. 2003;65(1):193-207.
70. McEwen BS, et al. Stress effects on neuronal structure: hippocampus, amygdala, and prefrontal cortex. Neuropsychopharmacol. 2015;41(1):3-23.
71. Miller AH, Raison CL. The role of inflammation in depression: from evolutionary imperative to modern treatment target. Nature Rev Immunol. 2016;16(1):22-34.
72. Minzenberg MJ, Poole JH, Vinogradov S. A neurocognitive model of borderline personality disorder: effects of childhood sexual abuse and relationship to adult social attachment disturbance. Develop Psychopathol. 2008;20(1):341-368.
73. Moncrieff J, et al. The serotonin theory of depression: a systematic umbrella review of the evidence. Mol Psychiatry. 2022.
74. Moriguchi S, et al. Glutamate in schizophrenia and depression: a systematic review and meta--analysis of post-mortem brain studies and MRS findings. Eur Arch Psychiatry Clin Neurosc. 2018;268(6):660-673.
75. Murillo-Rodriguez E, et al. Role of the endocannabinoid system in the neuroendocrine responses to stress. CNS Neurol Dis – Drug Targets. 2011;10(4):484-491.
76. Nestler EJ, Hyman SE. Animal models of neuropsychiatric disorders. Nature Neuroscience. 2010;13(10):1161-1169.
77. Nestler EJ, et al. Neurobiology of depression. Neuron. 2002;34(1):13-25.
78. Nestler EJ, et al. Epigenetic basis of mental illness. Neurosc. 2016;22(5):447-463.
79. Northoff G, Hirjak D. Is depression a global brain disorder with topographic dynamic reorganization? Transl Psychiatry. 2024;14:278.
80. Nummenmaa L, et al. Opioid receptor availability is related to acute and chronic measures of subjective well-being. Neuropsychopharmacol. 2020;45(5):847-853.
81. Pariante CM, Lightman SL. The HPA axis in major depression: classical theories and new developments. Trends Neurosc. 2008;31(9):464-468.
82. Perera T, George MS, Grammer G, Janicak PG, Pascual-Leone A, Wirecki TS. The Clinical TMS Society consensus review and treatment recommendations for TMS therapy for major depressive disorder. Brain Stimulation. 2016;9(3):336-346.
83. Popoli M, et al. The stressed synapse: the impact of stress and glucocorticoids on glutamate transmission. Nature Rev Neurosc. 2011;13(1):22-37.
84. Potter GG, Kittinger JD, Steffens DC. Neurocognitive and neuroimaging correlates of persistent depressive symptoms in major depressive disorder and dysthymia. J Affect Dis. 2015;176:112-117.
85. Price JL, Drevets WC. Neurocircuitry of mood disorders. Neuropsychopharmacol. 2010;35(1):192-216.
86. Raichle ME. The brain's default mode network. Ann Rev Neurosc. 2015;38:433-447.
87. Rajkowska G, Stockmeier CA. Astrocyte pathology in major depressive disorder: insights from human postmortem brain tissue. Curr Drug Targets. 2013;14(11):1225-1236.
88. Rush AJ, et al. STAR*D: acute and longer-term outcomes in depressed outpatients. Am J Psychiatry. 2006;163(11):1905-1917.

89. Sapolsky RM. Glucocorticoids and hippocampal atrophy in neuropsychiatric disorders. Arch Gen Psychiatry. 2000;57(10):925-935.
90. Scalabrini A, Vai B, Poletti S, Damiani S, Mucci C, Colombo C, et al. All roads lead to the default-mode network: global source of DMN abnormalities in major depressive disorder. Neuropsychopharmacology. 2020;45(12):2058-2069.
91. Sanacora G, et al. Reduced cortical GABA levels in depressed patients determined by proton magnetic resonance spectroscopy. Arch Gen Psychiatry. 1999;56(11):1043-1047.
92. Sanacora G, et al. Beyond monoamines: glutamatergic function in mood disorders. Nature Reviews Drug Discovery. 2012;11(10):715-726.
93. Schramm E, Klein DN, Elsaesser M, Furukawa TA, Domschke K. Review of dysthymia and persistent depressive disorder: history, correlates, and clinical implications. Lancet Psychiatry. 2020;7(9):801-812.
94. Sheline YI. 3D MRI studies of neuroanatomic changes in unipolar major depression: the role of stress and medical comorbidity. Biological Psychiatry. 2000;48(8):791-800.
95. Silbersweig D, Clarkin JF, Goldstein M, Kernberg OF, Hirsch J. Failure of frontolimbic inhibitory function in the context of negative emotion in borderline personality disorder. Am J Psychiatry. 2007;164(12):1832-1841.
96. Slavich GM, Tartter MA, Brennan PA, et al. Endogenous opioid system influences depressive reactions to socially painful targeted rejection life events. Psychoneuroendocrinology. 2014;49:141-149.
97. Sofroniew MV, Vinters HV. Astrocytes: biology and pathology. Acta Neuropathologica. 2010;119(1):7-35.
98. Stahl SM. Stahl's essential psychopharmacology, 4.ed. Cambridge University Press; 2013.
99. Stanford SC. The SMaRT approach to the identification of new targets for antidepressants. J Psychopharmacol. 2020;34(10):1043-1050.
100. Sullivan PF, et al. Genetic epidemiology of major depression: review and meta-analysis. Am J Psychiatry. 2000;157(10):1552-1562.
101. Valkanova V, Eguia Rodríguez R, Ebmeier KP. Mind over matter: what do we know about neuroplasticity in adults? BJPsych Advances. 2014;20(3):163-172.
102. Vythilingam M, Heim C, Newport J, Miller AH, Anderson E, Bronen R, Nemeroff CB. Childhood trauma associated with smaller hippocampal volume in women with major depression. Am J Psychiatry. 2002;159(12):2072-2080.
103. Yirmiya R. The inflammatory underpinning of depression: an historical perspective. Brain, Behav, Immun. 2024;122:433-443.
104. Zanarini MC, Temes CM. The hidden suffering of borderline personality disorder: a systematic review of the prevalence, correlates, and consequences of self-harm behaviors. Person Mental Health. 2018;12(1):31-41.
105. Zheng P, Zeng B, Zhou C, Liu M, Fang Z, Xu X, Xie P. Gut microbiome remodeling induces depressive-like behaviors through a pathway mediated by the host's metabolism. Mol Psychiatry. 2016;21(6):786-796.
106. Zomkowski AD, et al. Evidence for serotonin receptor subtypes involvement in the antidepressant-like effect of morphine in the forced swimming test. Brain Res. 2005;1033(2):251-257.

4

Comorbidades comuns

> "Tudo pode ser tirado de um homem, exceto uma coisa: a última das liberdades humanas – escolher a própria atitude."
>
> *Viktor E. Frankl*

A depressão e os transtornos do humor em geral estão frequentemente associados a outros transtornos mentais e condições de saúde física, muitas vezes de forma bidirecional e recíproca, ou seja, um afetando o outro. Por exemplo, distúrbios do sono podem ser tanto consequência como causa de um quadro depressivo, contribuindo para o desenvolvimento de uma alteração do humor. O mesmo fenômeno ocorre com a ansiedade: as alterações de humor tendem a produzir apreensão, ansiedade e, por vezes, inquietude, ao mesmo tempo em que a ansiedade crônica não adequadamente tratada pode levar à exaustão emocional e depressão.

Pode haver também um compartilhamento de fatores etiológicos em comum, tanto genéticos como ambientais. A ocorrência de experiências adversas na infância – como situações de negligência, abuso físico ou emocional, perda parental e exposição a situações traumáticas – é um dos fatores mais consistentemente associados ao desenvolvimento futuro de ansiedade, depressão, transtorno de estresse pós-traumático, uso de substâncias, comportamento suicida e transtornos de personalidade (Daníelsdóttir et al., 2024). Como veremos adiante, transtornos de personalidade possuem uma relação complexa com a ansiedade e os transtornos do humor.

Muitas pessoas desconhecem o fato de que os transtornos do humor estão associados a diversas condições de saúde física e cognitiva: indivíduos com depressão maior ou transtorno bipolar possuem maior risco de obesidade, diabetes, síndrome metabólica, doenças cardiovasculares precoces, dor crônica, distúrbios gastrointestinais e doenças autoimunes (Goldstein et al., 2015; Pereira et al., 2017; Arnaud et al., 2022) em comparação com a população em geral, além de risco aumentado para o desenvolvimento de demências (Elser et al., 2023; Chang et al., 2023). Além da existência de uma sobreposição de fatores de risco genético entre os transtornos do humor, outros transtornos mentais graves e essas condições médicas (Amare et al., 2017; Wray et al., 2018; Mullins et al., 2021), acredita-se hoje que o estresse crônico – muitas vezes potencializado por adversidades precoces na vida e/ou transtornos de personalidade – e os hábitos de vida possam contribuir de modo significativo para a ocorrência dessas comorbidades, conforme discutido juntamente com as intervenções de estilo de vida no Capítulo 8.

Os transtornos mentais mais frequentes em indivíduos com depressão são (prevalência nos últimos 12 meses; Hasin et al., 2018):

- Transtornos de uso de substâncias (45,3%), sendo aqueles relacionados ao uso de nicotina (32,8%) e álcool (22,2%) os mais frequentes.
- Transtorno de ansiedade generalizada (19,9%).
- Transtorno de estresse pós-traumático (16,3%).
- Transtorno de pânico (11,4%).
- Transtorno de ansiedade social (9,4%).
- Transtornos de personalidade (40,9%).

Outra condição relevante é o transtorno de déficit de atenção e hiperatividade (TDAH), que é três vezes mais comum em pessoas com transtornos de humor. A prevalência de TDAH em indivíduos com depressão maior é de 28% na infância, 17% na adolescência e 7% na idade adulta (Sandstrom et al., 2021). Por fim, alterações do sono são muito frequentes nos transtornos do humor: até 88% dos pacientes com depressão se queixam de insônia e 27% experienciam sonolência excessiva diurna (hipersonia) (Murphy; Peterson, 2015).

Vamos agora discutir em mais detalhes como os principais transtornos mentais associados à depressão se manifestam e, também, as suas implicações para o tratamento dos transtornos do humor.

TRANSTORNOS DE ANSIEDADE GENERALIZADA (TAG)

O transtorno de ansiedade generalizada (TAG) caracteriza-se por ansiedade e preocupação excessivas sobre diversos eventos ou atividades cotidianas, com evolução crônica. A intensidade, a duração e a frequência dessas preocupações são desproporcionais à probabilidade real ou ao impacto do evento temido. As pessoas com TAG enfrentam dificuldade em controlar suas preocupações, que frequentemente interferem na concentração e nas tarefas diárias. Adultos com o transtorno costumam se preocupar excessivamente com trabalho, saúde, finanças, bem-estar familiar e questões rotineiras. Já as crianças tendem a se preocupar demasiadamente com sua competência e desempenho. O foco das preocupações pode mudar ao longo do tempo (American Psychiatric Association, 2022).

Três características principais diferenciam o TAG da ansiedade não patológica:

- No TAG, as preocupações são excessivas e interferem significativamente no dia a dia da pessoa, enquanto preocupações normais tendem a ser mais administráveis e podem ser adiadas.
- As preocupações no TAG são mais disseminadas, intensas e angustiantes, com maior duração e frequentemente ocorrem sem gatilhos evidentes. Quanto mais variados os temas das preocupações, maior a probabilidade de diagnóstico de TAG.
- As preocupações no TAG em geral vêm acompanhadas de sintomas físicos, enquanto preocupações cotidianas raramente apresentam manifestações físicas.

O TAG acarreta sofrimento significativo em decorrência da preocupação constante, com prejuízos no funcionamento social, profissional e em outras áreas importantes da vida. Além da ansiedade e preocupações, o transtorno frequentemente manifesta-se com os seguintes sintomas (pelo menos três são necessários para o diagnóstico em adultos, segundo a American Psychiatric Association, 2022):

- Inquietação ou nervosismo.
- Fatigabilidade.
- Dificuldade de concentração ou “branco” mental.
- Irritabilidade.
- Tensão muscular.
- Perturbação do sono.

Aproximadamente 14% da população da América Latina irão apresentar algum transtorno de ansiedade, sendo 4% TAG, em algum momento de suas vidas (Errazuriz et al., 2025). O TAG geralmente se inicia entre os 20 e os 42 anos, por vezes na adolescência (Solmi et al., 2022), e tende a ter um curso crônico e flutuante ao longo da vida. O seu desenvolvimento está intrinsecamente relacionado a alguns traços de personalidade, como perfeccionismo e alto neuroticismo, sendo este último uma característica de personalidade marcada por maior reatividade às emoções negativas, hipervigilância e tendência a interpretar negativamente situações cotidianas, muitas vezes vistas como potencialmente ameaçadoras (Kotov et al., 2010; Kampman et al., 2017). Tudo isto contribui para que os indivíduos com TAG demonstrem altos níveis de ruminação, padrões rígidos de pensamento e dificuldade em lidar com incertezas, o que os leva, muitas vezes, a preferir ambientes e situações entendidos como controlados e previsíveis (Kotov et al., 2010; Kampman et al., 2017). É importante notar que níveis elevados de ansiedade e preocupações são manifestações inespecíficas de diferentes transtornos mentais.

Por tudo isso, a psicoterapia é um componente fundamental no tratamento do TAG e muitas das técnicas discutidas no Capítulo 5 foram estudadas também para o tratamento dos transtornos ansiosos, particularmente a Terapia Cognitivo-Comportamental (TCC) e suas variantes. Nos pacientes que não respondem adequadamente a psicoterapia ou cujas manifestações ansiosas e/ou depressivas impactam sobremaneira a funcionalidade, o tratamento farmacológico pode ser considerado: os antidepressivos das classes dos inibidores seletivos de recaptura de serotonina (ISRS) e inibidores seletivos de recaptura de serotonina e noradrenalina (ISRSN) (apresentados no Capítulo 6) são considerados agentes de primeira linha no tratamento tanto do TAG como da depressão, em razão do equilíbrio entre eficácia e tolerabilidade (Bandelow et al., 2023a).

TRANSTORNO DE ESTRESSE PÓS-TRAUMÁTICO (TEPT)

A maioria dos indivíduos expostos a situações traumáticas irá experienciar desconfortos psicológicos (anestesia ou hiper-reatividade emocional, pesadelos e/ou hipervigilância) transitórios e que melhoram espontaneamente em poucas semanas. Porém, em aproximadamente 20 a 30% dos indivíduos, esses sintomas podem persistir e levar ao transtorno de estresse pós-traumático (TEPT) (Janiri et al., 2021).

O TEPT desenvolve-se após exposição a um ou mais eventos traumáticos, como situações de guerra, agressão física, violência sexual, sequestro, tortura, desastres ou acidentes graves, além de situações médicas envolvendo experiência de quase morte e dor intensa, entre outros. Os sintomas característicos incluem (American Psychiatric Association, 2022): (1) revivência do trauma por meio de lembranças intrusivas, pesadelos, *flashbacks* ou sofrimento intenso diante de gatilhos relacionados; (2) evitação persistente de estímulos tanto internos como externos relacionados ao trauma, como pensamentos, sentimentos, pessoas ou lugares; (3) alterações negativas em cognições e humor, como amnésia dissociativa, crenças negativas sobre si mesmo ou o mundo, culpa distorcida, isolamento emocional e incapacidade de sentir emoções positivas, o que pode se sobrepor e se confundir com as manifestações da depressão; (4) hiperexcitação manifestada por irritabilidade, comportamento imprudente ou autodestrutivo, hipervigilância, resposta de sobressalto exagerada e problemas de concentração ou sono.

A apresentação clínica do TEPT pode variar, com alguns indivíduos apresentando predominância de sintomas de medo e revivência, outros com humor disfórico e cognições negativas, e outros com excitação e sintomas externalizantes. Sintomas dissociativos como despersonalização e desrealização também podem ocorrer. O diagnóstico requer que os sintomas persistam por mais de um mês e causem prejuízo significativo no funcionamento social, ocupacional ou em outras áreas importantes da vida (American Psychiatric Association, 2022).

O TEPT é um transtorno mental muito comum, afetando 7,6% da população da América Latina em algum momento das suas vidas (Errazuriz et al., 2025), mas cuja frequência tende a se elevar em situações de catástrofe e em condições médicas graves no hospital geral. Uma frequência de aproximadamente 20% de sintomas de TEPT foi observada tanto em pacientes em tratamento oncológico como em sobreviventes de unidade de terapia intensiva (Lillis et al., 2018; Righy et al., 2019). A herdabilidade genética do TEPT foi estimada entre 40 e 50%, e os seguintes fatores de risco foram observados na população em geral: vivências traumáticas prévias – principalmente na infância –, personalidade marcada por alto neuroticismo e distúrbio do sono prévio (Yehuda et al., 2015; Cox et al., 2017; Ross et al., 2017).

Psicoterapias focadas no trauma (p. ex., TCC focada no trauma e dessensibilização e reprocessamento por movimentos oculares, EMDR) são consideradas o tratamento de primeira linha no TEPT, mas os pacientes frequentemente necessitam de intervenções farmacológicas em decorrência da gravidade dos sintomas e da alteração de sono associada. Antidepressivos das classes dos ISRS e ISRSN são os medicamentos de primeira escolha, e medicamentos da classe dos benzodiazepínicos (calmantes e hipnóticos) devem ser evitados, pois facilitam a ocorrência e tendem a agravar os sintomas do TEPT (Bandelow et al., 2023b; Schnurr et al., 2024). Para a potencialização do efeito dos antidepressivos nos pacientes com resposta insatisfatória, assim como para a regulação do sono e melhora dos pesadelos associados ao TEPT, alguns antipsicóticos atípicos e o medicamento anti-hipertensivo prazosina podem ser utilizados (Bandelow et al., 2023b; Schnurr et al., 2024).

TRANSTORNO DE PÂNICO E AGORAFOBIA

A despeito do que muitas pessoas pensam, o ataque ou crise de pânico não é sinônimo de um transtorno de pânico. Ataques de pânico podem ocorrer como manifestação de diferentes transtornos mentais (transtornos do humor, transtorno de ansiedade social, TEPT, fobias específicas, psicoses e uso de substâncias, entre outros) e no contexto de algumas condições médicas (cardiorrespiratórias, vestibulares, gastrointestinais, dor etc.), assim como em resposta a uma situação traumática aguda (de Jonge et al., 2018; American Psychiatric Association, 2022).

O ataque de pânico é caracterizado por uma crise abrupta de medo ou desconforto intenso, podendo ocorrer a partir de um estado calmo ou ansioso, alcançando um pico em minutos e durante o qual ocorrem os seguintes sintomas físicos e cognitivos (pelo menos quatro, segundo a American Psychiatric Association, 2022): palpitações, coração acelerado ou taquicardia; sudorese; tremores ou abalos; sensações de falta de ar ou sufocamento; sensação de asfixia; dor ou desconforto torácico; náusea ou desconforto abdominal; sensação de tontura, instabilidade, vertigem ou desmaio; calafrios ou ondas de calor; anestesia ou sensações de formigamento no corpo; desrealização (sensação de irrealidade) ou despersonalização (distanciamento de si mesmo); medo de perder o controle ou "enlouquecer"; e medo de morrer.

Já o transtorno de pânico é definido pela ocorrência de ataques de pânico de maneira recorrente e inesperada, por vezes durante o sono, sem gatilhos evidentes e não restrita a uma situação específica (American Psychiatric Association, 2022; Organização Mundial da Saúde, 2022). Os ataques de pânico são acompanhados por apreensão/preocupação persistente acerca de ataques de pânico adicionais ou suas possíveis consequências físicas (p. ex., presença de doença cardíaca) ou mentais (medo de "enlouquecer" ou perder o controle), levando a mudanças desadaptativas no comportamento na tentativa de se minimizar ou evitar a sua ocorrência ou consequências. Por exemplo, os indivíduos com transtorno de pânico podem evitar esforço físico e, também, reorganizar a sua rotina diária para garantir que haja ajuda disponível no caso de um ataque de pânico, com restrição das atividades habituais. Nesse sentido, uma condição intrinsecamente associada ao transtorno de pânico é a agorafobia: 30 a 50% dos indivíduos que a desenvolvem já tinham experienciado ataques de pânico (American Psychiatric Association, 2022).

A agorafobia caracteriza-se por medo e/ou ansiedade acentuados frente a situações nas quais poderia ser difícil escapar ou ajuda poderia não estar disponível, como uso de transporte público, permanecer em espaços abertos, permanecer em locais fechados, ficar em filas/multidões, ou sair de casa sozinho. O medo relaciona-se com a possibilidade de passar mal (p. ex., ter um ataque de pânico ou desconfortos físicos), é desproporcional ao perigo real e leva à evitação ativa dessas situações, que podem ser enfrentadas com medo ou ansiedade intensa, muitas vezes com a presença de uma pessoa de confiança. A evitação pode tornar-se severa a ponto de confinar o indivíduo em casa. Os sintomas são persistentes, causando sofrimento e prejuízos significativos (American Psychiatric Association, 2022; Organização Mundial da Saúde, 2022).

A prevalência tanto do ataque de pânico como do transtorno de pânico varia consideravelmente entre diferentes regiões do mundo. No Brasil, enquanto 10% da população irão experienciar um ataque de pânico em algum momento de suas vidas, apenas 1,7% desenvolverá um transtorno do pânico (de Jonge et al., 2018). Como todos os transtornos mentais, o transtorno de pânico possui uma etiologia multifatorial e sua herdabilidade genética foi estimada em 40% (Forstner et al., 2021). O transtorno de pânico costuma se iniciar entre 18 e 36 anos (Solmi et al., 2022), sendo que apenas pequeno número de casos começa na infância e o início após os 45 anos é incomum. Quando não adequadamente tratado, tanto o transtorno de pânico como a agorafobia tendem a ter um curso crônico: alguns indivíduos podem ter ataques ocasionais com anos de remissão entre eles, enquanto outros podem ter sintomatologia grave contínua (American Psychiatric Association, 2022).

Semelhantemente aos outros transtornos ansiosos, o tratamento do transtorno de pânico e da agorafobia se baseia em abordagens tanto psicoterapêuticas como farmacológicas, e os antidepressivos ISRS e ISRSN também são considerados agentes de primeira linha (Bandelow et al., 2023a).

TRANSTORNO DE ANSIEDADE SOCIAL (FOBIA SOCIAL)

O transtorno de ansiedade social é caracterizado por um medo intenso ou ansiedade acentuada em situações sociais nas quais o indivíduo pode ser avaliado por outras pessoas. Em crianças, é fundamental que esse medo ocorra nas interações com pares da mesma idade, não apenas com adultos. A preocupação central é ser julgado negativamente, com receios de ser visto como ansioso, fraco, chato, louco, burro, feio, desinteressante, medroso, sujo ou desagradável. O receio de ofender os outros – por exemplo, por meio de um olhar ou demonstrando sintomas de ansiedade – pode ser o medo predominante em culturas com forte orientação coletivista. Os indivíduos temem demonstrar sintomas de ansiedade como ruborizar, tremer, transpirar ou tropeçar nas palavras, acreditando que serão avaliados negativamente, o que pode levar a comportamentos evitativos e de esquiva, como evitar comer em público. As situações sociais quase sempre provocam ansiedade, podendo variar em intensidade e tipo, incluindo ansiedade antecipatória que surge muito antes do evento. Em crianças, as manifestações incluem choro, ataques de raiva, imobilização ou comportamento de agarrar-se. Os indivíduos com frequência evitarão as situações sociais temidas ou então as suportarão com intenso medo ou ansiedade: a esquiva pode ser abrangente, como não ir a festas ou recusar a escola, ou sutil, como preparar excessivamente discursos ou limitar o contato visual. Para o diagnóstico, é necessário que o medo seja desproporcional ao risco real, considerando o contexto sociocultural (as manifestações ansiosas não estão relacionadas a uma situação de *bullying* ou assédio moral, p. ex.) (American Psychiatric Association, 2022).

O transtorno de ansiedade social possui uma idade de início mais precoce em comparação com outros transtornos ansiosos, com as primeiras manifestações já sendo observadas na infância ou adolescência, e tendendo a persistir até a idade adulta (American Psychiatric Association, 2022). A prevalência ao longo da vida é de aproximadamente 4% na América Latina (Errazuriz et al., 2025), e 42,2% dos indivíduos com transtorno de ansiedade social irão manifestar ataques de pânico sem que isso configure um transtorno de pânico, ou seja, em razão da própria gravidade da ansiedade social (de Jonge et al., 2018). O tratamento do transtorno de ansiedade social também se baseia principalmente no uso de antidepressivos ISRS e ISRSN, em combinação com a TCC (Bandelow et al., 2023a).

TRANSTORNOS DE PERSONALIDADE

Personalidade pode ser conceitualizada como a forma única com a qual cada um de nós interage com o ambiente (pessoas e situações), ou seja, a nossa "assinatura" comportamental. A nossa personalidade se desenvolve ao longo da vida, principalmente na infância e adolescência, por meio da interação entre o temperamento – influenciado por fatores hereditários (genéticos) que modificam como sentimos e processamos os estímulos à nossa volta – e os eventos da vida.

Podemos estudar a personalidade e as alterações no seu desenvolvimento por meio de diferentes modelos. Hoje, tanto a Associação Americana de Psiquiatria (American Psychiatric Association, 2022) como a Organização Mundial da Saúde (CID-11) definem transtornos de personalidade como condições caracterizadas por prejuízos significativos nos elementos do funcionamento da personalidade (Tabela 1) e traços de personalidade patológicos (Tabela 2), que ocorrem de forma inflexível e difusa dentro de uma ampla faixa de situações pessoais e sociais, com início observável no mínimo na adolescência ou começo da idade adulta, e sendo relativamente estáveis ao longo do tempo (Bach; First, 2018; ; Leichsenring et al., 2024).

TABELA 1 Elementos do funcionamento da personalidade

Si mesmo (*self*)	
Identidade	Vivência de si como único, com fronteiras claras entre si mesmo e os outros; estabilidade da autoestima e precisão da autoavaliação; capacidade para, e habilidade de regular, várias experiências emocionais.
Autodirecionamento	Busca de objetivos de curto prazo e de vida coerentes e significativos; utilização de padrões internos de comportamento construtivos e pró-sociais; capacidade de autorrefletir produtivamente.
Interpessoal	
Empatia	Compreensão e apreciação das experiências e motivações das outras pessoas; tolerância em relação a perspectivas divergentes; entendimento dos efeitos do próprio comportamento sobre os outros.
Intimidade	Profundidade e duração do vínculo com outras pessoas; desejo e capacidade de proximidade; respeito mútuo refletido no comportamento interpessoal.

Fonte: American Psychiatric Association, 2022.

TABELA 2 Traços patológicos de personalidade

Afetividade negativa	Experiências frequentes e intensas de altos níveis de uma ampla faixa de emoções negativas (ansiedade, depressão, culpa/vergonha, preocupação e raiva, p. ex.), suas manifestações comportamentais (autoagressão, p. ex.) e interpessoais (dependência, p. ex.).
Distanciamento	Evitação de experiência socioemocional, incluindo tanto afastamento das interações interpessoais, variando de interações cotidianas e casuais até amizades e relacionamentos íntimos, quanto experiência e expressão afetivas restritas, particularmente apresentando capacidade limitada de obtenção de prazer.
Antagonismo	Comportamentos que colocam o indivíduo em discordância com outras pessoas, incluindo senso exagerado de autoimportância e expectativa concomitante de tratamento especial, bem como antipatia insensível em relação aos outros, abrangendo tanto a falta de consciência das necessidades e sentimentos dos outros quanto disposição a usá-los a serviço do autoaprimoramento.
Desinibição	Orientação para a gratificação imediata, levando a comportamento impulsivo guiado por pensamentos, sentimentos e estímulos externos atuais, sem levar em consideração o aprendizado passado ou consequências futuras.
Psicoticismo	Exibição de uma ampla variedade de comportamentos e cognições estranhos, excêntricos ou incomuns culturalmente incongruentes, incluindo percepções e crenças não usuais.

Fonte: adaptado de American Psychiatric Association, 2022.

Os transtornos de personalidade são condições bastante frequentes, acometendo 12% da população em geral e 25% dos pacientes na atenção primária da saúde (Bach; First, 2018). A presença de um transtorno de personalidade associa-se a um risco substancialmente elevado de outros transtornos mentais graves – como transtornos ansiosos e do humor, TEPT e transtornos do uso de substâncias –, além de pior prognóstico e resistência no tratamento da depressão (de Sousa et al., 2015; Plana-Ripoll et al., 2019; Lam et al., 2024; Leichsenring et al., 2024). São vários os fatores que contribuem para essa associação com resistência ao tratamento da depressão, incluindo dificuldade de adesão aos tratamentos propostos, níveis elevados de ansiedade e desregulação emocional (muitas vezes, relacionados também às dificuldades nos relacionamentos interpessoais), maior comorbidade com uso de substâncias e mesmo dificuldade em perceber melhoras no humor em decorrência de dificuldade em identificar o próprio estado emocional (de Sousa et al., 2015; Lam et al., 2024; Leichsenring et al., 2024).

O transtorno de personalidade *borderline* (TPB) é uma das condições mais associadas aos transtornos do humor e comportamentos suicidas, sendo caracterizado por instabilidade da autoimagem, dos objetivos pessoais, das relações interpessoais e dos afetos, acompanhada por impulsividade, exposição a riscos e/ou agressividade. As dificuldades características são aparentes na identidade (sentimento crônico de vazio é frequentemente relatado), no autodirecionamento, na empatia e/ou na intimidade, em conjunto com traços desadaptativos de afetividade negativa, antagonismo e desinibição. Os indivíduos com TPB frequentemente manifestam instabilidade emocional, altos níveis de ansiedade, medo de rejeição e/ou abandono, pessimismo e pensamentos suicidas, autoagressão sob estresse emocional, além de envolvimento em atividades perigosas e raiva inapropriada (American Psychiatric Association, 2022).

Os transtornos de personalidade acarretam grande sofrimento para os seus portadores e pessoas próximas, além de elevados custos para a sociedade. Muitas pessoas associam esse diagnóstico a um cenário pessimista, mas a verdade é que a maioria dos pacientes melhora com o tratamento adequado. Nesse sentido, a orientação familiar e a psicoterapia são componentes fundamentais do tratamento dos transtornos de personalidade, e uma das modalidades mais estudadas nesse contexto é a terapia dialética-comportamental, discutida no Capítulo 5. A terapia dialética-comportamental, a TCC e diferentes terapias de base psicodinâmica (como a terapia baseada na mentalização e a terapia focada na transferência) demonstram importante benefício no tratamento da comorbidade entre depressão maior e transtornos de personalidade (de Sousa et al., 2015; Lam et al., 2024; Leichsenring et al., 2024).

TRANSTORNO DE DÉFICIT DE ATENÇÃO E HIPERATIVIDADE (TDAH)

O transtorno de déficit de atenção e hiperatividade (TDAH) é um transtorno do neurodesenvolvimento caracterizado por um padrão persistente de desatenção e/ou hiperatividade-impulsividade, com início da infância. A desatenção manifesta-se como divagação em tarefas, falta de persistência, dificuldade de manter o foco e desorganização, não sendo resultado de desafio ou incompreensão. A hiperatividade apresenta-se como atividade motora excessiva inapropriada, como correr por tudo na infância, ou inquietude extrema em adultos, enquanto a impulsividade envolve ações precipitadas sem premeditação, com potencial para dano, como atravessar ruas sem olhar ou interromper os outros excessivamente (American Psychiatric Association, 2022).

As manifestações devem ser observadas antes dos 12 anos e ocorrer em mais de um ambiente (casa, escola e trabalho, p. ex.). As lembranças dos adultos sobre sintomas na infância podem não ser confiáveis, sendo desejável obter informações complementares com pessoas que tenham observado o indivíduo nesses ambientes, como pais e professores (American Psychiatric Association, 2022). Os sintomas podem variar conforme o contexto, sendo mínimos quando há recompensas frequentes, supervisão, situações novas, atividades interessantes (jogos eletrônicos, p. ex.) ou estímulos externos consistentes (prática de esporte, p. ex.), situações nas quais o indivíduo pode entrar em um hiperfoco.

A prevalência do TDAH é de aproximadamente 5,0% na infância (Posner et al., 2020), mais comum em meninos, que também tendem a manifestar mais sintomas de hiperatividade-impulsividade em comparação com as meninas. As comorbidades são frequentes, incluindo outros transtornos do neurodesenvolvimento (autismo e transtornos de aprendizagem, p. ex.), transtorno de conduta, transtorno opositor desafiador, transtornos ansiosos e do humor. O diagnóstico baseia-se nos critérios clínicos discutidos, incluindo a avaliação de comorbidades. Em situações de dúvida diagnóstica, uma avaliação neurocognitiva realizada por um neuropsicólogo pode ser útil. Além disso, questionários padronizados auxiliam no rastreamento e no monitoramento (Thapar; Cooper, 2016).

Apesar de possuir uma etiologia multifatorial envolvendo fatores genéticos complexos e ambientais, o TDAH é uma condição altamente hereditária, com herdabilidade genética estimada em 70 a 80% (Thapar; Cooper, 2016; Posner et al., 2020). Fatores ambientais incluem riscos pré-natais (tabagismo materno, estresse, baixo peso ao nascer, prematuridade) e perinatais (Thapar; Cooper, 2016; Posner et al., 2020). Exposição a toxinas ambientais, como chumbo e pesticidas, e privação social extrema também foram observadas como fatores de risco, apesar dos desafios em se estabelecer causalidade (Thapar; Cooper, 2016).

Os sintomas de TDAH tendem a melhorar em muitos dos indivíduos ao longo do tempo até a idade adulta, faixa etária na qual a prevalência observada é de 2,5% (Posner et al., 2020). Estudos longitudinais mostram maior risco de baixo desempenho acadêmico, comportamento antissocial, transtornos de uso de substâncias e problemas legais, além de dificuldades ocupacionais e mortalidade prematura no adulto com sintomas persistentes (Thapar; Cooper, 2016).

A abordagem deve ser individualizada às particularidades e necessidades de cada paciente e família, incluindo eventuais comorbidades, mas as intervenções psicossociais constituem a base do tratamento do TDAH. Estas incluem psicoeducação, estratégias comportamentais, treinamento parental, além de suporte acadêmico e acomodações escolares, e devem ser priorizadas principalmente para as crianças pequenas (com menos de 6 anos) e casos leves. Os medicamentos estimulantes metilfenidato e lisdexanfetamina são considerados os fármacos de primeira linha, enquanto medicamentos não estimulantes, como a atomoxetina, a guanfacina e a clonidina, podem ser considerados em situação de não resposta ou não tolerabilidade aos estimulantes (Thapar; Cooper, 2016; Posner et al., 2020).

Conforme discutido no início do capítulo, o TDAH é uma comorbidade comum em pacientes com transtornos do humor. Crianças e adolescentes com TDAH possuem risco aumentado para o desenvolvimento de depressão (aproximadamente duas vezes maior do que crianças e adolescentes sem TDAH), e o tratamento com medicamentos estimulantes parece atenuar esse risco (Zhang et al., 2025). Além disso, a presença de TDAH em pacientes com depressão maior associa-se à resistência ao tratamento com antidepressivos, e esse fenômeno também parece melhorar com o tratamento adequado do TDAH (Chen et al., 2016; Shaker et al., 2021). A TCC parece ser particularmente eficaz no contexto da comorbidade entre depressão maior e TDAH (Lam et al., 2024).

INSÔNIA E OUTROS DISTÚRBIOS DO SONO

O sono é um processo biológico essencial para a vida e a boa saúde, possuindo papel fundamental no funcionamento cerebral e para vários aspectos da nossa fisiologia, incluindo metabolismo, imunidade, regulação hormonal e cardiovascular. Um sono alterado ou não reparador pode contribuir para a ocorrência de cansaço, sonolência diurna e dificuldades cognitivas (foco, concentração, memória etc.) no dia a dia, além de estar associado à ocorrência de hipertensão, diabetes, obesidade e doenças cardiovasculares (Medic et al., 2017). Além disso, distúrbios do sono possuem uma relação complexa com ansiedade, transtornos do humor (depressão e transtorno bipolar, entre outros), dor crônica e demências (Medic et al., 2017), podendo ocorrer tanto como manifestações clínicas dessas condições ao mesmo tempo em que atuam como fatores etiológicos e agravantes (Medic et al., 2017). Isto é, distúrbios do sono podem contribuir para o desenvolvimento e a piora de transtornos ansiosos e do humor, além de aumentarem o risco de demências se não adequadamente tratados (Medic et al., 2017). Por tudo isso, é preocupante que 65,5% dos adultos no Brasil percebam uma qualidade ruim de sono atualmente (Drager et al., 2022).

A insônia, em particular a insônia terminal (despertar mais cedo do que o habitual), é classicamente associada à depressão maior. A relação entre insônia e sintomas de humor é bidirecional, já que o sono inadequado pode preceder um episódio de depressão, e o humor deprimido pode impactar negativamente os padrões normais de sono. Além disso, indivíduos com insônia possuem um risco três vezes maior de desenvolverem depressão maior em comparação com pessoas com sono satisfatório, ao mesmo tempo em que alterações de sono residuais após um episódio depressivo associam-se a recaídas futuras (Murphy; Peterson, 2015). Por fim, fadiga e hipersonia estão intimamente correlacionadas com a sintomatologia depressiva (Murphy; Peterson, 2015). A desregulação do ritmo circadiano é particularmente relevante no transtorno bipolar, em que está associada à instabilidade do humor e risco de recaídas. Estudos indicam maior prevalência de cronotipos vespertinos em pacientes bipolares, o que se associa à maior instabilidade do humor e pior resposta terapêutica (Melo et al., 2017).

Transtornos do sono – principalmente a insônia crônica (ver a seguir) – são fatores de risco bem estabelecidos para ideação e comportamentos suicidas, independentemente da comorbidade com transtornos mentais ou outras condições médicas (Bishop et al., 2020; Liu et al., 2020; Cox et al., 2023). Quanto pior a qualidade do sono, pior a impulsividade e maior o risco de comportamentos suicidas, e esses fenômenos são mais intensos em trabalhadores de turnos (plantonistas noturnos, p. ex.) (Seo et al., 2023). Nesse sentido, é interessante notar que um estudo recente mostrou que consultar um especialista em sono reduz tentativas de suicídio em indivíduos com transtornos do sono (Bishop et al., 2020).

A Classificação Internacional dos Transtornos de Sono (*International Classification of Sleep Disorder*s – ICSD, 2014), em sua 3ª edição, reconhece hoje sete principais categorias de transtornos do sono, com diferentes transtornos específicos dentro de cada um desses grupos (Sateia, 2014): insônia crônica, transtornos do sono relacionados à respiração, transtornos do sono relacionados ao movimento, transtornos do ritmo circadiano sono-vigília, hipersonolência de origem central, parassonias e outros transtornos do sono. Enquanto o diagnóstico adequado desses transtornos depende de uma avaliação especializada, hábitos de vida saudáveis e alguns cuidados que discorreremos a seguir ajudam a prevenir e tratar boa parte dos casos de insônia crônica, o transtorno do sono mais frequente no mundo e que impacta aproximadamente 10% da população (Bacelar; Pinto Jr, 2019).

A insônia crônica é definida como uma dificuldade frequente e persistente em iniciar ou manter o sono, ocorrendo apesar das oportunidades e circunstâncias adequadas para dormir e que resulta em insatisfação com o sono e prejuízos de funcionamento durante o dia. Os sintomas diurnos podem incluir fadiga, sonolência diurna, humor deprimido ou irritabilidade, mal-estar geral e dificuldades cognitivas, como déficit de atenção, concentração ou memória. A perturbação do sono e os sintomas diurnos associados ocorrem pelo menos várias vezes por semana ao longo de pelo menos 3 meses (Organização Mundial da Saúde, 2022).

A insônia crônica e os transtornos mentais com frequência coexistem, em uma relação bidirecional: aproximadamente 50% das pessoas com insônia crônica têm algum transtorno psiquiátrico e a maioria dos pacientes com transtornos psiquiátricos apresenta insônia (Alvaro, 2013). Além dos transtornos do humor, os transtornos ansiosos, o transtorno de estresse pós-traumático, a esquizofrenia e os transtornos de uso de substâncias (álcool, nicotina, maconha, estimulantes etc.) também estão frequentemente associados à insônia, e os fatores mediando essa associação são vários e complexos. As próprias manifestações clínicas desses transtornos impactam negativamente o sono, assim como a própria privação de sono tende a agravar os sintomas mentais e cognitivos ao longo do tempo, em um ciclo vicioso. A sobreposição de fatores de risco genéticos (Li et al., 2023) e o fato de os próprios medicamentos psicotrópicos utilizados no tratamento dessas condições impactarem a arquitetura do sono (Bacelar; Pinto Jr, 2019) contribuem para a complexidade dessa associação. No entanto, hoje hábitos não saudáveis de vida – ou seja, fatores modificáveis – como sedentarismo, rotina irregular, má alimentação e uso de substâncias, assim como a inflamação sistêmica crônica resultante destes, têm sido reconhecidos como fatores de risco de grande importância para o desenvolvimento tanto de insônia crônica como de transtornos ansiosos e do humor (Furman et al., 2019; Irwin, 2019; Scoditti et al., 2022).

O tratamento de primeira linha para a insônia crônica é a chamada Terapia Cognitivo-Comportamental para Insônia (TCC-I), que é eficaz também na melhora de sintomas depressivos, e será discutida em mais detalhes – juntamente com o papel do uso de medicamentos para o tratamento da insônia – no Capítulo 8.

USO DE SUBSTÂNCIAS

O uso de substâncias psicoativas como nicotina (fumada ou vaporizada), álcool, maconha, cocaína e alucinógenos (dietilamida do ácido lisérgico [LSD] e da N,N-dimetiltriptamina [DMT] e mescalina, p. ex.) tende a agravar as alterações comportamentais de indivíduos portadores de diferentes transtornos mentais (depressão, bipolaridade, esquizofrenia e outras psicoses, transtorno de personalidade *borderline* etc.), além de poder alterar a consciência, diminuindo a percepção de risco, e aumentar os níveis de agressividade e impulsividade de qualquer pessoa. Por isso, não é de surpreender que o uso de substâncias psicoativas seja um fator de risco bem estabelecido para ideação, planejamento e tentativas de suicídio (Weber et al., 2017; Abdalla et al., 2019; Desai et al., 2022; Kim et al., 2023). Vinte por cento dos casos de suicídio ocorrem sob intoxicação por alguma substância psicoativa (Weber et al., 2017). Dessa forma, é fundamental que pessoas com transtornos do humor, principalmente aquelas experienciando sentimento de desesperança e pensamentos suicidas, evitem ao máximo o uso dessas substâncias.

É importante observar que a noção de que o consumo leve de bebidas alcoólicas pudesse ter algum efeito protetor na saúde cardiovascular sofreu importante revisão na literatura médica recente: mesmo em quantidades modestas, o álcool foi consistentemente associado a diferentes tipos de câncer, além de autolesão não suicida e comportamento suicida (Anderson et al., 2023). A Organização Mundial da Saúde (OMS) estima que o uso do álcool foi responsável pela morte de cerca de 2,6 milhões de pessoas em 2019 em todo o mundo, o que corresponde a 4,7% de todas as mortes ocorridas naquele ano, além de aproximadamente 4,6% da carga global de doenças (Ministério da Saúde, 2024). O uso de álcool está entre os principais fatores de risco para mortalidade prematura e incapacidade no mundo mediante sua relação causal com diversas condições de saúde – incluindo câncer, cirrose hepática, pancreatite e doenças cardiovasculares –, mas também suicídio, comportamento sexual de risco, acidentes de trânsito e violência interpessoal (Anderson et al., 2023; Ministério da Saúde, 2024). Coerentemente com as evidências científicas recentes e posições de diferentes sociedades médicas no mundo, em 2024 o Ministério da Saúde publicou nota técnica reiterando não haver quantidade de álcool isenta de risco para a saúde e, portanto, recomendando evitar o consumo de bebidas alcoólicas.

A dificuldade em controlar (cessar ou diminuir) o uso de determinada substância psicoativa a despeito dos problemas relacionados (profissionais, financeiros, nos relacionamentos, na saúde etc.) sugere a ocorrência de transtorno por uso de substâncias. Muitas vezes, a própria pessoa não percebe a dificuldade em controlar o uso, minimizando os prejuízos ou atribuindo estes a outros fatores. O tratamento especializado é fundamental nessas situações e existem diferentes técnicas terapêuticas que podem ser empregadas com o objetivo de melhorar tanto a consciência do paciente sobre o problema como o uso da substância em si. Uma das técnicas mais estudadas para esse fim é a chamada entrevista motivacional, que tem como objetivo principal auxiliar o indivíduo nos processos de mudanças comportamentais por meio da resolução de ambivalências que o estejam impedindo de atingir suas metas. Para tanto, utiliza de uma abordagem empática - não confrontativa - e princípios cognitivos como entendimento dos problemas e das reações emocionais frente a eles, ajudando a pessoa a perceber seus recursos e utilizá-los em estratégias para lidar com situações difíceis (DiClemente et al., 2017).

CONSIDERAÇÕES FINAIS

A depressão frequentemente coocorre com outros transtornos mentais, principalmente os transtornos de personalidade, transtornos de uso de substâncias, TDAH, TAG, TEPT, transtorno de pânico e transtorno de ansiedade social. Compreender melhor as manifestações clínicas desses transtornos permite ao paciente não apenas contribuir para o diagnóstico de sua condição, mas também monitorar a sua resposta ao tratamento e o desenvolvimento de técnicas de autorregulação emocional.

A abordagem de cada uma dessas condições possui particularidades que devem ser levadas em consideração na construção do plano terapêutico. Dessa forma, o diagnóstico adequado é de fundamental importância na escolha do melhor tratamento tanto farmacológico como psicoterapêutico.

TÉCNICA 4

MAPA DE COMORBIDADES

Ao explorar o complexo mundo das condições de saúde mental, é comum descobrir que elas raramente ocorrem de modo isolado. Muitas vezes, uma pessoa pode enfrentar múltiplas condições ao mesmo tempo. Para este capítulo, vamos mergulhar na técnica do mapa de comorbidades, uma aplicação prática para explorar e entender como diferentes transtornos podem se interconectar. Imagine um mapa de estradas que conectam diferentes cidades. Cada cidade representa uma condição de saúde mental, como bipolaridade, TDAH (transtorno do déficit de atenção e hiperatividade), ansiedade ou depressão. As estradas que conectam essas cidades simbolizam as relações entre essas condições, mostrando como elas podem influenciar umas às outras.

Por exemplo, imagine que você está lidando com ansiedade. No seu mapa, a cidade da ansiedade está conectada à cidade do TDAH por uma estrada. Isso indica que as dificuldades de concentração associadas ao TDAH podem exacerbar os sintomas de ansiedade, e vice-versa. Talvez haja outra estrada conectando a ansiedade à depressão, mostrando como o estresse contínuo pode levar a sentimentos de desesperança. A proposta para este capítulo é montar um mapa visual de comorbidades, listando os sintomas que você está enfrentando. Você pode dividir esse mapa com seus profissionais de saúde mental ou mesmo pedir ajuda a eles para identificar quais estradas compõem seu mapa.

Desenhe as conexões, usando linhas para conectar as condições que você acredita estarem relacionadas. Por exemplo, se você nota que seus sintomas de ansiedade pioram quando está estressado, desenhe uma linha entre "ansiedade" e "estresse". Adicione os detalhes, anotando ao lado de cada conexão como uma coisa afeta a outra. Por exemplo, "ansiedade → depressão: sentimentos de desesperança aumentam quando estou ansioso". Não se esqueça de revisitar e atualizar o mapa regularmente, à medida que você aprende mais sobre seu(s) transtorno(s), como eles interagem, por que certos sintomas aparecem ou pioram em determinados momentos e quais estratégias são úteis para prevenir recaídas ou agravamentos. Identificar as conexões pode também ajudar você e seu terapeuta a priorizar áreas específicas do tratamento, maximizando o impacto das intervenções. Fique tranquilo, as diversas ferramentas sugeridas ao longo do livro vão ajudar nessa tarefa, trabalhando todos os cantos do mapa da sua saúde mental, passo a passo.

Exemplo prático

Suponha que você está lidando com TDAH e ansiedade. Seu mapa pode mostrar uma conexão entre essas duas condições, indicando que a dificuldade de concentração do TDAH pode aumentar sua ansiedade. Além disso, você pode ter uma conexão entre ansiedade e depressão, mostrando como o estresse contínuo pode levar a sentimentos de desesperança.

TDAH → Ansiedade: dificuldade de concentração aumenta a ansiedade.
Ansiedade → Depressão: estresse contínuo leva a sentimentos de desesperança.
Depressão → TDAH: fadiga e falta de motivação pioram a capacidade de foco.

Caso os sintomas pareçam embaralhados, não se preocupe! Transtornos mentais podem se sobrepor e se influenciar mutuamente, desafiando a visão binária de "ter ou não ter" uma condição específica. Uma pessoa pode apresentar múltiplos transtornos ao mesmo tempo, como depressão, ansiedade e TDAH, interagindo de maneiras complexas. A abordagem transdiagnóstica reconhece que os transtornos mentais não são entidades isoladas, mas sim interconectadas. Desse modo, é mais fácil entender como diferentes transtornos interagem e afetam a vida do paciente, bem como estabelecer um plano de tratamento eficaz e personalizado.

REFERÊNCIAS

1. Abdalla RR, Miguel AC, Brietzke E, Caetano R, Laranjeira R, Madruga CS. Suicidal behavior among substance users: data from the Second Brazilian National Alcohol and Drug Survey (II BNADS). Braz J Psychiatry. 2019;41(5):437-440.
2. Alvaro PK, Roberts RM, Harris JK. A systematic review assessing bidirectionality between sleep disturbances, anxiety, and depression. Sleep. 2013;36(7):1059-1068.
3. Amare AT, Schubert KO, Klingler-Hoffmann M, Cohen-Woods S, Baune BT. The genetic overlap between mood disorders and cardiometabolic diseases: a systematic review of genome wide and candidate gene studies. Transl Psychiatry. 2017;7(1):e1007.
4. American Academy of Sleep Medicine. International Classification of Sleep Disorders, 3. ed. Darien: American Academy of Sleep Medicine; 2014.
5. American Psychiatric Association. Diagnostic and statistical manual of mental disorders. 5th edition-Text Revision (DSM-5-TR). Washington: American Psychiatric Association, 2022.
6. Anderson BO, Berdzuli N, Ilbawi A, Kestel D, Kluge HP, Krech R, et al. Health and cancer risks associated with low levels of alcohol consumption. Lancet Public Health. 2023;8(1):e6-e7.
7. Arnaud AM, Brister TS, Duckworth K, Foxworth P, Fulwider T, Suthoff ED, et al. Impact of major depressive disorder on comorbidities: a systematic literature review. J Clin Psychiatry. 2022;83(6):21r14328.
8. Bacelar A, Pinto Jr LR. Insônia: do diagnóstico ao tratamento. São Caetano do Sul, SP: Difusão Editora; São Paulo: Associação Brasileira do Livro; 2019.
9. Bach B, First MB. Application of the ICD-11 classification of personality disorders. BMC Psychiatry. 2018;18(1):351.
10. Bandelow B, Allgulander C, Baldwin DS, Costa DLDC, Denys D, Dilbaz N, et al. World Federation of Societies of Biological Psychiatry (WFSBP) guidelines for treatment of anxiety, obsessive-compulsive and posttraumatic stress disorders - version 3. Part I: Anxiety disorders. World J Biol Psychiatry. 2023;24(2):79-117.

11. Bandelow B, Allgulander C, Baldwin DS, Costa DLDC, Denys D, Dilbaz N, et al. World Federation of Societies of Biological Psychiatry (WFSBP) guidelines for treatment of anxiety, obsessive-compulsive and posttraumatic stress disorders – version 3. Part II: OCD and PTSD. World J Biol Psychiatry. 2023;24(2):118-134.
12. Bishop TM, Walsh PG, Ashrafioun L, Lavigne JE, Pigeon WR. Sleep, suicide behaviors, and the protective role of sleep medicine. Sleep Med. 2020;66:264-270.
13. Bühler M, Mann K. Alcohol and the human brain: a systematic review of different neuroimaging methods. Alcohol Clin Exp Res. 2011;35(10):1771-93.
14. Chang WH, Su CC, Chen KC, Hsiao YY, Chen PS, Yang YK. Which severe mental illnesses must increase the risk of developing dementia? Comparing the risk of dementia in patients with schizophrenia, major depressive disorder and bipolar disorder. Clin Psychopharmacol Neurosci. 2023;21(3):478-487.
15. Chen MH, Pan TL, Hsu JW, Huang KL, Su TP, Li CT, et al. Attention-deficit hyperactivity disorder comorbidity and antidepressant resistance among patients with major depression: A nationwide longitudinal study. Eur Neuropsychopharmacol. 2016;26(11):1760-1767.
16. Cox RC, Brown SL, Chalmers BN, Scott LN. Examining sleep disturbance components as near-term predictors of suicide ideation in daily life. Psychiatry Res. 2023;326:115323.
17. Cox RC, Tuck BM, Olatunji BO. Sleep disturbance in posttraumatic stress disorder: Epiphenomenon or causal factor? Curr Psychiatry Rep. 2017;19(4):22.
18. Daníelsdóttir HB, Aspelund T, Shen Q, Halldorsdottir T, Jakobsdóttir J, Song H, et al. Adverse childhood experiences and adult mental health outcomes. JAMA Psychiatry. 2024;81(6):586-594.
19. Daviet R, Aydogan G, Jagannathan K, Spilka N, Koellinger PD, Kranzler HR, et al. Associations between alcohol consumption and gray and white matter volumes in the UK Biobank. Nat Commun. 2022;13(1):1175.
20. de Jonge P, Roest AM, Lim CCW, Levinson D, Scott KM. Panic disorder and panic attacks. In: Stein DJ, Scott KM, de Jonge P, Kessler RC (eds). Mental disorders around the world: facts and figures from the WHO World Mental Health Surveys. Cambridge: Cambridge University Press; 2018. p. 93-105.
21. Desai S, Jain V, Xavier S, Du W. Hopelessness, suicidality, and co-occurring substance use among adolescent hallucinogen users: a national survey study. Children (Basel). 2022;9(12):1906.
22. de Sousa RT, Zanetti MV, Brunoni AR, Machado-Vieira R. Challenging treatment-resistant major depressive disorder: a roadmap for improved therapeutics. Curr Neuropharmacol. 2015;13(5):616-35.
23. DiClemente CC, Corno CM, Graydon MM, Wiprovnick AE, Knoblach DJ. Motivational interviewing, enhancement, and brief interventions over the last decade: a review of reviews of efficacy and effectiveness. Psychol Addict Behav. 2017;31(8):862-887.
24. Drager LF, Pachito DV, Morihisa R, Carvalho P, Lobao A, Poyares D. Sleep quality in the Brazilian general population: a cross-sectional study. Sleep Epidemiology. 2022;(2):100020.
25. Elser H, Horváth-Puhó E, Gradus JL, Smith ML, Lash TL, Glymour MM, et al. Association of early-, middle-, and late-life depression with incident dementia in a Danish cohort. JAMA Neurol. 2023:e232309.
26. Errazuriz A, Avello-Vega D, Passi-Solar A, Torres R, Bacigalupo F, Crossley NA, et al. Prevalence of anxiety disorders in Latin America: a systematic review and meta-analysis. Lancet Reg Health Am. 2025;45:101057.
27. Ewing SW, Sakhardande A, Blakemore SJ. The effect of alcohol consumption on the adolescent brain: a systematic review of MRI and fMRI studies of alcohol-using youth. Neuroimage Clin. 2014;5:420-37.
28. Forstner AJ, Awasthi S, Wolf C, Maron E, Erhardt A, Czamara D, et al. Genome-wide association study of panic disorder reveals genetic overlap with neuroticism and depression. Mol Psychiatry. 2021;26(8):4179-4190.

29. Furman D, Campisi J, Verdin E, Carrera-Bastos P, Targ S, Franceschi C, et al. Chronic inflammation in the etiology of disease across the life span. Nat Med. 2019;25(12):1822-1832.
30. Goldstein BI, Carnethon MR, Matthews KA, McIntyre RS, Miller GE, Raghuveer G, et al.; American Heart Association Atherosclerosis; Hypertension and Obesity in Youth Committee of the Council on Cardiovascular Disease in the Young. Major depressive disorder and bipolar disorder predispose youth to accelerated atherosclerosis and early cardiovascular disease: a scientific statement from the American Heart Association. Circulation. 2015;132(10):965-86.
31. Hasin DS, Sarvet AL, Meyers JL, Saha TD, Ruan WJ, Stohl M, Grant BF. Epidemiology of adult DSM-5 major depressive disorder and its specifiers in the United States. JAMA Psychiatry. 2018;75(4):336-346.
32. Irwin MR. Sleep and inflammation: partners in sickness and in health. Nat Rev Immunol. 2019;19(11):702-715.
33. Janiri D, Carfì A, Kotzalidis GD, Bernabei R, Landi F, Sani G; Gemelli Against COVID-19 post-acute care study group. Posttraumatic stress disorder in patients after severe COVID-19 infection. JAMA Psychiatry. 2021;78(5):567-569.
34. Kampman O, Viikki M, Leinonen E. Anxiety disorders and temperament-an Update Review. Curr Psychiatry Rep. 2017;19(5):27.
35. Kim H, Ryu S, Jeon HJ, Roh S. Lifestyle factors and suicide risk: a nationwide population-based study. J Affect Disord. 2023;328:215-221.
36. Kotov R, Gamez W, Schmidt F, Watson D. Linking "big" personality traits to anxiety, depressive, and substance use disorders: a meta-analysis. Psychol Bull. 2010;136(5):768-821.
37. Leichsenring F, Fonagy P, Heim N, Kernberg OF, Leweke F, Luyten P, et al. Borderline personality disorder: a comprehensive review of diagnosis and clinical presentation, etiology, treatment, and current controversies. World Psychiatry. 2024;23(1):4-25.
38. Li QS, Shabalin AA, DiBlasi E, Gopal S, Canuso CM; FinnGen, International Suicide Genetics Consortium; Palotie A, Drevets WC, Docherty AR, Coon H. Genome-wide association study meta-analysis of suicide death and suicidal behavior. Mol Psychiatry. 2023;28(2):891-900.
39. Lillis TA, Gerhart J, Bouchard LC, Cvengros J, O'Mahony S, Kopkash K, et al. Sleep disturbance mediates the association of post-traumatic stress disorder symptoms and pain in patients with cancer. Am J Hosp Palliat Care. 2018;35(5):788-793.
40. Liu RT, Steele SJ, Hamilton JL, Do QBP, Furbish K, Burke TA, Martinez AP, Gerlus N. Sleep and suicide: a systematic review and meta-analysis of longitudinal studies. Clin Psychol Rev. 2020;81:101895.
41. Medic G, Wille M, Hemels ME. Short- and long-term health consequences of sleep disruption. Nat Sci Sleep. 2017;9:151-161.
42. Melo MCA, Abreu RLC, Linhares Neto VB, de Bruin PFC, de Bruin VMS. Chronotype and circadian rhythm in bipolar disorder: a systematic review. Sleep Med Rev. 2017;34:46-58.
43. Ministério da Saúde. Nota técnica conjunta n. 263/2024-SVSA/SAPS/SAES/MS; 2024. Disponível em: https://www.gov.br/saude/pt-br/centrais-de-conteudo/publicacoes/notas-tecnicas/2024/nota-tecnica-conjunta-no-263-2024-svsa-saps-saes-ms.pdf.
44. Mullins N, Forstner AJ, O'Connell KS, Coombes B, Coleman JRI, et al. Genome-wide association study of more than 40,000 bipolar disorder cases provides new insights into the underlying biology. Nat Genet. 2021;53(6):817-829.
45. Murphy MJ, Peterson MJ. Sleep disturbances in depression. Sleep Med Clin. 2015;10(1):17-23.
46. Organização Mundial da Saúde (OMS). Classificação Internacional de Doenças, 11ª Revisão (CID-11). OMS; 2022.
47. Paul CA, Au R, Fredman L, Massaro JM, Seshadri S, Decarli C, Wolf PA. Association of alcohol consumption with brain volume in the Framingham study. Arch Neurol. 2008;65(10):1363-7.
48. Pereira FG, França MH, Paiva MCA, Andrade LH, Viana MC. Prevalence and clinical profile of chronic pain and its association with mental disorders. Rev Saúde Pública. 2017;51:96.

49. Plana-Ripoll O, Pedersen CB, Holtz Y, Benros ME, Dalsgaard S, de Jonge P, et al. Exploring comorbidity within mental disorders among a danish national population. JAMA Psychiatry. 2019;76(3):259-270.
50. Posner J, Polanczyk GV, Sonuga-Barke E. Attention-deficit hyperactivity disorder. Lancet. 2020;395(10222):450-462.
51. Righy C, Rosa RG, da Silva RTA, Kochhann R, Migliavaca CB, Robinson CC, et al. Prevalence of post-traumatic stress disorder symptoms in adult critical care survivors: a systematic review and meta-analysis. Crit Care. 2019;23(1):213.
52. Ross DA, Arbuckle MR, Travis MJ, Dwyer JB, van Schalkwyk GI, Ressler KJ. An integrated neuroscience perspective on formulation and treatment planning for posttraumatic stress disorder: An educational review. JAMA Psychiatry. 2017;74(4):407-415.
53. Sandstrom A, Perroud N, Alda M, Uher R, Pavlova B. Prevalence of attention-deficit/hyperactivity disorder in people with mood disorders: a systematic review and meta-analysis. Acta Psychiatr Scand. 2021;143(5):380-391.
54. Sateia MJ. International classification of sleep disorders-third edition: highlights and modifications. Chest. 2014;146(5):1387-1394.
55. Scoditti E, Tumolo MR, Garbarino S. Mediterranean diet on sleep: a health alliance. Nutrients. 2022;14(14):2998.
56. Seo J, Lee S, Lee J, Jeon S, Hwang Y, Kim J, Kim SJ. Effects of sleep and impulsivity on suicidality in shift and non-shift workers. J Affect Disord. 2023;338:554-560.
57. Shaker NM, Osama Y, Barakat DH, Abdelgawad AA, Abdel Aziz K, Aly El-Gabry D. Atomoxetine in attention/deficit/hyperactivity disorder in children with and without comorbid mood disorders. J Child Adolesc Psychopharmacol. 2021;31(5):332-341.
58. Schnurr PP, Hamblen JL, Wolf J, Coller R, Collie C, Fuller MA, et al. The management of post-traumatic stress disorder and acute stress disorder: synopsis of the 2023 U.S. Department of Veterans Affairs and U.S. Department of Defense Clinical Practice Guideline. Ann Intern Med. 2024;177(3):363-374.
59. Solmi M, Radua J, Olivola M, Croce E, Soardo L, Salazar de Pablo G, et al. Age at onset of mental disorders worldwide: large-scale meta-analysis of 192 epidemiological studies. Mol Psychiatry. 2022;27(1):281-295.
60. Sun Y, Lin CC, Lu CJ, Hsu CY, Kao CH. Association between Zolpidem and suicide: A nationwide population-based case-control study. Mayo Clin Proc. 2016;91(3):308-15.
61. Thapar A, Cooper M. Attention deficit hyperactivity disorder. Lancet. 2016;387(10024):1240-50.
62. Tubbs AS, Fernandez FX, Ghani SB, Karp JF, Patel SI, Parthasarathy S, Grandner MA. Prescription medications for insomnia are associated with suicidal thoughts and behaviors in two nationally representative samples. J Clin Sleep Med. 2021;17(5):1025-1030.
63. Weber AN, Michail M, Thompson A, Fiedorowicz JG. Psychiatric emergencies: assessing and managing suicidal ideation. Med Clin North Am. 2017;101(3):553-571.
64. Wray NR, Ripke S, Mattheisen M, Trzaskowski M, Byrne EM, et al. Genome-wide association analyses identify 44 risk variants and refine the genetic architecture of major depression. Nat Genet. 2018;50(5):668-681.
65. Yehuda R, Hoge CW, McFarlane AC, Vermetten E, Lanius RA, Nievergelt CM, et al. Post-traumatic stress disorder. Nat Rev Dis Primers. 2015;1:15057.
66. Zhang Y, Liao W, Rao Y, Gao W, Yang R. Effects of ADHD and ADHD medications on depression and anxiety in children and adolescents: a systematic review and meta-analysis. J Psychiatr Res. 2025;181:623-639.
67. Lam RW, Kennedy SH, Adams C, Bahji A, Beaulieu S, Bhat V, et al. Canadian Network for Mood and Anxiety Treatments (CANMAT) 2023 Update on clinical guidelines for management of major depressive disorder in adults. Can J Psychiatry. 2024;69(9):641-687.

5

Tratamentos psicológicos

> "A depressão não é uma escolha, mas como reagimos a ela é. A terapia nos oferece ferramentas para fazer escolhas mais adaptativas mesmo nos momentos mais sombrios."
>
> *Aaron Beck*

Ao considerar o tratamento da depressão, as abordagens psicológicas representam um pilar fundamental, tanto como intervenção isolada em casos leves a moderados quanto em combinação com tratamentos farmacológicos em quadros mais graves. Ao contrário dos medicamentos, que atuam primariamente nos sistemas neuroquímicos cerebrais, as intervenções psicológicas têm como alvo os padrões de pensamento, comportamento e processamento emocional que estão na base da manutenção dos estados depressivos.

Nas últimas décadas, houve um avanço significativo na compreensão dos mecanismos psicológicos envolvidos na depressão, levando ao desenvolvimento de abordagens terapêuticas cada vez mais refinadas e empiricamente validadas. O que antes se limitava a intervenções de longo prazo com pouca evidência de eficácia, hoje se expandiu para um repertório diversificado de tratamentos psicológicos estruturados, muitos deles com protocolos específicos, duração definida e evidências robustas de efetividade.

Neste capítulo, exploraremos as principais abordagens psicológicas utilizadas no tratamento da depressão, focando naquelas que possuem o maior suporte empírico. Veremos como cada uma delas se propõe a intervir nos diferentes aspectos da experiência depressiva – desde padrões comportamentais de evitação e isolamento, passando por estruturas cognitivas disfuncionais, até dificuldades na regulação emocional e efetividade interpessoal.

É importante ressaltar que, embora essas abordagens sejam apresentadas separadamente para fins didáticos, na prática clínica atual existe uma tendência crescente à integração. Muitos terapeutas utilizam elementos de diferentes modelos teóricos, adaptando-os às necessidades específicas de cada paciente, o que chamamos de ecletismo técnico – a prática de integrar técnicas clínicas diferentes em prol do paciente. O ecletismo teórico, por sua vez, consiste em integrar bases teóricas diferentes e é menos unânime entre psicólogos, porque a incompatibilidade epistemológica pode impossibilitar essa aproximação. Por isso, o terapeuta deve ter um treinamento prévio que permita esse olhar que agrega teorias e técnicas passíveis de serem aproximadas.

Além da *expertise* clínica que permitirá tal análise, a escolha da abordagem terapêutica deve considerar não apenas o diagnóstico, mas as características individuais, preferências e contexto sociocultural da pessoa em tratamento.

Uma pergunta importante a ser respondida tanto por pacientes quanto por profissionais que trabalham na saúde mental é: qual é o melhor tratamento disponível atualmente que aumenta as chances de que esse paciente seja tratado de forma mais efetiva? Sabemos que o acompanhamento de um médico psiquiatra e de um psicólogo são fundamentais no tratamento da depressão, contudo, qual, especificamente é a abordagem mais indicada para esses casos?

A Figura 1 resume o paradigma da Psicologia Baseada em Evidências (PBE). Ao adotar a perspectiva da PBE, a escolha e a aplicação de intervenções psicológicas para o tratamento da depressão devem ser guiadas por três pilares

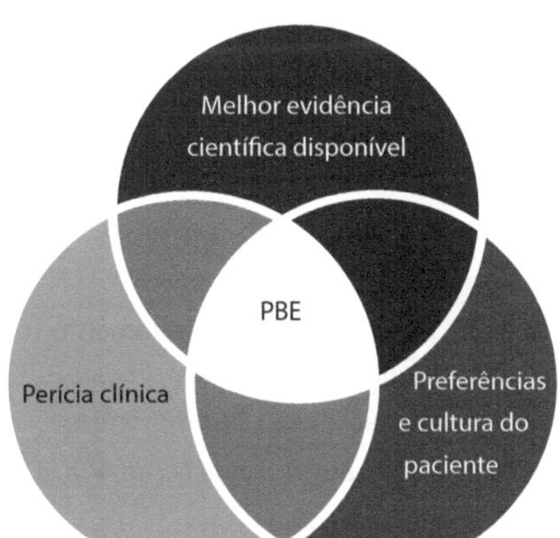

FIGURA 1 Psicologia Baseada em Evidências (PBE).
Fonte: Leonardi et al., 2023.

fundamentais: as melhores evidências científicas disponíveis, a *expertise* clínica do profissional e as características, valores e preferências do paciente. A PBE não se restringe à replicação mecânica de protocolos validados, mas propõe uma integração criteriosa entre o conhecimento acumulado pela pesquisa empírica e a singularidade de cada caso clínico. Nesse sentido, ela promove o cuidado centrado na pessoa, ao mesmo tempo em que assegura alto padrão de qualidade técnica. Essa abordagem favorece a tomada de decisões terapêuticas mais precisas e éticas, contribuindo para melhores desfechos no tratamento da depressão e reforçando o compromisso da psicologia com a efetividade, a responsabilidade profissional e o respeito à individualidade dos pacientes.

Ao fim do capítulo, será possível compreender como essas diferentes intervenções podem ser aplicadas, suas indicações específicas, seus procedimentos básicos e a evidência científica que as sustenta. Esse conhecimento é valioso tanto para profissionais de saúde mental que buscam aprimorar sua prática quanto para pessoas que vivenciam a depressão e procuram entender melhor as opções terapêuticas disponíveis.

A Tabela 1 foi organizada com base em uma das principais diretrizes internacionais que visa organizar o conhecimento científico disponível, no que tange ao tratamento de transtornos do humor.

TABELA 1 Resumo de recomendações de psicoterapia para transtornos depressivos

Linha de tratamento	Modalidade do tratamento
Primeira linha	Terapia Cognitivo-Comportamental
	Terapia Interpessoal
	Ativação Comportamental
Segunda linha	Sistema de Análise Comportamental Cognitiva de Psicoterapia
	Terapia Cognitiva Baseada em *Mindfulness*
	Terapia de Solução de Problemas
	Terapia Psicodinâmica Breve
	Protocolo Unificado para Tratamento Transdiagnóstico de Transtornos Emocionais
Terceira linha	Terapia de Aceitação e Compromisso
	Terapia Psicodinâmica de Longo Prazo
	Terapia Metacognitiva
	Entrevista Motivacional

Fonte: tradução e adaptação das Guidelines CANMAT, 2023.

TERAPIA COGNITIVO-COMPORTAMENTAL (TCC)

A Terapia Cognitivo-Comportamental (TCC) é uma das abordagens mais amplamente estudadas e empiricamente validadas para o tratamento da depressão. Desenvolvida inicialmente por Aaron Beck na década de 1960, a TCC tem evoluído de modo constante, incorporando novas descobertas científicas e expandindo seu alcance terapêutico (Beck; Alford, 2009). O princípio fundamental que norteia essa abordagem é que nossos pensamentos, emoções e comportamentos estão intrinsecamente interligados, formando um sistema de influência mútua.

Considerando a vasta abrangência desse conceito, que abarca diversas técnicas sob a mesma denominação, cabe fazermos um apanhado histórico e apresentarmos uma proposta explicativa sobre a evolução da TCC desde sua criação, nos anos 1960. Hayes (2004) introduziu e explicou o conceito das três ondas das terapias comportamentais e cognitivas em seu artigo "*Acceptance and Commitment Therapy, Relational Frame Theory, and the Third Wave of Behavioral and Cognitive Therapies*".

TABELA 2 Resumo das três ondas da Terapia Cognitivo-Comportamental

Gerações das Terapias Cognitivo-Comportamentais	Principais abordagens e autores
Primeira onda	Terapia Comportamental – baseada na Análise do Comportamento (B. F. Skinner), com aplicações clínicas por diversos autores, como Joseph Wolpe, Hans Eysenck etc.
Segunda onda	TC e TCC – Terapia Cognitiva e Cognitivo-Comportamental – Aaron Beck TREC – Terapia Racional-Emotiva-Comportamental – Albert Ellis TMC – Terapia Metacognitiva – Adrian Wells
Terceira onda: terapias contextuais	ACT – Terapia de Aceitação e Compromisso – Steven Hayes BA – Ativação Comportamental – (diversos autores; destacam-se Peter Lewinsohn e Christopher Martell) CFT – Terapia Focada na Compaixão – Paul Gilbert CT-R - Terapia Cognitiva Orientada para a Recuperação – Aaron Beck DBT – Terapia Comportamental Dialética – Marsha Linehan FAP – Psicoterapia Analítica Funcional – Robert Kohlenberg e Mavis Tsai IBCT – Terapia Comportamental Integrativa de Casal – Andrew Christensen e Neil Jacobson MBCT – Terapia Cognitiva Baseada em *Mindfulness* – Zindel Segal, Mark Williams e John Teasdale

(continua)

TABELA 2 Resumo das três ondas da Terapia Cognitivo-Comportamental *(continuação)*

Gerações das Terapias Cognitivo-Comportamentais	Principais abordagens e autores
Gerações das Terapias Cognitivo-Comportamentais	Principais abordagens e autores
Primeira onda	Terapia Comportamental – baseada na Análise do Comportamento (B.F. Skinner), com aplicações clínicas por diversos autores, como Joseph Wolpe, Hans Eysenck, etc.
Segunda onda	TC e TCC – Terapia Cognitiva e Cognitivo-Comportamental – Aaron Beck TREC – Terapia Racional-Emotiva-Comportamental – Albert Ellis TMC – Terapia Metacognitiva – Adrian Wells
Terceira onda: terapias contextuais	ACT – Terapia de Aceitação e Compromisso – Steven Hayes BA – Ativação Comportamental – (diversos autores; destacam-se Peter Lewinsohn e Christopher Martell) CFT – Terapia Focada na Compaixão – Paul Gilbert CT-R – Terapia Cognitiva Orientada para a Recuperação – Aaron Beck DBT – Terapia Comportamental Dialética – Marsha Linehan FAP – Psicoterapia Analítica Funcional – Robert Kohlenberg e Mavis Tsai IBCT – Terapia Comportamental Integrativa de Casal – Andrew Christensen e Neil Jacobson MBCT – Terapia Cognitiva Baseada em Mindfulness – Zindel Segal, Mark Williams e John Teasdale

Fonte: elaborada com base em Hayes, 2004.

Apesar de haver uma separação didática entre as ondas, na verdade, há uma proposta de integração desses conhecimentos, que caminha em convergência com tratamentos transdiagnósticos. Isso porque, por mais que haja vasta diversidade de propostas terapêuticas e diversos protocolos pensados em transtornos específicos, há elementos comuns a essas abordagens que são utilizados por especialistas nas diversas linhas. Um exemplo nesse sentido será mais bem descrito mais adiante, quando apresentarmos o Protocolo Unificado para Tratamento Transdiagnóstico de Transtornos Emocionais (Barlow et al., 2017).

Bases teóricas: o modelo cognitivo da depressão

Na depressão, a TCC identifica padrões específicos de pensamentos distorcidos, comportamentos de isolamento ou inatividade e respostas emocionais negativas que se reforçam mutuamente, criando e mantendo o estado depressivo. A intervenção busca quebrar esse ciclo por meio da modificação de pensamentos disfuncionais e da promoção de comportamentos mais adaptativos. Segundo Beck, a depressão caracteriza-se por uma tríade cognitiva negativa (Figura 2), composta por:

- Visão negativa de si mesmo: a pessoa se percebe como inadequada, defeituosa ou sem valor.
- Visão negativa do mundo: o ambiente é visto como cheio de obstáculos insuperáveis e demandas excessivas.
- Visão negativa do futuro: há uma expectativa de que o sofrimento continuará indefinidamente, sem possibilidade de melhora.

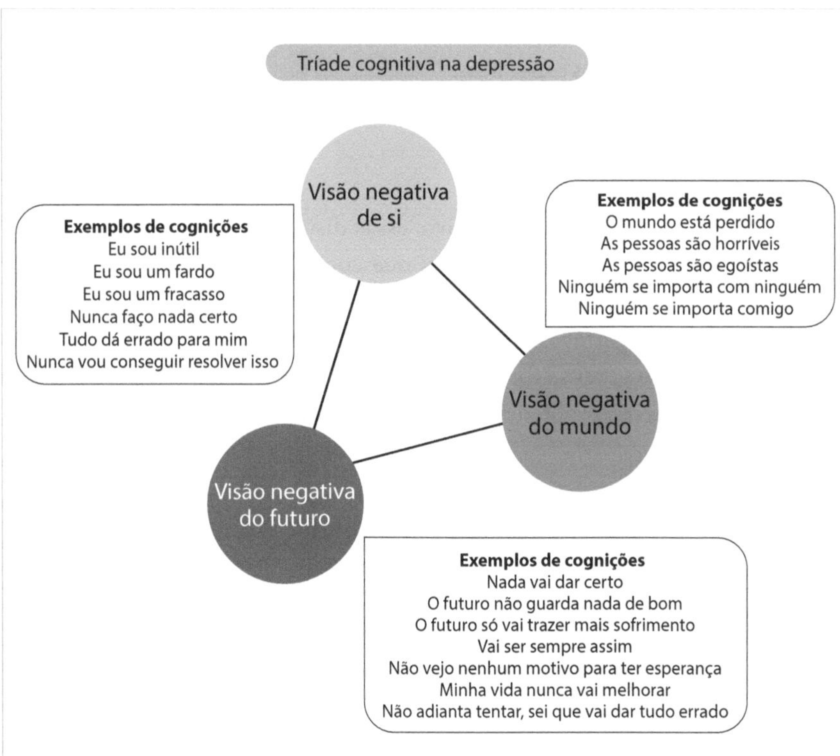
Tríade cognitiva na depressão
Visão negativa de si
Exemplos de cognições
Eu sou inútil
Eu sou um fardo
Eu sou um fracasso
Nunca faço nada certo
Tudo dá errado para mim
Nunca vou conseguir resolver isso
Visão negativa do mundo
Exemplos de cognições
O mundo está perdido
As pessoas são horríveis
As pessoas são egoístas
Ninguém se importa com ninguém
Ninguém se importa comigo
Visão negativa do futuro
Exemplos de cognições
Nada vai dar certo
O futuro não guarda nada de bom
O futuro só vai trazer mais sofrimento
Vai ser sempre assim
Não vejo nenhum motivo para ter esperança
Minha vida nunca vai melhorar
Não adianta tentar, sei que vai dar tudo errado

FIGURA 2 Tríade cognitiva na depressão.
Fonte: elaborada com base em Beck e Alford, 2009.

Essa tríade é sustentada por distorções cognitivas – padrões de pensamento tendenciosos que levam a interpretações inexatas da realidade. Algumas distorções comuns na depressão incluem:

DISTORÇÕES COGNITIVAS FREQUENTES NA DEPRESSÃO

- Pensamento dicotômico: ver situações em termos absolutos (tudo ou nada, perfeito ou fracasso).
- Catastrofização: esperar sempre o pior resultado possível.
- Filtro mental: focar exclusivamente nos aspectos negativos, ignorando o positivo.
- Desqualificação do positivo: rejeitar experiências positivas, insistindo que "não contam".
- Leitura mental: presumir que sabe o que os outros estão pensando, geralmente de forma negativa.
- Rotulação: atribuir rótulos globais negativos a si mesmo em vez de descrever comportamentos específicos.
- Personalização: assumir responsabilidade excessiva por eventos externos.

De acordo com o modelo cognitivo, essas distorções não são meros sintomas da depressão, mas fatores centrais que contribuem para seu desenvolvimento e manutenção. Elas derivam de esquemas ou crenças centrais que funcionam como lentes através das quais a pessoa interpreta suas experiências. Esses esquemas em geral se formam a partir de experiências precoces, mas se tornam especialmente problemáticos quando ativados por situações estressantes na vida adulta.

Estrutura e componentes da terapia cognitivo-comportamental para depressão

A TCC para depressão é tipicamente estruturada em três fases principais, embora haja flexibilidade para adaptação às necessidades individuais.

Fase inicial (sessões 1 a 4)

Essa fase foca em:

- Psicoeducação: ajudar o paciente a compreender o modelo cognitivo da depressão e como pensamentos, comportamentos e emoções interagem.
- Estabelecimento da relação terapêutica: desenvolver aliança colaborativa, essencial para o trabalho subsequente.
- Avaliação e formulação do caso: identificar padrões específicos de pensamentos, comportamentos e relações interpessoais que contribuem para a depressão naquele indivíduo particular.
- Estabilização inicial: abordar questões urgentes como ideação suicida, disfunção severa ou crises imediatas.
- Introdução ao monitoramento cognitivo: ensinar a identificação de pensamentos automáticos negativos e sua relação com emoções.

Fase intermediária (sessões 5 a 12)

O foco dessa fase é a aplicação sistemática de técnicas cognitivas e comportamentais:

- Reestruturação cognitiva: identificar, questionar e modificar pensamentos automáticos negativos e distorções cognitivas.
- Ativação comportamental: programar atividades prazerosas e de maestria para combater a inatividade.
- Treinamento em resolução de problemas: desenvolver habilidades para abordar desafios da vida de modo sistemático e eficaz.
- Técnicas experienciais: utilizar *role plays*, visualizações e exercícios comportamentais para testar crenças e desenvolver novas perspectivas.
- Trabalho com crenças intermediárias: identificar e modificar regras, atitudes e pressupostos subjacentes.

Fase final (sessões 13 a 20)

Essa fase concentra-se em:

- Modificação de crenças centrais: identificar e trabalhar com os esquemas mais profundos que sustentam a vulnerabilidade à depressão.
- Consolidação de ganhos: revisar e fortalecer as habilidades adquiridas durante a terapia.
- Prevenção de recaídas: desenvolver planos específicos para lidar com sinais de alerta e situações de alto risco no futuro.
- Encerramento terapêutico: promover autonomia e preparar para a conclusão do tratamento.

A TCC é tipicamente conduzida em formato individual, com sessões semanais de 45 a 60 minutos, embora também existam protocolos para formato grupal. A duração usual do tratamento varia de 12 a 20 sessões, dependendo da gravidade e da complexidade do caso.

Técnicas cognitivas fundamentais

As técnicas cognitivas da TCC visam identificar e modificar os padrões de pensamento disfuncionais que mantêm a depressão. Entre as principais técnicas, destacam-se as apresentadas a seguir.

Registro de Pensamentos Disfuncionais (RPD)

O RPD é uma ferramenta estruturada que ajuda o paciente a:

- Identificar situações específicas que desencadeiam emoções negativas.
- Reconhecer pensamentos automáticos associados a essas situações.
- Avaliar a intensidade das emoções resultantes.
- Desenvolver respostas alternativas mais equilibradas e com base em evidências.

O formato típico inclui colunas para: situação, emoção (e sua intensidade), pensamento automático, evidências que apoiam e contrariam o pensamento, pensamento alternativo e reavaliação da emoção após a reestruturação.

Questionamento socrático

Essa técnica utiliza perguntas sistemáticas para auxiliar o paciente a examinar criticamente seus pensamentos automáticos:

- "Qual é a evidência para esse pensamento?"
- "Existe uma explicação alternativa para o que aconteceu?"
- "O que eu diria a um amigo que estivesse pensando dessa forma?"
- "Qual é a pior coisa que poderia acontecer? Qual a probabilidade disso? Eu conseguiria lidar com isso?"
- "Que diferença isso fará em uma semana, um mês ou um ano?"

O objetivo não é simplesmente contradizer o pensamento negativo, mas conduzir o paciente em um processo de descoberta guiada, no qual ele próprio identifica as distorções em seu pensamento.

Experimentos comportamentais

Os experimentos comportamentais são testes práticos para verificar a validade de crenças negativas. Por exemplo:

- Um paciente que acredita "não consigo me concentrar em nada" pode testar essa crença realizando uma tarefa de leitura por um período definido.
- Uma pessoa que pensa "todos vão me rejeitar se eu expressar minha opinião" pode testar esse pensamento compartilhando um ponto de vista em uma situação segura e observar as reações reais.

Esses experimentos são cuidadosamente planejados para serem informativos, independentemente do resultado, e seguidos por uma análise detalhada da experiência.

Técnica da seta descendente

Essa técnica permite acessar crenças centrais mais profundas, partindo de pensamentos automáticos superficiais:

- O terapeuta identifica um pensamento automático e pergunta: "Se isso fosse verdade, o que significaria para você?".
- A partir da resposta, repete a pergunta, aprofundando cada vez mais.
- O processo continua até que emerja uma crença central (geralmente relacionada a desamparo, desmerecimento ou desamor).

Por exemplo:

- Pensamento automático: "Não consegui terminar o relatório a tempo."
- "E se isso for verdade, o que significa para você?" → "Que não sou competente o suficiente."
- "E se você não for competente o suficiente, o que isso significa?" → "Que vou falhar em tudo que é importante."
- "E se você falhar em tudo que é importante, o que isso significa?" → "Que sou um fracasso como pessoa."
- Aqui chegamos à crença central: "Sou um fracasso como pessoa."

Reestruturação de crenças centrais

Trabalhar com crenças centrais envolve:

- Desenvolvimento de uma formulação clara sobre como a crença se desenvolveu.
- Avaliação dos prós e contras de manter essa crença.
- Desenvolvimento gradual de crenças alternativas mais adaptativas.
- Coleta de evidências que apoiem a nova crença.
- Práticas comportamentais alinhadas com a perspectiva alternativa.

Esse trabalho geralmente ocorre nas fases intermediária e final da terapia, quando o paciente já adquiriu habilidades de identificação e questionamento de pensamentos.

Componentes comportamentais da terapia cognitivo-comportamental para depressão

Além das intervenções cognitivas, os componentes comportamentais são essenciais no tratamento da depressão.

Programação de atividades

Similar à ativação comportamental, essa técnica visa:

- Reintroduzir gradualmente atividades prazerosas e de maestria.
- Estabelecer rotinas estruturadas que combatam a inatividade.
- Proporcionar experiências que desafiem as crenças negativas.
- Aumentar o contato com reforçadores naturais do ambiente.

A programação é feita de maneira colaborativa, considerando o nível atual de funcionamento do paciente, e progride gradualmente.

Desenvolvimento de habilidades sociais

Muitos pacientes com depressão apresentam dificuldades interpessoais que contribuem para seu isolamento. O treino de habilidades sociais pode incluir:

- Comunicação assertiva.
- Iniciar e manter conversações.
- Expressar necessidades e estabelecer limites.
- Lidar com conflitos interpessoais.
- Desenvolver intimidade e proximidade em relacionamentos.

Essas habilidades são geralmente desenvolvidas por meio de psicoeducação – quando o terapeuta ensina e dá instruções ao paciente –, modelação – em que o terapeuta dá exemplos de como ele mesmo utiliza e generaliza essa aprendizagem na vida dele –, *role play* – uma técnica que consiste em atuar, no contexto protegido da clínica, na utilização das habilidades – e, por fim, prática em situações reais – orientada por meio da técnica chamada "plano de ação", em que se propõe que o paciente realize atividades entre uma sessão de terapia e outra para testar e consolidar o aprendizado desse repertório cognitivo e comportamental aumentado.

Resolução estruturada de problemas

Essa intervenção fornece um *framework* para abordar problemas de vida de maneira sistemática:

- Definição clara do problema: identificar precisamente qual é o problema, em termos comportamentais.
- *Brainstorming* de soluções possíveis: gerar múltiplas opções sem julgamento prévio.
- Avaliação das alternativas: analisar prós e contras de cada solução potencial.
- Seleção e implementação: escolher uma solução e criar passos concretos para implementá-la.
- Avaliação dos resultados: verificar o que funcionou e o que precisa ser ajustado.

Essa abordagem combate a tendência à ruminação improdutiva e ao sentimento de sobrecarga frente a problemas.

Evidências de eficácia

A TCC é uma das intervenções mais pesquisadas para depressão, com um corpo substancial de evidências apoiando sua eficácia:

- Metanálises consistentemente demonstram que a TCC é superior a condições de controle e comparável ou superior a outros tratamentos psicológicos para depressão (Cuijpers, Berking et al., 2013).
- Estudos comparando TCC e farmacoterapia indicam eficácia similar no tratamento agudo, com possível vantagem para a TCC na prevenção de recaídas a longo prazo (Hollon, DeRubeis et al., 2005).

- A eficácia da TCC foi demonstrada para diversos subgrupos, incluindo diferentes faixas etárias, níveis de gravidade e contextos culturais (Hofmann, Asnaani et al., 2012).
- Evidências de neuroimagem mostram que a TCC eficaz está associada com mudanças na atividade cerebral em regiões relacionadas à regulação emocional (Yoshimura, Okamoto et al., 2017).

ATIVAÇÃO COMPORTAMENTAL

A Ativação Comportamental (AC) surgiu como uma intervenção específica para depressão na década de 1970, desenvolvida inicialmente por Neil Jacobson et al. como um componente da Terapia Cognitivo-Comportamental (Jacobson et al., 2001). Posteriormente, pesquisas demonstraram que esse componente isolado poderia ser tão eficaz quanto o tratamento cognitivo-comportamental completo (Dimidjian et al., 2006), o que levou ao seu estabelecimento como uma abordagem independente.

O princípio fundamental da ativação comportamental baseia-se na compreensão de que a depressão se desenvolve e se mantém por meio de um ciclo de evitação e inatividade. Quando uma pessoa experimenta eventos estressantes ou de perda, sua resposta natural de retraimento e isolamento, embora compreensível no curto prazo, acaba por diminuir suas oportunidades de obter reforço positivo do ambiente. Ou seja, a esquiva acaba diminuindo o contato com outras experiências potencialmente prazerosas para o indivíduo que tem suas atividades, especialmente as atividades com interação social, diminuídas. Essa redução nas experiências potencialmente gratificantes perpetua e intensifica os sintomas depressivos, criando um ciclo vicioso (Ferster, 1973; Lewinsohn, Sullivan et al., 1980).

Entendendo os ciclos comportamentais da depressão

Para melhor compreender como a ativação comportamental atua, é útil visualizar os dois principais ciclos comportamentais que caracterizam a depressão:

Primeiro ciclo vicioso da depressão segundo a ativação comportamental

O primeiro ciclo envolve como os sentimentos de tristeza, apatia e fadiga levam à redução de atividades, o que, por sua vez, diminui as possibilidades de

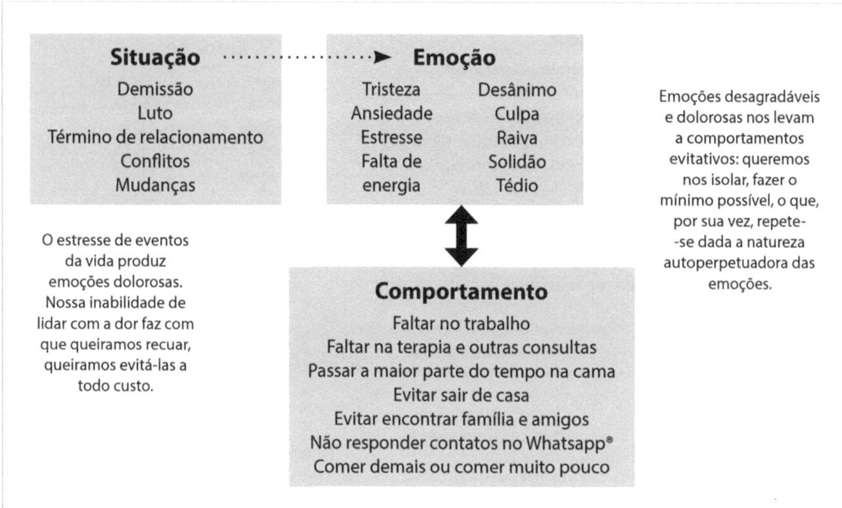

FIGURA 3 Primeiro ciclo vicioso da depressão.

obtenção de prazer e satisfação, intensificando os sintomas depressivos. Quanto mais intensa a depressão, menor a energia percebida pelo indivíduo para iniciar atividades, gerando um ciclo de piora progressiva no humor.

Segundo ciclo vicioso da depressão segundo a ativação comportamental

O segundo ciclo foca na função problemática da esquiva experiencial. Quando a pessoa se sente deprimida, tende a evitar situações, pessoas e atividades que possam gerar desconforto emocional. Embora essa evitação traga alívio momentâneo, a longo prazo leva a um empobrecimento da vida e a maior vulnerabilidade aos sentimentos depressivos.

Princípios da ativação comportamental

A ativação comportamental opera a partir de alguns princípios essenciais (Martell et al., 2013):

- O foco está no comportamento, não nos pensamentos ou sentimentos: diferentemente de outras abordagens que visam modificar diretamente o

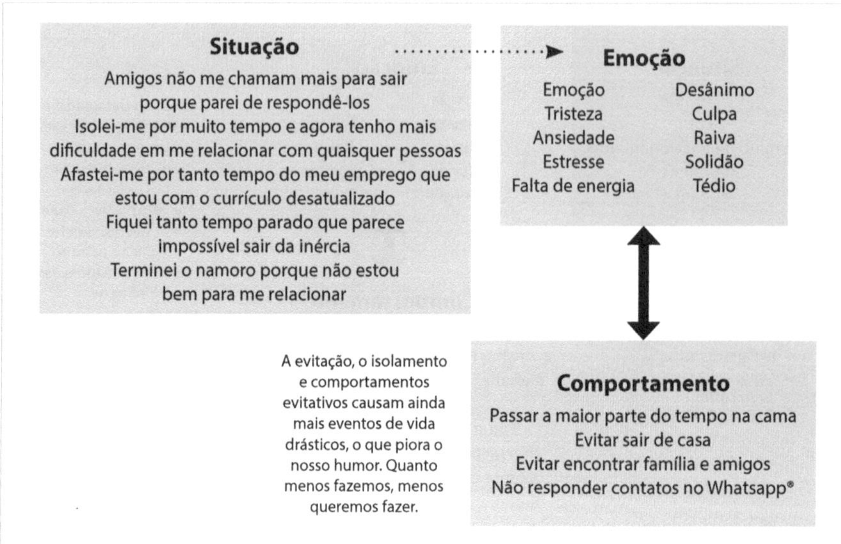

FIGURA 4 Segundo ciclo vicioso da depressão.

conteúdo cognitivo ou emocional, a AC concentra-se em alterar o comportamento como via principal para modificar o humor.

- A ação precede a motivação: um princípio central é que não é necessário esperar sentir-se bem ou motivado para agir. Ao contrário, é o engajamento em atividades significativas que, com o tempo, levará a mudanças no humor e na motivação.
- Organização da vida de acordo com valores e objetivos pessoais: as atividades escolhidas não são aleatórias, mas alinhadas com o que é significativo e importante para o indivíduo.
- Atenção às funções do comportamento: a AC analisa a função de comportamentos depressivos (como isolar-se, ruminar, ficar na cama), reconhecendo-os como estratégias de evitação que, embora ofereçam alívio momentâneo, perpetuam o ciclo depressivo.
- Abordagem estruturada e focada no presente: o tratamento é orientado para o aqui e agora, com foco na resolução de problemas atuais, não em explorar extensivamente o passado.

Implementação da ativação comportamental

A implementação da ativação comportamental geralmente segue um processo estruturado, que pode ser adaptado para diferentes contextos clínicos.

Avaliação e formulação

O processo inicia-se com uma avaliação detalhada dos padrões comportamentais da pessoa, identificando:

- Atividades que foram reduzidas ou abandonadas desde o início da depressão.
- Comportamentos de evitação ou esquiva.
- Gatilhos ambientais para comportamentos depressivos.
- Reforçadores potenciais (o que dava prazer ou senso de competência no passado).
- Valores e objetivos de vida importantes para o paciente.

Com base nessas informações, terapeuta e paciente desenvolvem uma formulação compartilhada sobre como o ciclo depressivo se mantém no caso específico.

Monitoramento de atividades e humor

Um elemento central da AC é o registro diário de atividades e estados de humor. Esse monitoramento serve a múltiplos propósitos:

- Estabelecer uma linha de base para padrões comportamentais atuais.
- Identificar a relação entre determinadas atividades e alterações no humor.
- Aumentar a consciência sobre evitações e padrões problemáticos.
- Fornecer dados concretos para avaliar o progresso durante o tratamento.

Os pacientes registram hora a hora suas atividades e classificam seu humor, geralmente em uma escala simples (p. ex., de 0 a 10).

Planejamento e programação de atividades

Com base nos dados coletados e nos valores identificados, são planejadas atividades específicas para serem realizadas entre as sessões. Essas atividades são:

- Graduadas em dificuldade (começando com tarefas menores e mais viáveis).
- Específicas e concretas (definindo exatamente o quê, quando e como).
- Alinhadas com áreas de valor pessoal.
- Balanceadas entre atividades de prazer e de domínio/competência.

Um elemento importante nessa fase é o princípio de "contratar-se" para realizar a ação, independentemente do estado de humor ou motivação no momento.

Resolução de problemas para superar barreiras

A AC reconhece que diversos obstáculos podem surgir durante a implementação do plano de atividades. Por isso, incorpora estratégias de resolução de problemas para:

- Identificar barreiras específicas (internas ou externas).
- Gerar múltiplas soluções possíveis.
- Avaliar prós e contras de cada solução.
- Implementar uma solução escolhida e avaliar seus resultados.

Esse processo é aplicado tanto para lidar com dificuldades práticas (como falta de recursos ou habilidades) quanto para superar barreiras psicológicas (como pensamentos derrotistas ou medo de falhar).

Abordando a evitação cognitiva e comportamental

Um foco especial na AC é identificar e modificar padrões de evitação que mantêm a depressão. Isso inclui:

- Reconhecer a ruminação como uma forma de evitação cognitiva (pensar repetitivamente sobre problemas em vez de agir sobre eles).
- Identificar comportamentos sutis de evitação social ou de responsabilidades.
- Aprender a distinguir entre evitação problemática e priorização adaptativa.
- Desenvolver habilidades para enfrentar situações temidas de maneira gradual.

Integração de estratégias complementares

Embora o foco principal seja comportamental, a AC frequentemente integra outras estratégias que facilitam a ativação, como:

- Técnicas de atenção plena para aumentar o engajamento nas atividades.
- Habilidades de aceitação emocional para lidar com desconfortos durante a ativação.
- Técnicas de regulação emocional para momentos de intensa disforia.
- Treino em habilidades sociais, quando deficiências nessa área contribuem para a depressão.

Evidências de eficácia

A ativação comportamental conta com um corpo substancial de evidências científicas suportando sua eficácia. Um estudo pioneiro conduzido por Dimidjian et al. (2006) comparou a AC com a terapia cognitiva e a medicação antidepressiva (paroxetina), demonstrando que a AC foi tão eficaz quanto a medicação e superior à terapia cognitiva para pacientes com depressão grave. Uma metanálise de 26 estudos publicada por Ekers et al. (2014) concluiu que a AC é mais eficaz que tratamentos usuais e intervenções de controle, com tamanho de efeito comparável a outras terapias psicológicas. Vale ressaltar, contudo, que a indicação específica de cuidados necessários para cada caso deve ser realizada de modo personalizado pelos profissionais que acompanham o paciente de forma individual.

TERAPIA INTERPESSOAL (TIP)

A terapia interpessoal, originalmente desenvolvida por Klerman e Weissman, é uma abordagem breve, estruturada e focalizada que se concentra no contexto interpessoal da depressão (Weissman, Markowitz et al., 2017). A TIP parte do princípio de que problemas interpessoais podem desencadear ou exacerbar a depressão, e que melhorar a qualidade das relações e a comunicação pode aliviar sintomas depressivos. A TIP concentra seu foco terapêutico em uma ou duas áreas-problema interpessoais específicas:

- Luto complicado: dificuldades no processo de luto após perdas significativas.
- Disputas interpessoais: conflitos não resolvidos com pessoas importantes (parceiros, familiares, colegas).
- Transições de papéis: mudanças importantes na vida (como demissão, aposentadoria, promoção, maternidade, divórcio).
- Déficits interpessoais: isolamento social ou padrões relacionais disfuncionais persistentes.

O tratamento consiste tipicamente de três fases:

- Fase inicial (1 a 3 sessões): avaliação dos sintomas, psicoeducação sobre depressão, identificação das áreas-problema interpessoais e estabelecimento de um contrato terapêutico.
- Fase intermediária (4 a 10 sessões): trabalho focado nas áreas-problema identificadas, utilizando técnicas específicas para cada área.
- Fase de terminação (2 a 3 sessões): consolidação dos ganhos, revisão do progresso e prevenção de recaídas.

MINDFULNESS E TERAPIA COGNITIVO-COMPORTAMENTAL

Mindfulness, ou atenção plena, refere-se a um estado de consciência caracterizado pela atenção deliberada e não julgadora ao momento presente. Originado em tradições contemplativas milenares, especialmente o budismo, o *mindfulness* foi adaptado para contextos clínicos ocidentais, principalmente pelo trabalho pioneiro de Jon Kabat-Zinn (1982), que desenvolveu o Programa de Redução de Estresse Baseado em *Mindfulness* (MBSR). Nas últimas décadas, as intervenções com base em *mindfulness* ganharam suporte empírico significativo para diversas condições psicológicas, incluindo a depressão.

Fundamentos do *mindfulness*

O *mindfulness* é geralmente definido por dois componentes essenciais:

- Regulação da atenção: manter o foco no momento presente, incluindo sensações corporais, pensamentos e emoções como ocorrem em tempo real.
- Orientação para a experiência: adotar uma atitude de curiosidade, abertura e aceitação, independentemente de a experiência ser agradável, desagradável ou neutra.

A prática regular de *mindfulness* promove uma maneira diferente de se relacionar com a experiência interna – em vez de tentar controlar, mudar ou evitar pensamentos e sentimentos difíceis, a pessoa aprende a observá-los com uma perspectiva descentrada, reconhecendo-os como eventos mentais temporários, não necessariamente como fatos ou definidores do *self*.

Mindfulness e depressão: mecanismos de ação

Existem vários mecanismos por meio dos quais o *mindfulness* pode impactar positivamente a depressão.

Redução da ruminação

A ruminação – processo de pensar repetitivamente sobre causas, significados e consequências dos sintomas depressivos – é um fator crucial na manutenção e na recorrência da depressão. O *mindfulness* interrompe esse ciclo ao:

- Promover o reconhecimento precoce de padrões ruminativos.
- Cultivar a habilidade de "desengatar" da ruminação quando identificada.
- Redirecionar a atenção para a experiência presente, especialmente sensações corporais.
- Desenvolver uma relação diferente com pensamentos, vendo-os como "eventos mentais" transitórios.

Aumento da consciência corporal

Na depressão, frequentemente ocorre o desengajamento das sensações corporais e o excesso de processamento mental abstrato. O *mindfulness* restabelece a conexão com o corpo ao:

- Desenvolver consciência de sensações físicas momento a momento.
- Identificar sinais corporais precoces de estresse ou disforia.
- Utilizar o corpo como "âncora" para o momento presente.
- Promover maior integração mente-corpo.

Regulação emocional melhorada

O *mindfulness* pode facilitar a regulação emocional por meio de:

- Exposição gradual a emoções difíceis em um contexto de não reatividade.

- Aumento da tolerância a estados afetivos negativos sem evitação ou supressão.
- Cultivo de estados positivos por meio de práticas como bondade amorosa e autocompaixão.
- Desenvolvimento de maior equanimidade frente a flutuações emocionais.

Mudança na perspectiva do *self*

A depressão frequentemente envolve identificação excessiva com autonarrativas negativas. O *mindfulness* promove:

- Senso de *self* mais fluido e menos rígido.
- Desidentificação de pensamentos autodepreciativos.
- Reconhecimento da impermanência de estados mentais.
- Perspectiva mais ampla sobre a experiência humana compartilhada (conexão vs. isolamento).

Abordagens clínicas com base em *mindfulness* para depressão

Várias intervenções estruturadas incorporam o *mindfulness* no tratamento da depressão, com diferentes ênfases e formatos.

Terapia Cognitiva Baseada em *Mindfulness* (MBCT)

Desenvolvida especificamente para prevenir recaídas em depressão recorrente, a MBCT (Segal, Williams et al., 2012) integra elementos do programa MBSR de Kabat-Zinn com componentes da terapia cognitiva. É tipicamente oferecida em formato grupal ao longo de 8 semanas, com sessões semanais de 2 a 2,5 horas e prática diária em casa.

O programa foca em ajudar o paciente a reconhecer e desengajar de padrões de pensamento negativos recorrentes, desenvolver "consciência metacognitiva" (observar pensamentos em vez de se identificar com eles), cultivar uma relação diferente com experiências internas difíceis e desenvolver um "plano de ação" para momentos de vulnerabilidade. Originalmente desenvolvida para pacientes em remissão, estudos mais recentes demonstram que a MBCT também pode ser eficaz durante episódios depressivos ativos (Goldberg, Tucker et al., 2018) e são crescentes os estudos que visam investigar sua eficácia para casos em que os indivíduos não respondem ao tratamento de primeira linha para depressão.

Componentes de *mindfulness* em outras terapias

O *mindfulness* é frequentemente incorporado em outras abordagens terapêuticas para depressão:

- Terapia de Aceitação e Compromisso (ACT): utiliza técnicas de *mindfulness* para promover flexibilidade psicológica e ação com base em valores.
- Terapia Comportamental Dialética (DBT): inclui habilidades de *mindfulness* como um dos quatro módulos de treinamento de habilidades, focando na observação e descrição não julgadora de eventos internos e externos.
- Programas com base em compaixão: como o "Treinamento de Autocompaixão *Mindful*" (MSC), combinam *mindfulness* com cultivo ativo de autocompaixão, particularmente útil para pacientes com alto autocriticismo.

Mindfulness como componente do tratamento integrado

O *mindfulness* pode ser integrado a planos de tratamento mais amplos, complementando outras intervenções, como adjunto à farmacoterapia, incorporado em intervenções psicoterápicas individuais, como componente de programas de reabilitação multidisciplinares e na forma de práticas breves informais no cotidiano.

Práticas de *mindfulness* para depressão

As intervenções com base em *mindfulness* tipicamente incluem um repertório de práticas formais e informais.

Práticas formais

- Escaneamento corporal: atenção sequencial e sistemática a diferentes partes do corpo, promovendo consciência corporal e descentramento.
- Meditação sentada: atenção à respiração, sensações corporais, sons, pensamentos e emoções, desenvolvendo estabilidade atencional e equanimidade.
- Prática dos três minutos de respiração: miniprática para momentos de dificuldade, envolvendo três passos: conscientização, foco na respiração e expansão da atenção.

- Movimentos conscientes: yoga suave ou outros movimentos realizados com atenção plena às sensações corporais e padrões de tensão.

Práticas informais

- Atividades cotidianas *mindful*: trazer atenção plena a atividades diárias como comer, caminhar, lavar louça ou tomar banho.
- *Check-ins* de consciência: breves momentos ao longo do dia para notar postura, respiração, estado mental e emocional.
- Resposta *mindful* a sinais de alerta: identificar e responder conscientemente a sinais precoces de deterioração do humor.
- Pausa entre estímulo e resposta: cultivar momentos de pausa antes de reagir automática ou impulsivamente.

Evidências de eficácia

As evidências científicas para intervenções com base em *mindfulness* na depressão têm crescido substancialmente:

- Metanálises indicam que a MBCT reduz significativamente o risco de recaída em pacientes com histórico de três ou mais episódios depressivos prévios (Kuyken, Warren et al., 2016).
- Estudos comparativos sugerem que a MBCT pode ser tão eficaz quanto a manutenção com antidepressivos na prevenção de recaídas (Kuyken, Hayes et al., 2015).
- Evidências emergentes apoiam a eficácia de intervenções com base em *mindfulness* para depressão ativa, não apenas para prevenção de recaídas (Goldberg, Tucker et al., 2018).
- Estudos de neuroimagem mostram que a prática de *mindfulness* está associada a mudanças em regiões cerebrais envolvidas na regulação emocional, atenção e autoconsciência (Tang, Hölzel et al., 2015).
- Efeitos positivos adicionais incluem redução de ansiedade comórbida, melhora na qualidade do sono e aumento do bem-estar geral (Hofmann; Gómez, 2017).

A incorporação de *mindfulness* no tratamento da depressão exige uma análise cuidadosa de suas indicações e possíveis contraindicações. Embora, em geral, seja uma prática segura, pode não ser apropriada para todos os pacientes ou necessitar de adaptações específicas. Indivíduos em crise suicida aguda, com histórico recente de trauma grave ou transtorno de estresse pós-traumático não estabilizado, aqueles que apresentam sintomas psicóticos ativos ou enfrentam dificuldades severas de atenção podem demandar um planejamento mais criterioso antes da introdução do *mindfulness* na intervenção terapêutica.

Além disso, o *mindfulness* tende a ser mais eficaz quando integrado a outras abordagens terapêuticas, funcionando como um recurso complementar. Para isso, é essencial que haja clareza sobre como essa prática se articula com as demais intervenções em andamento, bem como uma boa comunicação entre os profissionais envolvidos no cuidado do paciente. Também é importante considerar o momento adequado para introduzir o *mindfulness* no processo terapêutico, bem como realizar avaliações contínuas de sua efetividade ao longo do tratamento. Apesar do respaldo crescente na literatura científica, há limitações a serem consideradas: a qualidade metodológica dos estudos varia, persistem dúvidas sobre os mecanismos específicos de ação e o acesso a programas de *mindfulness* conduzidos com qualidade ainda é restrito em muitos contextos. Adicionalmente, há o risco de que a prática seja implementada de maneira superficial ou excessivamente comercializada, perdendo seus elementos fundamentais. Obstáculos à adesão, como dificuldades em manter a prática regular ou o desconforto inicial com experiências internas, também são comuns. Ainda assim, o *mindfulness* continua sendo uma possível contribuição valiosa para o tratamento da depressão, ao propor uma mudança na maneira como o indivíduo se relaciona com seus estados internos – não apenas aliviando sintomas, mas promovendo resiliência emocional e uma nova perspectiva sobre o sofrimento psíquico.

PROTOCOLO UNIFICADO (UP)

O Protocolo Unificado (UP) para o Tratamento Transdiagnóstico de Transtornos Emocionais representa uma abordagem inovadora desenvolvida por David Barlow et al. para tratar um amplo espectro de transtornos emocionais, incluindo depressão e transtornos de ansiedade (Barlow et al., 2017). Diferentemente das abordagens tradicionais que desenvolvem protocolos específicos para cada diagnóstico, o UP baseia-se na premissa de que existe um conjunto de processos psicológicos subjacentes comuns a diversos transtornos emocionais, e que uma intervenção focada nesses processos compartilhados pode produzir mudanças terapêuticas significativas. O UP fundamenta-se em alguns conceitos-chave.

Transdiagnóstico: processos comuns em transtornos emocionais

Pesquisas em psicopatologia revelam que transtornos emocionais compartilham importantes características, incluindo:

- Neuroticismo/afetividade negativa elevada: tendência a experimentar emoções negativas com maior frequência e intensidade.
- Aversão a estados emocionais: dificuldade em tolerar emoções desagradáveis, levando a tentativas contraproducentes de evitá-las ou controlá-las.
- Déficits em regulação emocional: uso de estratégias mal-adaptativas para gerenciar experiências emocionais.
- Atenção excessiva a ameaças: hipervigilância a estímulos potencialmente negativos ou ameaçadores.

Ao focar nesses fatores subjacentes comuns, o UP propõe-se a tratar tanto a depressão quanto os transtornos ansiosos frequentemente comórbidos, proporcionando uma abordagem mais integrada e potencialmente mais eficiente.

Emoções como respostas adaptativas: a teoria das emoções

O UP conceitualiza as emoções como respostas adaptativas que evoluíram para nos ajudar a enfrentar desafios ambientais. Cada emoção tem função específica e envolve componentes interligados:

- Sensações fisiológicas (p. ex., aceleração cardíaca).
- Pensamentos automáticos (interpretações rápidas da situação).
- Comportamentos (tendências de ação).

Segundo essa perspectiva, não são as emoções em si que causam sofrimento psicológico, mas sim a forma como a pessoa responde a elas – particularmente quando essa resposta envolve evitação emocional, supressão ou outras estratégias contraproducentes.

Ciência contextual comportamental e terapias de terceira onda

O UP incorpora elementos de diversas abordagens contemporâneas, incluindo Terapia de Aceitação e Compromisso (ACT), *mindfulness* e Terapia Cognitivo-Comportamental tradicional. Essa integração reflete uma tendência mais ampla nas psicoterapias contemporâneas, que enfatizam a modificação da relação que a pessoa estabelece com suas experiências internas, em vez de tentar eliminar ou controlar diretamente pensamentos ou emoções indesejadas.

Componentes do Protocolo Unificado

O UP é tipicamente implementado em 12 a 16 sessões, organizadas em módulos que seguem uma sequência lógica para promover mudanças na maneira como o paciente processa e responde às suas experiências emocionais.

Módulo 1: aumento da motivação e engajamento no tratamento

Esse módulo inicial visa:

- Explorar ambivalência sobre mudança e tratamento.
- Identificar valores e objetivos pessoais significativos.
- Analisar prós e contras de mudar vs. permanecer o mesmo.
- Estabelecer compromisso com o processo terapêutico.

Técnicas como a entrevista motivacional são utilizadas para fortalecer a disposição para enfrentar desconfortos emocionais temporários em prol de benefícios a longo prazo.

Módulo 2: psicoeducação sobre emoções e experiências emocionais

Essa fase foca em:

- Compreender a natureza adaptativa das emoções.
- Identificar os componentes das respostas emocionais (pensamentos, sensações corporais, comportamentos).
- Reconhecer ciclos de manutenção dos problemas emocionais.
- Introduzir o conceito de "processamento emocional".

O paciente aprende a utilizar registros de experiências emocionais para aumentar a consciência sobre seus padrões específicos de resposta emocional.

Módulo 3: treinamento em consciência emocional

Esse módulo desenvolve a habilidade de:

- Observar experiências emocionais no momento presente, sem julgamento.
- Identificar sutilezas e nuances em diferentes estados emocionais.
- Reconhecer tendências de evitação experiencial.
- Praticar uma postura de curiosidade em relação a estados internos.

São utilizados exercícios inspirados em *mindfulness*, direcionados especificamente para aumentar a tolerância a experiências emocionais desconfortáveis.

Módulo 4: avaliação e reestruturação cognitiva

Esse componente trabalha:

- Identificação de padrões de pensamento automático que contribuem para respostas emocionais problemáticas.
- Reconhecimento de distorções cognitivas e vieses de pensamento.
- Desenvolvimento de flexibilidade cognitiva.
- Prática de reavaliação cognitiva adaptativa.

Diferentemente da TCC tradicional, o foco não é eliminar pensamentos negativos, mas desenvolver uma relação diferente com eles, reconhecendo-os como interpretações, não fatos.

Módulo 5: evitação emocional e comportamentos dirigidos por emoções

Esse módulo aborda:

- Identificação de comportamentos problemáticos motivados por emoções (evitação, segurança, comportamentos compulsivos).
- Compreensão das consequências desses comportamentos a curto e longo prazos.
- Estratégias para interromper padrões de evitação emocional.
- Desenvolvimento de comportamentos alternativos mais adaptativos.

O paciente aprende a reconhecer como certos comportamentos, embora proporcionem alívio imediato, perpetuam o ciclo de sofrimento emocional a longo prazo.

Módulo 6: consciência e tolerância às sensações físicas

Esse módulo foca em:

- Reconhecer o componente físico das emoções.
- Aumentar a tolerância a sensações corporais desconfortáveis.
- Realizar exercícios de indução de sensações físicas (como hiperventilação controlada ou tensão muscular).
- Reduzir comportamentos de evitação relacionados a sensações corporais.

Para pacientes com depressão, esse trabalho é particularmente relevante, pois muitos experimentam sintomas físicos como fadiga, sensação de peso ou lentificação, que podem se tornar gatilhos para ciclos de inatividade e isolamento.

Módulo 7: exposição emocional interoceptiva e situacional

Considerado o componente central do UP, esse módulo envolve:

- Exposição gradual a situações, sensações e emoções evitadas.
- Exercícios que deliberadamente provocam emoções difíceis em ambiente seguro.
- Prevenção de comportamentos de segurança ou evitação durante exposições.
- Repetição das exposições para promover habituação e aprendizado corretivo.

Na depressão, as exposições podem incluir atividades sociais evitadas, tarefas que parecem avassaladoras, ou situações que eliciam sentimentos de tristeza, culpa ou vergonha que o paciente vinha evitando enfrentar.

Módulo 8: prevenção de recaídas

O módulo final concentra-se em:

- Reconhecer sinais precoces de recaída.
- Consolidar ganhos terapêuticos pela revisão do aprendizado.

- Desenvolver um plano concreto para situações futuras desafiadoras.
- Promover a continuidade da prática das habilidades adquiridas.

O paciente é encorajado a ver retrocessos temporários como oportunidades de aprendizado, não como falhas, e a manter uma perspectiva de desenvolvimento contínuo de habilidades após o término formal do tratamento.

Evidências de eficácia

Pesquisas sobre o UP têm crescido substancialmente desde seu desenvolvimento inicial:

- Estudos controlados demonstram que o UP é eficaz para transtornos de ansiedade e depressão, com tamanhos de efeito comparáveis a protocolos específicos para diagnósticos individuais (Barlow et al., 2017).
- Metanálises recentes confirmam a eficácia do UP para redução de sintomas depressivos, ansiosos e neuroticismo geral (Sakiris; Berle, 2019).
- Estudos de acompanhamento mostram manutenção dos ganhos terapêuticos em avaliações de seguimento de 6 a 18 meses (Bullis, Fortune et al., 2014).
- Pesquisas preliminares sugerem que o UP pode ser particularmente vantajoso para pacientes com múltiplas comorbidades, situação comum na depressão (Pearl; Norton, 2017).
- O UP tem demonstrado eficácia em diversos formatos, incluindo individual, grupal e versões digitais ou de autoajuda guiada (Osma, Suso-Ribera et al., 2019).

Embora o Protocolo Unificado (UP) tenha sido desenvolvido como uma abordagem transdiagnóstica, sua aplicação em casos de depressão requer adaptações específicas que levem em consideração as particularidades desse transtorno. Em pacientes com sintomas depressivos predominantes, algumas áreas do protocolo merecem especial atenção. O combate à inatividade, por exemplo, exige que o módulo de exposição emocional seja adaptado para enfocar comportamentos de retraimento e esquiva, característicos da depressão, com o planejamento gradual e realista de atividades. A ruminação, entendida como uma forma de evitação experiencial, também é alvo de intervenção, sendo abordada como um padrão cognitivo disfuncional que precisa ser interrompido em favor de uma vivência emocional mais direta. No caso da anedonia, o protocolo propõe exposições específicas a atividades potencialmente prazerosas, mesmo que inicialmente não haja motivação ou prazer evidentes. Além disso, é necessário trabalhar a flexibilidade cognitiva, direcionando a atenção para pensamentos marcados pela negatividade, desesperança e autocrítica excessiva.

O Protocolo Unificado pode ser implementado de diferentes maneiras: como tratamento independente para quadros de depressão leve a moderada, em combinação com farmacoterapia para casos mais graves, após a estabilização inicial com outras abordagens, visando a prevenção de recaídas, ou, ainda, como parte de um plano de tratamento sequencial para pacientes com múltiplas comorbidades. Entre as vantagens do UP estão sua eficiência - ao permitir o tratamento conjunto da depressão e de condições comórbidas, como transtornos de ansiedade –, sua flexibilidade, que possibilita a adaptação dos módulos às necessidades específicas de cada paciente, e a simplificação do treinamento profissional, uma vez que um único protocolo pode ser aplicado a diferentes diagnósticos. Sua natureza integrativa, que combina elementos de diversas terapias empiricamente sustentadas, e seu foco em processos psicológicos fundamentais comuns a vários transtornos aumentam a profundidade e a durabilidade das mudanças terapêuticas promovidas.

Apesar de suas vantagens, o UP apresenta algumas limitações que devem ser consideradas. Por ser uma abordagem transdiagnóstica, pode carecer de especificidade para lidar com aspectos idiossincráticos da depressão em certos indivíduos. Além disso, exige do paciente grau elevado de introspecção e disposição para enfrentar experiências emocionais desconfortáveis, o que pode representar um obstáculo para pessoas em estados depressivos mais graves. Sua aplicação clínica também requer treinamento especializado, ainda que os recursos para esse fim estejam se tornando mais acessíveis. Por fim, embora os estudos existentes sejam promissores, ainda são escassas as pesquisas que comparam diretamente o UP a protocolos desenvolvidos especificamente para depressão.

Em síntese, o Protocolo Unificado representa uma evolução relevante nas intervenções psicológicas para depressão, ao oferecer uma abordagem que vai além da remissão sintomática e se concentra no desenvolvimento de habilidades amplas de regulação emocional. Sua proposta integrativa e orientada por processos o torna especialmente promissor para promover mudanças terapêuticas duradouras e fortalecer a resiliência emocional dos pacientes ao longo do tempo.

TERAPIA DE ACEITAÇÃO E COMPROMISSO (ACT)

A Terapia de Aceitação e Compromisso, desenvolvida por Steven Hayes et al., é uma abordagem que combina aceitação e estratégias baseadas em *mindfulness* com técnicas de mudança comportamental orientada por valores (Hayes, Strosahl et al., 2011). Atualmente, de acordo com a diretriz da CANMAT, já apresentada, situa-se como um tratamento psicoterápico de terceira linha para transtornos depressivos.

A ACT distingue-se de outras terapias por seu foco não estar na redução de sintomas *per se*, mas no desenvolvimento de flexibilidade psicológica – a capacidade de estar plenamente presente e engajar-se em comportamentos alinhados com valores pessoais, mesmo na presença de pensamentos e emoções difíceis.

Princípios fundamentais da Terapia de Aceitação e Compromisso

A ACT trabalha com seis processos centrais interconectados:

- Aceitação: em vez de tentar controlar ou eliminar emoções e pensamentos difíceis, o paciente aprende a abrir espaço para essas experiências sem lutar contra elas.
- Desfusão cognitiva: aprender a criar distância dos pensamentos, vendo-os como eventos mentais, e não como verdades literais ou comandos que devem ser seguidos.
- *Self* como contexto: desenvolver um senso de *self* mais amplo e flexível, que transcende conteúdos mentais específicos e rótulos autodepreciativos.
- Contato com o momento presente: cultivar consciência plena das experiências atuais, reduzindo o tempo gasto em ruminações sobre o passado ou preocupações com o futuro.
- Valores: clarificar o que é verdadeiramente importante e significativo para a pessoa, direcionando escolhas comportamentais.
- Ação comprometida: desenvolver padrões crescentes de comportamentos efetivos vinculados aos valores escolhidos.

Na depressão, a ACT aborda especificamente a tendência à evitação experiencial (tentativas de escapar de pensamentos, emoções ou sensações desagradáveis), o emaranhamento com narrativas autocríticas e a perda de contato com fontes potenciais de reforço positivo e significado.

Evidências para Terapia de Aceitação e Compromisso na depressão

A base de evidências para ACT no tratamento da depressão tem crescido significativamente:

- Metanálises indicam que a ACT é superior a condições de controle e comparável a outros tratamentos estabelecidos para depressão (A-Tjak et al., 2015).
- A ACT demonstra particular eficácia para depressão associada a alto autocriticismo e evitação experiencial (Blackledge e Hayes, 2001).
- Estudos preliminares sugerem que a ACT pode ser especialmente útil para depressão resistente a tratamentos convencionais (Losada et al., 2015).

CONSIDERAÇÕES FINAIS

Para concluir este capítulo, é importante destacar que o campo dos tratamentos psicológicos para a depressão alcançou um grau notável de sofisticação e eficácia, oferecendo aos pacientes diversas possibilidades terapêuticas fundamentadas em evidências robustas. O conhecimento acumulado ao longo das últimas décadas – incluindo o desenvolvimento de protocolos estruturados, o reconhecimento da importância dos fatores transdiagnósticos e a integração de novas abordagens com base em *mindfulness* e aceitação – ampliou significativamente o escopo de intervenções possíveis. Hoje, é possível adaptar o tratamento às necessidades singulares de cada indivíduo, respeitando seu contexto, seus valores e seus objetivos de vida, sem renunciar ao rigor técnico e científico. Essa evolução marca uma mudança de paradigma: do tratamento centrado apenas na redução de sintomas para uma psicoterapia que visa promover bem-estar duradouro, sentido e autonomia.

Ainda assim, o desafio clínico permanece: identificar, para cada pessoa, qual abordagem ou combinação de abordagens proporcionará a mudança mais significativa. Nesse sentido, o compromisso com a Psicologia Baseada em Evidências – integrando dados empíricos, *expertise* clínica e preferências do paciente – é não apenas um imperativo ético, mas também uma bússola que orienta decisões terapêuticas mais precisas e eficazes. Ao reconhecer que nenhuma abordagem é universalmente superior para todos os casos, o terapeuta assume uma postura flexível e responsiva, ajustando o plano de tratamento conforme a evolução do processo terapêutico. A depressão, em sua complexidade e diversidade de manifestações, exige exatamente isso: um tratamento que alie ciência e sensibilidade, técnica e humanidade.

TÉCNICA 5

SETA DESCENDENTE

Quando lidamos com pensamentos negativos, é comum que eles pareçam simples e isolados, mas, na verdade, muitas vezes estão interligados a crenças mais profundas. A técnica da seta descendente é utilizada na terapia cognitivo-comportamental (TCC) para explorar esses pensamentos e desvendar suas implicações subjacentes. Aprenda a investigar seus pensamentos como um cientista explora seu material de análise: com curiosidade, sem julgamentos e aberto a novas descobertas. Imagine, por exemplo, que você está com o pensamento "vou ser rejeitado na festa". À primeira vista, pode parecer um medo simples, mas ao usar a seta descendente, você pode descobrir que esse pensamento está ligado a crenças mais profundas.

Se você for, de fato, rejeitado, isso significaria que você é um fracasso? E se for um fracasso, então significa que nunca encontrará alguém para um relacionamento? E se nunca encontrar alguém, quais as implicações disso? Talvez, a crença que o pensamento automático esconde seja "estarei sempre sozinho". Questionar um pensamento com a seta descendente envolve continuar a perguntar "e se isso for verdade, então o que significaria para mim?" ou "o que aconteceria a seguir?" até chegar ao núcleo do medo ou crença. Ao fazer isso, você pode identificar padrões de pensamento que alimentam sua ansiedade ou depressão.

Vamos aplicar a técnica, primeiro, identificando o pensamento negativo. Comece com um pensamento que o incomoda, como "vou falhar no trabalho". Pergunte-se sobre as implicações: "se eu falhar no trabalho, o que isso significaria para mim?" ou "se eu faltar no trabalho, o que isso diz sobre a minha pessoa?". A partir da resposta, siga explorando. Por exemplo, para a resposta: "se eu faltar no trabalho, isso significa que sou um fracasso", pergunte-se "se eu sou um fracasso, o que acontece a seguir?" ou "o que isso significa?". Eventualmente, você chegará a uma afirmação categórica, do tipo "eu nunca vou ter sucesso". Quando nos deparamos com esse tipo de verdade absoluta que contamos para nós mesmos, chegamos à crença central. O próximo passo será desafiar essa crença.

EXEMPLO PRÁTICO

Pensamento: "Se eu não conseguir fazer bem a apresentação, vou ser rejeitado."
Pergunta: "Se você for rejeitado, o que isso significaria para você?"
Pensamento: "Significaria que não sou bom o suficiente."
Pergunta: "E se você não for bom o suficiente, então o que aconteceria a seguir?"
Pensamento: "Ninguém jamais vai gostar de mim."
Pergunta: "E se ninguém gostar de você, então isso significaria que...?"
Pensamento: "Estarei sempre sozinho e infeliz."

A seta descendente ajuda a desvendar crenças subjacentes que podem estar alimentando pensamentos negativos. Ao entender melhor essas crenças, você pode desenvolver estratégias para desafiá-las e reduzir a ansiedade ou a depressão. Essa técnica também promove a autoconsciência, permitindo que reconheça padrões de pensamento que podem estar limitando sua vida. Não tenha pressa; a jornada para entender e gerenciar pensamentos negativos é contínua, mas com a seta descendente, você estará mais equipado para enfrentar desafios emocionais e desenvolver resiliência.

REFERÊNCIAS

1. A-Tjak JG, Davis ML, Morina N, Powers MB, Smits JA, Emmelkamp PM. A meta-analysis of the efficacy of acceptance and commitment therapy for clinically relevant mental and physical health problems. Psychother Psychosom. 2015;84(1):30-6.
2. Barlow DH, Farchione TJ, Sauer-Zavala S, Latin HM, Ellard KK, Bullis JR, et al. The unified protocol for transdiagnostic treatment of emotional disorders: Therapist guide, 2. ed. Oxford University Press, 2017.
3. Beck AT, Alford BA. Depression: causes and treatment, 2. ed. University of Pennsylvania Press, 2009.
4. Blackledge JT, Hayes SC. Emotion regulation in acceptance and commitment therapy. J Clinical Psychology. 2001;57(2):243-255.
5. Bullis JR, Fortune MR, Farchione TJ, Barlow DH. A preliminary investigation of the long-term outcome of the Unified Protocol for Transdiagnostic Treatment of Emotional Disorders. Compr Psychiatry. 2014;55(8):1920-7.
6. Cuijpers P, Berking M, Andersson G, Quigley L, Kleiboer A, Dobson KS. A meta-analysis of cognitive-behavioural therapy for adult depression, alone and in comparison with other treatments. Can J Psychiatry. 2013;58(7):376-85.
7. Dimidjian S, Hollon SD, Dobson KS, Schmaling KB, Kohlenberg RJ, Addis ME, et al. Randomized trial of behavioral activation, cognitive therapy, and antidepressant medication in the acute treatment of adults with major depression. J Consulting Clin Psychol. 2006;74(4):658-670.

8. Ekers D, Webster L, Van Straten A, Cuijpers P, Richards D, Gilbody S. Behavioural activation for depression; an update of meta-analysis of effectiveness and sub group analysis. PLoS ONE. 2014;9(6):e100100.
9. Ferster CB. A functional analysis of depression. American Psychologist. 1973;28:857-870.
10. Goldberg SB, Tucker RP, Greene PA, Davidson RJ, Wampold BE, Kearney DJ, et al. Mindfulness--based interventions for psychiatric disorders: a systematic review and meta-analysis. Clin Psychol Rev. 2018;59:52-60.
11. Hayes SC, Levin ME, Plumb-Vilardaga J, Villatte JL, Pistorello J. Acceptance and commitment therapy and contextual behavioral science: examining the progress of a distinctive model of behavioral and cognitive therapy. Behav Ther. 2013;44(2):180-98.
12. Hayes SC. Acceptance and commitment therapy, relational frame theory, and the third wave of behavioral and cognitive therapies. Behavior Therapy. 2004;35(4):639-665.
13. Hofmann SG, Asnaani A, Vonk IJ, Sawyer AT, Fang A. The efficacy of cognitive behavioral therapy: a review of meta-analyses. Cognit Ther Res. 2012;36(5):427-440.
14. Hofmann SG, Gómez AF. Mindfulness-based interventions for anxiety and depression. Psychiatr Clin North Am. 2017;40(4):739-749.
15. Hollon SD, DeRubeis RJ, Shelton RC, Amsterdam JD, Salomon RM, O'Reardon JP, et al. Prevention of relapse following cognitive therapy vs medications in moderate to severe depression. Arch Gen Psychiatry. 2005;62(4):417-22.
16. Jacobson NS, Martell CR, Dimidjian S. Behavioral activation treatment for depression: Returning to contextual roots. Clinical Psychology: Science and Practice. 2001;8(3):255-270.
17. Kuyken W, Hayes R, Barrett B, Byng R, Dalgleish T, Kessler D, et al. Effectiveness and cost-effectiveness of mindfulness-based cognitive therapy compared with maintenance antidepressant treatment in the prevention of depressive relapse or recurrence (PREVENT): a randomised controlled trial. Lancet. 2015;386(9988):63-73.
18. Kuyken W, Warren FC, Taylor RS, Whalley B, Crane C, Bondolfi G, et al. Efficacy of Mindfulness-Based Cognitive Therapy in prevention of depressive relapse: an individual patient data meta-analysis from randomized trials. JAMA Psychiatry. 2016;73(6):565-74.
19. Lam RW, et al. Canadian Network for Mood and Anxiety Treatments (CANMAT) 2023 update on clinical guidelines for management of major depressive disorder in adults: Réseau canadien pour les traitements de l'humeur et de l'anxiété (CANMAT) 2023: mise à jour des lignes directrices cliniques pour la prise en charge du trouble dépressif majeur chez les adultes. Can J Psychiatry. 2024;69(9):641-687.
20. Leahy RL. Técnicas de Terapia Cognitiva: manual do terapeuta. Porto Alegre: Artmed; 2018.
21. Leonardi JL, Mácimo T, Bacchi AD, Josua D. Ciência, análise do comportamento e a prática baseada em evidências em psicologia. Perspectivas em Análise do Comportamento. 2023;14(1):97-119.
22. Lewinsohn PM, Sullivan JM, Grosscup SJ. Changing reinforcing events: an approach to the treatment of depression. Psychotherapy: Theory, Research, and Practice. 1980;47:322-334.
23. Losada A, Márquez-González M, Romero-Moreno R, Mausbach BT, López J, Fernández-Fernández V, et al. Cognitive-behavioral therapy (CBT) versus acceptance and commitment therapy (ACT) for dementia family caregivers with significant depressive symptoms: results of a randomized clinical trial. J Consult Clin Psychol. 2015;83(4):760-72.
24. Martell CR, Dimidjian S, Herman-Dunn R. Behavioral activation for depression: a clinician's guide, 2. ed. New York: Guilford Press; 2013.
25. Osma J, Suso-Ribera C, Peris-Baquero Ó, Gil-Lacruz M, Pérez-Ayerra L, Ferreres-Galan V, et al. What format of treatment do patients with emotional disorders prefer and why? Implications for public mental health settings and policies. PLoS One. 2019;14(6):e0218117.
26. Pearl SB, Norton PJ. Transdiagnostic versus diagnosis specific cognitive behavioural therapies for anxiety: a meta-analysis. J Anxiety Disord. 2017;46:11-24.

27. Sakiris N, Berle D. A systematic review and meta-analysis of the Unified Protocol as a transdiagnostic emotion regulation based intervention. Clin Psychol Rev. 2019;72:101751.
28. Segal Z, Williams M, Teasdale J. Mindfulness-based cognitive therapy for depression. New York: Guilford publications; 2012.
29. Tang YY, Hölzel BK, Posner MI. The neuroscience of mindfulness meditation. Nat Rev Neurosci. 2015;16(4):213-25.
30. Weissman MM, Markowitz JC, Kleman GL. The guide to interpersonal psychotherapy. New York: Oxford University Press; 2017.
31. Yoshimura S, Okamoto Y, Matsunaga M, Onoda K, Okada G, Kunisato Y, et al. Cognitive behavioral therapy changes functional connectivity between medial prefrontal and anterior cingulate cortices. J Affect Disord. 2017;208:610-614.

6

Tratamentos farmacológicos e biológicos das síndromes depressivas

"O tratamento adequado para os transtornos mentais ampliam nossa capacidade de amar."

Rodolfo Furlan Damiano

INTRODUÇÃO E PANORAMA GERAL

O tratamento dos transtornos depressivos tem evoluído significativamente ao longo dos séculos, refletindo o avanço das ciências médicas e psicológicas na compreensão dessa condição complexa. Na Antiguidade, a melancolia era tratada de maneira rudimentar, frequentemente com base em crenças relacionadas a desequilíbrios dos humores corporais ou em intervenções espirituais e religiosas (Porter, 2002). Por exemplo, médicos gregos como Hipócrates e Galeno acreditavam que o excesso de "bile negra" era responsável pela melancolia, recomendando tratamentos como dietas específicas, exercícios físicos moderados, banhos frios e quentes alternados, e até mesmo sangrias e purgantes para restaurar o equilíbrio humoral. Além disso, práticas espirituais e religiosas, como orações, exorcismos e rituais de purificação eram comuns, com base na crença de que os sintomas depressivos poderiam resultar de influências espirituais negativas ou possessão por entidades malignas (Jackson, 1986; Porter, 2002).

Um marco histórico significativo ocorreu na década de 1950, com a descoberta acidental das propriedades antidepressivas da iproniazida, inicialmente um medicamento utilizado no tratamento da tuberculose. Essa descoberta revolucionou o entendimento sobre os mecanismos fisiopatológicos da depressão, direcionando pesquisas subsequentes para o desenvolvimento dos primeiros antidepressivos, focados especialmente na regulação das monoaminas cerebrais (Healy, 1997). Monoaminas são um grupo de neurotransmissores que possuem em comum o grupo amina em sua estrutura química, tendo como suas principais moléculas a dopamina, a serotonina e a noradrenalina.

Desde então, a compreensão da depressão como uma doença que envolve alterações complexas na neuroquímica cerebral, neuroplasticidade e interações genético-ambientais tem impulsionado o desenvolvimento de tratamentos mais específicos, eficazes e seguros. Hoje, os medicamentos antidepressivos clássicos, como os inibidores seletivos da recaptação de serotonina (ISRS), continuam a ser amplamente utilizados e são considerados a primeira linha de tratamento em decorrência da eficácia comprovada e do perfil favorável de segurança (Cipriani et al., 2018). Entretanto, o tratamento medicamentoso enfrenta desafios importantes, como a resistência terapêutica, observada em até um terço dos pacientes, a demora em iniciar seu efeito e a presença de efeitos colaterais que comprometem a adesão ao tratamento (Rush et al., 2006). Nesse contexto, surgem alternativas terapêuticas promissoras como a cetamina e a zuranolona, por exemplo, que agem em neurotransmissores antes pouco conhecidos no tratamento da depressão, como o glutamato e o ácido gama-aminobutírico (GABA) (Berman et al., 2000; Deligiannidis et al., 2023).

É fundamental ressaltar que o conceito de "antidepressivos" empregado neste capítulo extrapola as classificações tradicionais, ao englobar todo e qualquer fármaco que, em sua indicação primária ou mesmo de forma secundária, promova alívio dos sintomas depressivos. Nesse sentido, além dos agentes classicamente reconhecidos, como os inibidores seletivos da recaptação de serotonina, incluem-se também medicamentos de outras categorias terapêuticas que exercem efeito antidepressivo em determinados contextos, como alguns antipsicóticos, estabilizadores de humor, psicoestimulantes e outras substâncias com mecanismos de ação diversos. A adoção de uma perspectiva ampliada permite compreender melhor as inúmeras possibilidades de manejo da depressão, sobretudo nos casos refratários ou com apresentações clínicas complexas, em que a abordagem farmacológica convencional pode ser insuficiente. Dessa maneira, a prática psiquiátrica contemporânea se beneficia de uma gama mais ampla de intervenções, individualizando o tratamento de acordo com as necessidades e características de cada paciente (Stahl, 2013; Caraci et al., 2017). Além dos tratamentos farmacológicos, estratégias biológicas inovadoras de neuromodulação têm expandido o leque terapêutico. A Estimulação Magnética Transcraniana (EMT), por exemplo, oferece uma abordagem não invasiva eficaz para pacientes que não respondem adequadamente a múltiplas tentativas medicamentosas, reduzindo de modo significativo sintomas depressivos por meio da modulação direta da atividade cerebral (Fitzgerald; Daskalakis, 2012). Outras intervenções como a eletroconvulsoterapia (ECT), mesmo enfrentando muitas críticas, permanecem cruciais para quadros depressivos graves, particularmente para os casos ultrarrefratários (UK ECT Review Group, 2003).

Finalmente, abordagens mais recentes e ainda em pesquisa, como a estimulação do nervo vago (VNS), tratamentos experimentais envolvendo psicodélicos (ayahuasca, psilocibina e LSD) e estimulação cerebral profunda (DBS), apresentam resultados promissores e representam importantes esperanças futuras no tratamento dos transtornos depressivos (Conway et al., 2025; Johnson et al., 2024; McIntyre et al., 2025). Embora este capítulo se concentre especificamente nos tratamentos farmacológicos e biológicos mais consolidados e respaldados cientificamente, é imprescindível enfatizar a importância do manejo integrado. A associação entre tratamentos medicamentosos, intervenções psicoterápicas estruturadas e suporte social é essencial para maximizar a recuperação funcional e proporcionar uma remissão mais completa e duradoura dos sintomas depressivos (Cuijpers et al., 2012).

A seguir, discorreremos sobre todos os tratamentos medicamentosos e biológicos utilizados para a depressão, com o objetivo de desmistificar para você, leitor, o tratamento psiquiátrico, trazendo uma perspectiva clara e objetiva sobre as indicações, mecanismos de ação, eficácia e efeitos adversos dessas intervenções. É essencial compreender que o tratamento ideal deve promover o cuidado colaborativo, personalizado e multidisciplinar, no qual profissionais como psicólogos, psiquiatras, enfermeiros e nutricionistas trabalham em parceria para proporcionar uma recuperação mais completa e duradoura, sempre centrada nas necessidades e na singularidade de cada paciente.

TODOS OS MEDICAMENTOS SÃO IGUAIS?

Embora muitos medicamentos sejam classificados como antidepressivos, eles não são iguais e variam amplamente em termos de mecanismo de ação, eficácia clínica, perfil de tolerabilidade e indicações específicas. Cada um atua de maneira distinta no cérebro, modulando diferentes neurotransmissores e receptores neuronais (farmacodinâmica), mas também difere em como é absorvido, distribuído, metabolizado e excretado (farmacocinética). Logo após a administração, o fármaco passa por processos como absorção no trato gastrointestinal, podendo sofrer metabolismo de primeira passagem no fígado, onde enzimas como as do sistema citocromo P450 (CYP450) podem convertê-lo em metabólitos ativos ou inativos. Em seguida, o medicamento é transportado pela corrente sanguínea e se liga a proteínas plasmáticas em graus variados, o que influencia sua fração livre e, em consequência, a quantidade efetivamente disponível para atravessar a barreira hematoencefálica e alcançar seu sítio de ação no sistema nervoso central. Essas diferenças – por exemplo, na afinidade pelas proteínas plasmáticas, no perfil de metabolização (como polimorfismos genéticos das enzimas hepáticas) e na capacidade de ultrapassar barreiras biológicas – explicam por que determinados antidepressivos podem ser mais eficazes ou produzir mais efeitos adversos em algumas pessoas do que em outras. Compreender e considerar essas características farmacocinéticas, aliadas ao conhecimento da farmacodinâmica, é essencial para personalizar o tratamento, potencializando a resposta terapêutica e reduzindo o risco de reações indesejáveis (Davies; Nutt, 2007; Stahl, 2013).

Os antidepressivos atuam predominantemente modulando neurotransmissores no cérebro – sobretudo serotonina, noradrenalina e dopamina – pelo bloqueio da recaptação ou da inibição de enzimas específicas que degradam esses neurotransmissores, aumentando, assim, sua disponibilidade nas sinapses neuronais. Além disso, certos medicamentos também podem agir como agonistas totais, parciais ou antagonistas dos receptores de moléculas específicas, podendo ativar, ativar parcialmente, ou inativar a transmissão do neurônio subsequente. A seguir, daremos alguns exemplos das ações sobre as monoaminas, que são, atualmente, os principais alvos dos antidepressivos. Tais exemplos são apenas ilustrativos e representam uma pequena parcela da amplitude de possibilidades envolvidas nos efeitos dos antidepressivos.

Por exemplo, a serotonina (5-HT) está envolvida na regulação do humor, da ansiedade, do sono e do apetite. Diversos medicamentos utilizados como antidepressivos modulam a serotonina por meio de diferentes mecanismos, incluindo o bloqueio de sua recaptação e a interação com receptores específicos. A proteína de recaptação (SERT) é um dos principais alvos dos inibidores seletivos da recaptação de serotonina (ISRS), que aumentam a disponibilidade de serotonina na fenda sináptica ao inibir esse transportador.

Os receptores de serotonina são classificados em sete famílias principais (5-HT1 a 5-HT7), cada uma com funções específicas. O receptor 5-HT1A costuma ser associado a efeitos ansiolíticos e antidepressivos, atuando como autorreceptor pré-sináptico nos núcleos da rafe e como heterorreceptor pós-sináptico em áreas como hipocampo e córtex. Os receptores 5-HT1B regulam a liberação de neurotransmissores e estão envolvidos na agressividade e no comportamento impulsivo, enquanto os 5-HT1D participam da vasoconstrição craniana e são alvos de medicamentos para enxaqueca como os triptanos. Os subtipos 5-HT1E e 5-HT1F têm funções menos caracterizadas, mas também relacionadas ao controle vascular.

O receptor 5-HT2A participa de processos relacionados à cognição, percepção sensorial e regulação do sono, sendo também o principal alvo de drogas alucinógenas. O 5-HT2B está envolvido na função cardiovascular e no desenvolvimento embrionário, com sua ativação crônica associada a valvulopatias cardíacas. Já o 5-HT2C influencia aspectos como apetite, peso corporal e humor, sendo um importante alvo terapêutico para transtornos alimentares e obesidade.

O receptor 5-HT3 influencia náuseas, vômitos e motilidade gastrointestinal, sendo alvo de antieméticos como a ondansetrona. O 5-HT4 participa da motilidade gastrointestinal, memória e cognição, servindo como alvo de pró-cinéticos. Os receptores 5-HT5A e 5-HT5B têm funções menos definidas, mas parecem estar envolvidos na regulação circadiana e em processos cognitivos. O 5-HT6, expresso principalmente no sistema nervoso central, está relacionado à cognição, ao aprendizado e à memória, sendo investigado como alvo terapêutico para demências. Por fim, o receptor 5-HT7 participa da regulação circadiana, da termorregulação e do processamento nociceptivo, além de influenciar o humor e a cognição. Essa diversidade de receptores demonstra a ampla gama de funções exercidas pela serotonina no organismo, explicando por que alterações no sistema serotoninérgico podem afetar múltiplos aspectos fisiológicos e comportamentais.

Desse modo, a escolha de modular a via serotoninérgica leva em conta não apenas a recaptação do neurotransmissor, mas também as especificidades de cada receptor, uma vez que cada subtipo pode contribuir para diferentes dimensões do quadro clínico.

A noradrenalina (NE) influencia a energia, a motivação, a atenção e a vigilância, podendo ser modulada tanto pelo bloqueio de sua recaptação por meio da proteína transportadora (NET) quanto pela interação com diferentes receptores adrenérgicos. Os receptores α1 e β1, por exemplo, estão relacionados ao aumento do estado de alerta e à regulação de funções cardiovasculares, enquanto o receptor α2, quando antagonizado, pode levar a uma maior liberação de noradrenalina e potencializar o efeito antidepressivo. Já quando estimulado, diminui a liberação de noradrenalina e, consequentemente, pode induzir ao sono. Desse modo, a decisão de modular a via noradrenérgica é especialmente indicada em quadros de depressão em que predominam fadiga, apatia e dificuldade de concentração, levando-se em conta também as repercussões fisiológicas, como possíveis alterações na pressão arterial e na frequência cardíaca.

A dopamina (DA) está ligada à motivação, à recompensa e ao prazer, sendo modulada principalmente pelo bloqueio de sua recaptação por meio da proteína transportadora (DAT), além de envolver diversos receptores (D1, D2, D3, D4 e D5) que desempenham papéis específicos em diferentes vias cerebrais. A ativação adequada desses receptores pode ajudar a aliviar sintomas como anedonia e baixa motivação. A decisão de focar na via dopaminérgica torna-se relevante em quadros depressivos em que predominam anedonia, fadiga e prejuízo de concentração, sempre levando em consideração o perfil clínico e a susceptibilidade a possíveis efeitos colaterais.

Diante dos exemplos anteriores ficou claro que, para a escolha de um medicamento antidepressivo, deve-se levar em conta seus aspectos farmacocinéticos, ou seja, o caminho que ele faz até chegar no cérebro, e farmacodinâmicos – como ele age no seu cérebro. Essa interação garante a cada antidepressivo uma característica única, em que nenhum deles terá a mesma repercussão em nossos corpos. Além desses dois fatores, outros também devem fazer parte na escolha do melhor tratamento.

COMO ESCOLHER O ANTIDEPRESSIVO IDEAL?

A escolha do antidepressivo ideal não deve ser feita de maneira padronizada ou com base exclusivamente em sintomas isolados. Tampouco seguir apenas *guidelines* sem personalizar o melhor tratamento para aquela pessoa. Trata-se de um processo clínico complexo, que leva em consideração fatores biológicos, psicossociais e farmacológicos. Já falamos de dois pontos importantíssimos para se avaliar a escolha do antidepressivo: a farmacodinâmica, ou seja, em quais receptores age o fármaco; e a farmacocinética, que é o caminho que o medicamento faz até chegar ao cérebro. A resposta ao tratamento varia amplamente entre os indivíduos, sendo influenciada por características genéticas, metabolismo hepático, interação com outras medicações e comorbidades associadas. Dessa maneira, a seleção do tratamento deve seguir uma abordagem sistemática, que pode ser dividida em diferentes etapas.

Avaliação do perfil sintomático

O primeiro passo na escolha do antidepressivo é realizar uma avaliação fenomenológica detalhada da apresentação clínica. A depressão maior é uma síndrome heterogênea, com diferentes endofenótipos e dimensões sintomáticas que podem orientar a seleção farmacológica personalizada.

Depressão com características ansiosas

Quando há comorbidade ou sintomas ansiosos proeminentes (inquietação, tensão, preocupação excessiva), a modulação serotoninérgica é prioritária. Os circuitos serotoninérgicos, particularmente as projeções dos núcleos da rafe para amígdala e córtex pré-frontal, modulam as respostas ansiosas e o processamento de ameaças.

Depressão com sintomas de déficit energético

Fadiga persistente, anergia, lentificação psicomotora e diminuição da iniciativa sugerem disfunção dos sistemas catecolaminérgicos. A modulação noradrenérgica (via *locus coeruleus*) e dopaminérgica (via área tegmental ventral) pode ser preferencial nesses casos.

Depressão com alterações neurovegetativas

Insônia terminal ou de manutenção, perda ponderal significativa e alterações do apetite podem se beneficiar de antidepressivos com perfil sedativo (antagonismo H1, 5-HT2A) e modulação de centros hipotalâmicos reguladores do apetite.

Depressão com anedonia e disfunção executiva

A anedonia (consumatória e antecipatória) e os déficits cognitivos (atenção sustentada, memória de trabalho, flexibilidade cognitiva) correlacionam-se com hipofunção do circuito mesocorticolímbico dopaminérgico. Estratégias que aumentem a transmissão dopaminérgica no córtex pré-frontal e núcleo *accumbens* podem ser mais eficazes.

Histórico clínico e resposta a tratamentos anteriores

O histórico prévio do paciente é um dos fatores mais preditivos de resposta ao tratamento atual. Se um antidepressivo já foi eficaz no passado, há uma chance considerável de que ele continue sendo benéfico. Por outro lado, se houver falha terapêutica ou efeitos adversos intoleráveis, essa classe de medicamentos deve ser evitada.

- História de resposta positiva anterior: se o paciente já utilizou um antidepressivo com sucesso, esse medicamento deve ser considerado novamente como primeira escolha, a menos que haja contraindicações específicas.
- História de efeitos adversos intoleráveis: caso o paciente tenha experimentado efeitos colaterais graves, como disfunção sexual, ganho de peso excessivo ou sedação incapacitante, devem-se evitar agentes com esses mesmos perfis farmacológicos.
- Histórico familiar: evidências indicam que há uma predisposição genética na resposta aos antidepressivos. Se um familiar de primeiro grau respondeu bem a determinado medicamento, essa informação pode ser útil na decisão terapêutica.
- Farmacocinética: observar se o padrão prévio de resposta do paciente indica a falta de eficácia ou o excesso de efeitos adversos de medicamentos que são metabolizados por enzimas hepáticas específicas (como CYP, 2D6, 2C19 etc.).

Os efeitos adversos constituem o principal preditor de descontinuação precoce do tratamento, com taxas de abandono de até 30% nos primeiros três meses. A seleção farmacológica deve considerar o perfil de tolerabilidade individual, baseando-se nos mecanismos receptoriais subjacentes aos efeitos colaterais.

Alterações metabólicas e sedação

O antagonismo dos receptores H1 histaminérgicos correlaciona-se com ganho ponderal (via estimulação do neuropeptídeo Y e grelina) e sedação diurna. O bloqueio 5-HT2C contribui adicionalmente para o aumento do apetite por meio da desinibição dopaminérgica no hipotálamo lateral. Esses efeitos podem ser terapêuticos em depressão com insônia inicial e perda ponderal, mas contraindicados em pacientes com síndrome metabólica ou IMC $\geq$ 30.

Disfunção sexual

A estimulação serotoninérgica crônica, principalmente via receptores 5-HT2A e ativação indireta de prolactina, pode causar diminuição da libido

(60-70% dos casos), retardo ejaculatório, anorgasmia e disfunção erétil. A incidência varia de 25-80% com ISRSs, sendo menor com antagonistas 5-HT2 ou moduladores dopaminérgicos. A avaliação basal da função sexual é essencial para monitorização.

Efeitos cognitivos e emocionais

O antagonismo muscarínico (M1) pode induzir déficits mnêmicos e confusão, especialmente em idosos. O "embotamento afetivo" relaciona-se ao excesso de sinalização serotoninérgica no córtex pré-frontal e amígdala, com redução da reatividade emocional positiva e negativa. Profissionais que demandam alta performance cognitiva podem necessitar de ajustes específicos.

Segurança cardiovascular

O prolongamento do intervalo QTc (> 450 ms homens, > 470 ms mulheres) ocorre por bloqueio dos canais de potássio. Alguns antidepressivos causam hipotensão ortostática via antagonismo α1-adrenérgico ou hipertensão via inibição da recaptação de noradrenalina. ECG basal é recomendado em pacientes > 40 anos ou com fatores de risco cardiovascular.

Presença de comorbidades médicas e psiquiátricas

A depressão frequentemente ocorre junto com outras condições (60-70% com transtornos psiquiátricos, 50-80% com doenças clínicas). A escolha do antidepressivo deve considerar esses quadros associados, buscando benefícios adicionais e evitando piora de condições preexistentes.

- Dor crônica: alguns antidepressivos têm propriedades analgésicas e são particularmente úteis para pacientes com condições como fibromialgia e neuropatia diabética.
- Transtornos de ansiedade: a depressão frequentemente coexiste com transtornos de ansiedade (cerca de 50%), e a escolha do tratamento deve incluir uma medicação que tenha eficácia comprovada para ambas as condições.
- Transtorno bipolar: em pacientes com suspeita de espectro bipolar, o uso de antidepressivos requer cautela especial pelo risco de virada maníaca ou hipomaníaca, ciclagem rápida e indução de estados mistos. Não utilizar sem

a associação de um estabilizador de humor. Sempre contar com ajuda especializada, avaliação clínica rigorosa e acompanhamento próximo.
- Doenças hepáticas ou renais: a metabolização e a excreção dos antidepressivos ocorrem, respectivamente, no fígado e nos rins. Em pacientes com disfunções hepáticas ou renais, deve-se escolher um medicamento que tenha um metabolismo menos impactado.

Preferências pessoais do paciente e adesão ao tratamento

A adesão ao tratamento é um fator determinante para o sucesso da terapia antidepressiva. É essencial discutir com o paciente as características do medicamento e sua aceitação pessoal.

- Custo e acesso ao medicamento: o preço e a disponibilidade do antidepressivo no sistema de saúde ou em farmácias são fatores que podem influenciar a escolha.
- Frequência de administração: alguns antidepressivos exigem múltiplas doses ao dia, o que pode comprometer a adesão. Medicamentos de administração única diária são geralmente preferidos.
- Tempo até início do efeito terapêutico: embora todos os antidepressivos levem algumas semanas para atingir efeito pleno, alguns apresentam início de ação mais rápido, o que pode ser um fator relevante para determinados pacientes.

Avaliação do risco de suicídio e segurança

Pacientes com depressão grave e risco aumentado de suicídio requerem uma escolha cuidadosa do antidepressivo.

- Monitoramento rigoroso nas primeiras semanas: durante as primeiras semanas de tratamento, o risco de suicídio pode aumentar em decorrência do possível surgimento de energia suficiente para executar um plano suicida antes que ocorra a melhora do humor. O acompanhamento deve ser intensificado nesse período.
- Evitar medicamentos com risco de toxicidade em superdosagem: em pacientes com alto risco de suicídio, é preferível evitar antidepressivos que possam ser letais em caso de superdosagem.

Portanto, a escolha do antidepressivo ideal deve se basear em uma abordagem holística, considerando o perfil sintomático do paciente, sua história clínica, os efeitos adversos do medicamento, a presença de comorbidades e as preferências individuais. O processo decisório deve ser conduzido com embasamento científico e compartilhado com o paciente, garantindo uma escolha informada e um tratamento personalizado. Desse modo, é possível maximizar a eficácia terapêutica, melhorar a adesão ao tratamento e minimizar os riscos associados ao uso de antidepressivos.

MEDICAMENTOS ANTIDEPRESSIVOS (OU COM AÇÃO ANTIDEPRESSIVA)

Os medicamentos constituem uma parte essencial do tratamento dos transtornos depressivos, mesmo que seu uso ainda seja cercado de dúvidas e receios, tanto por parte dos pacientes quanto dos profissionais de saúde mental. A compreensão mais ampla e fundamentada sobre os diferentes grupos farmacológicos disponíveis, seus mecanismos de ação e perfis de efeitos adversos permite uma abordagem integrada e desmistificada, beneficiando a prática clínica.

Antidepressivos nominais

Esse grupo é composto por fármacos originalmente desenvolvidos com o objetivo primário de modular neurotransmissores relacionados ao humor, como serotonina, noradrenalina e dopamina.

Inibidores seletivos da recaptação de serotonina (ISRS)

Exemplos: fluoxetina, sertralina, escitalopram, paroxetina, citalopram.

Características: atuam predominantemente bloqueando a recaptação de serotonina, elevando sua concentração sináptica. Em geral, são conhecidos por possuírem um perfil de efeitos adversos relativamente leve, com predominância de efeitos como alterações no sono, desconforto gastrointestinal e disfunção sexual.

Inibidores da recaptação de serotonina e noradrenalina (ISRSN)

Exemplos: venlafaxina, duloxetina, desvenlafaxina.

Características: além de inibir a recaptação de serotonina, esses fármacos também bloqueiam a recaptação de noradrenalina. Possuem espectro de ação mais amplo em termos de modulação de neurotransmissores, o que pode refletir em um perfil de efeitos adversos que inclui alterações na pressão arterial, sudorese e sintomas gastrointestinais, entretanto, geralmente são bem tolerados. Alguns estudos apontam essa classe como mais eficaz que os ISRSs, sendo amplamente utilizados com excelentes resultados.

Antidepressivos tricíclicos (ATC)

Exemplos: amitriptilina, nortriptilina, clomipramina, imipramina.

Características: foram os primeiros antidepressivos a serem desenvolvidos. Além de inibir a recaptação de serotonina e noradrenalina, esses fármacos interagem com receptores colinérgicos, histamínicos e adrenérgicos, o que se associa a uma gama mais ampla de efeitos adversos, incluindo sedação, boca seca, constipação e alterações posturais. Apesar de alguns estudos apontarem os ATC como um dos mais eficazes em casos de depressões melancólicas, geralmente são utilizados como adjuvantes em doses baixas, ou em pacientes que não responderam a outros tratamentos.

Inibidores da monoamina oxidase (IMAO)

Exemplos: fenelzina, tranilcipromina, selegilina (em algumas formulações).

Características: esses agentes bloqueiam irreversivelmente a enzima monoamina oxidase, responsável pela degradação dos neurotransmissores monoaminérgicos. Tais medicamentos apresentam um conjunto de interações e restrições alimentares, em decorrência da possibilidade de crises hipertensivas, além de efeitos adversos relacionados à hipotensão e alterações do sono. São utilizados após falha terapêutica dos demais antidepressivos, apesar de elevada eficácia em casos de depressões atípicas – caracterizada por reatividade do humor (melhora temporária com eventos positivos), hipersonia (sono excessivo), hiperfagia com ganho de peso (especialmente por carboidratos), sensação de peso nos membros ("paralisia de chumbo") e hiperensibilidade à rejeição interpessoal.

Outros agentes de mecanismos diferenciados

Exemplos:

- Vilazodona: atua como ISRS combinado com uma ação de agonismo parcial do receptor 5-HT1A de serotonina.
- Bupropiona: atua na inibição da recaptação de dopamina e noradrenalina.

- Mirtazapina: caracteriza-se pelo antagonismo dos receptores alfa-2 adrenérgicos e de determinados receptores serotoninérgicos, bem como por sua ação anti-histamínica.
- Trazodona: apresenta um perfil de ação que combina inibição da recaptação de serotonina com antagonismo de receptores serotoninérgicos e sedativo.
- Vortioxetina: adota um mecanismo multimodal envolvendo a inibição da recaptação de serotonina e modulação direta de diversos receptores serotoninérgicos.
- Buspirona: agonista parcial do receptor 5-HT1A de serotonina, é utilizado no tratamento da ansiedade e, também, como estratégia de potencialização em situações de depressão resistente ao tratamento.

Embora classicamente utilizados no transtorno bipolar, os estabilizadores de humor têm indicações estabelecidas em contextos depressivos específicos, incluindo potencialização de antidepressivos em depressão resistente e prevenção de recorrências em depressão unipolar recorrente.

Exemplos principais:

- Lítio: único psicofármaco com evidência robusta de redução do risco suicida (40-60%). Atua por meio da modulação de segundos mensageiros (inositol, GSK-3β) e neuroproteção via aumento de BDNF. Eficaz como potencializador em depressão resistente e na prevenção de episódios recorrentes.
- Lamotrigina: anticonvulsivante com ação preferencial na prevenção de episódios depressivos do transtorno bipolar. Estabiliza canais de sódio voltagem-dependentes e modula liberação de glutamato. Evidência promissora em depressão unipolar resistente, especialmente em casos de depressões recorrentes.
- Valproato: aumenta transmissão GABAérgica e tem propriedades neuroprotetoras via regulação de histonas. Mais eficaz em episódios mistos e ciclagem rápida. Uso em depressão unipolar reservado para casos específicos devido ao perfil de efeitos adversos.
- Carbamazepina: bloqueador de canais de sódio com propriedades antiglutamatérgicas. Uso limitado em depressão decorrente de interações medicamentosas significativas (indutor CYP3A4). Pode ser útil em casos com impulsividade ou agressividade comórbidas.
- Mecanismos convergentes: esses agentes compartilham efeitos neurobiológicos que explicam sua eficácia: aumento da neuroplasticidade (BDNF,

CREB), modulação de vias inflamatórias (redução de citocinas pró-inflamatórias), estabilização de membranas neuronais e regulação de ritmos circadianos. O tempo para efeito terapêutico é geralmente mais longo que antidepressivos (4-8 semanas).

Antipsicóticos atípicos

Inicialmente desenvolvidos para esquizofrenia, os antipsicóticos atípicos tornaram-se ferramentas importantes no manejo da depressão, especialmente como estratégia de potencialização quando monoterapia com antidepressivos é insuficiente.

Exemplos: quetiapina, olanzapina, aripiprazol, brexpiprazol e risperidona.

Características: em doses baixas a moderadas, esses agentes modulam múltiplos sistemas: antagonismo 5-HT2A (melhora sono e ansiedade), agonismo parcial 5-HT1A (efeito antidepressivo), modulação dopaminérgica (melhora anedonia e cognição) e antagonismo α1/H1 (sedação quando necessária). A resposta geralmente ocorre em 1-2 semanas, mais rápida que antidepressivos em monoterapia.

Considerações práticas: monitorar peso, glicemia, lipídios e prolactina. Iniciar com doses baixas e titular gradualmente. Particularmente úteis em depressão com características psicóticas, bipolar, ou quando há falha de ≥ 2 antidepressivos.

Psicoestimulantes

Embora não sejam antidepressivos primários, esses medicamentos têm papel estabelecido em situações específicas, principalmente quando há fadiga persistente, déficits cognitivos ou transtorno de déficit de atenção e hiperatividade (TDAH) comórbido.

Principais agentes

- Metilfenidato: inibidor da recaptação de dopamina e noradrenalina. Útil como adjuvante em depressão com apatia, especialmente em idosos e cuidados paliativos. Resposta rápida (3-7 dias).
- Lisdexanfetamina: pró-fármaco com liberação mais estável que anfetaminas tradicionais. Indicada quando há TDAH ou transtorno de compulsão alimentar comórbidos.

- Modafinil: agente promotor de vigília com menor potencial de abuso. Eficaz para fadiga residual e hipersonia em depressão parcialmente tratada.

Indicações em contextos depressivos – TDAH comórbido

- Fadiga ou apatia refratária a antidepressivos.
- Hipersonia e lentificação cognitiva predominantes.
- Necessidade de resposta terapêutica rápida (cuidados paliativos).

Efeito paradoxal em TDAH

Em pacientes com TDAH, estimulantes frequentemente reduzem ansiedade, estabilizam humor e melhoram o sono – efeitos contraintuitivos que ocorrem pela normalização dos circuitos dopaminérgicos pré-frontais deficitários nestes pacientes.

Monitorização

Avaliação cardiovascular prévia, acompanhamento de pressão arterial e frequência cardíaca. Atenção para alterações de apetite e sono. Contraindicados em hipertensão não controlada, arritmias e psicose ativa.

Outros agentes terapêuticos

Além das classes tradicionais, diversos medicamentos com mecanismos não convencionais têm demonstrado eficácia no tratamento da depressão e sintomas associados, expandindo o arsenal terapêutico disponível.

Moduladores glutamatérgicos

Cetamina e escetamina

Representam o avanço mais significativo no tratamento da depressão nas últimas décadas. Como antagonistas dos receptores NMDA, produzem efeito antidepressivo ultrarrápido (2-24 horas), contrastando com as 4-6 semanas dos antidepressivos convencionais. A escetamina intranasal foi aprovada para depressão resistente ao tratamento e depressão maior com ideação ou comportamento suicida agudo.

O mecanismo envolve bloqueio inicial do NMDA seguido de liberação de glutamato, ativação de receptores AMPA e síntese rápida de BDNF, promovendo sinaptogênese em regiões críticas como hipocampo e córtex pré-frontal.

Estudos mostram resposta em 50-70% dos casos resistentes a múltiplos antidepressivos, com remissão em 30-40% dos pacientes.

A administração requer ambiente monitorado devido a efeitos dissociativos transitórios (despersonalização, desrealização) e elevação temporária da pressão arterial. O protocolo típico envolve fase de indução (2x/semana por 4 semanas) seguida de manutenção individualizada. A duração do efeito é variável (dias a semanas), necessitando de doses repetidas. Cetamina racêmica intravenosa (0,5 mg/kg) é usada *off-label* com eficácia similar. Contraindicada em psicose ativa, hipertensão não controlada e histórico de abuso de substâncias dissociativas.

- Hormônios e agentes adjuntos: como o triiodotironina (T3), que pode influenciar a dinâmica do metabolismo cerebral e a atividade dos neurotransmissores.
- Agentes anti-inflamatórios e antioxidantes: que, ao modular processos inflamatórios e neuro-oxidativos, apontam para uma abordagem não convencional no manejo dos sintomas depressivos.
- Substâncias psicodélicas: como a psilocibina e o LSD, que têm sido objeto de estudo quanto aos seus efeitos na promoção da neuroplasticidade e modulação dos circuitos afetivos.
- Outros agentes em investigação: que incluem moduladores do sistema endocanabinoide e anticonvulsivantes que não se enquadram nas categorias clássicas, demonstrando uma diversidade de mecanismos de ação.

Agentes hormonais

T3 (triiodotironina) e T4 (levotiroxina)

Potencializadores em depressão resistente, mesmo em pacientes eutireóideos. O T3 (25-50 mcg/dia) tem início de ação mais rápido e evidência mais robusta, acelerando a resposta antidepressiva por meio da modulação de receptores monoaminérgicos e metabolismo neuronal. O T4 (25-100 mcg/dia) é alternativa quando T3 não está disponível ou em uso prolongado.

Particularmente importantes quando TSH ≥ 2,5 mUI/L, mesmo dentro da faixa de referência laboratorial. Estudos sugerem que valores de TSH no limite superior da normalidade (2,5-4,5 mUI/L) podem contribuir para sintomas depressivos e menor resposta a antidepressivos. Nesses casos, a suplementação hormonal visa TSH entre 0,5-2,0 mUI/L.

A combinação com antidepressivos tricíclicos tem evidência histórica mais robusta (estudo STAR*D), mas amplamente utilizada com ISRS/IRSN na prática clínica. Monitorar função tireoidiana a cada 6-8 semanas durante ajuste de dose, com atenção a sintomas de hipertireoidismo (taquicardia, ansiedade, insônia).

Anti-inflamatórios

Crescente evidência do papel da neuroinflamação na depressão. Celecoxibe e minociclina mostram benefício como adjuvantes em subgrupos com marcadores inflamatórios elevados (PCR, citocinas). Ômega-3 (EPA > 1 g/dia) tem evidência moderada como adjuvante.

Agentes em investigação

Psicodélicos (psilocibina, MDMA)

Agonistas 5-HT2A em estudos fase 2/3 para depressão resistente e TEPT. Promovem neuroplasticidade e "*reset*" de redes neurais disfuncionais por meio de sessões assistidas. Resultados promissores mas ainda não disponíveis clinicamente no Brasil.

Outros compostos promissores: canabidiol (propriedades ansiolíticas sem efeitos psicoativos), zuranolona e brexanolona (moduladores GABA-A aprovados nos Estados Unidos para depressão pós-parto) e agentes atuando em sistemas opioides e neuroesteroides representam futuras possibilidades terapêuticas.

Essa lista exemplificativa visa ilustrar a amplitude dos medicamentos que podem ser considerados no universo dos "antidepressivos". Ressalta-se que os exemplos apresentados não esgotam todas as possibilidades, servindo como base para que o leitor compreenda a diversidade de intervenções farmacológicas disponíveis, sem sugerir diretrizes terapêuticas específicas. Além disso, novos medicamentos surgem a cada dia, dando mais esperança a todos aqueles que sofrem dessa difícil condição.

QUANDO INICIAR O ANTIDEPRESSIVO?

A decisão de iniciar a farmacoterapia em quadros de depressão requer uma análise aprofundada, que envolve tanto a gravidade dos sintomas quanto o contexto clínico, social e as preferências individuais do paciente (Lam et al., 2024). Em linhas gerais, as diretrizes internacionais e a literatura científica destacam que casos leves podem ser abordados, inicialmente, por meio de intervenções psicoterápicas estruturadas, sobretudo quando o paciente manifesta preferência por evitar medicamentos ou quando há disponibilidade de recursos terapêuticos de qualidade (Lam et al., 2024). Nessa fase, a efetividade da psicoterapia pode ser comparável à do tratamento farmacológico, especialmente se os sintomas ainda não acarretam grande prejuízo funcional (DeRubeis et al., 2008). No entanto, o profissional deve monitorar de perto a evolução, pois há situações em que a ausência de melhora em quatro a oito semanas, ou uma piora significativa do quadro, exige a reavaliação e possível introdução de um antidepressivo. Para pacientes com depressão bipolar e no transtorno depressivo persistente (distimia), a medicação parece ser superior à psicoterapia (Cuijpers et al., 2013; Keramatian et al., 2023), porém, sempre quando possível, o tratamento combinado deve ser indicado para resultados ainda melhores (Cuijpers, 2014; Miklowitz et al., 2021).

Quando a depressão atinge níveis moderados ou graves, a evidência tende a favorecer o tratamento combinado de psicoterapia e farmacoterapia (Simon et al., 2024), em particular pelo impacto considerável que sintomas mais intensos exercem na funcionalidade e na qualidade de vida (Lam et al., 2024). A maior parte dos estudos aponta que a combinação de antidepressivos e psicoterapia é superior ao uso isolado de apenas uma dessas modalidades em quadros moderados a graves (Kamenov et al., 2017; Cuijpers et al., 2021). Entretanto, quando falamos de psicoterapia, seja isoladamente, seja em conjunto com antidepressivos, estamos falando de psicoterapias que possuem evidência científica para os casos depressivos, sendo que quando optamos por "qualquer" psicoterapia os resultados podem ser inclusive prejudiciais (Parry et al., 2016) e, nesse contexto, a farmacoterapia isolada deve ser priorizada.

Pacientes com lentificação psicomotora marcada, anedonia profunda, alterações significativas do sono ou do apetite e dificuldade em desempenhar tarefas cotidianas costumam se beneficiar de uma abordagem farmacológica, pois os antidepressivos podem proporcionar a redução mais rápida dos sintomas nucleares da depressão. Além disso, é nesses casos que a presença de ideação ou planejamento suicida ganha importância primordial: estudos apontam que a intervenção medicamentosa, aliada a um acompanhamento intensivo, pode reduzir o risco de suicídio e prevenir desfechos adversos. Embora o medicamento não seja garantia absoluta de proteção, sua associação com monitoramento psiquiátrico e suporte psicossocial oferece uma barreira adicional contra comportamentos suicidas. Outro ponto que reforça a necessidade de farmacoterapia em quadros mais graves é a ocorrência de sintomas psicóticos, como delírios de culpa ou ruína, e alucinações auditivas ou visuais relacionados à depressão. Nesses cenários, a associação de antidepressivos com antipsicóticos atípicos ou outras estratégias (p. ex., eletroconvulsoterapia) pode ser decisiva para a estabilização do paciente. Da mesma maneira, prejuízos cognitivos relevantes – incluindo lentificação de pensamento, dificuldade de concentração e problemas de memória – podem requerer intervenção mais robusta, capaz de atenuar o declínio funcional em curto e médio prazos.

É igualmente crucial realizar uma investigação cuidadosa para descartar a possibilidade de transtorno bipolar não diagnosticado, antes de se instituir a terapia antidepressiva isolada. O uso isolado de antidepressivos em pacientes bipolares pode precipitar episódios maníacos ou mistos, além de tornar o curso da doença mais complexo. Uma anamnese detalhada, aliada a escalas de rastreamento e à busca ativa de sinais de hipomania ou mania, é fundamental para a segurança do tratamento. Esse cuidado estende-se também a comorbidades clínicas, como doenças cardiovasculares, hepáticas, renais ou endócrinas, que podem restringir ou direcionar a escolha do fármaco, dada a variabilidade de perfis de segurança, metabolismo e interação medicamentosa. Para pacientes com transtorno afetivo bipolar, devemos utilizar preferencialmente medicamentos com efeitos antidepressivos como antipsicóticos e estabilizadores de humor; entretanto, o uso de antidepressivos típicos não é totalmente contraindicado, principalmente para pacientes com transtorno afetivo bipolar do tipo 2 em uso concomitante de antipsicóticos e/ou estabilizadores de humor (Keramatian et al., 2023; Gottlieb; Young, 2024; Rohde et al., 2024).

Além das situações mais amplas já discutidas, há ainda subtipos de depressão que demandam atenção diferenciada ao se considerar o uso de farmacoterapia. Nos quadros com padrão sazonal (conhecidos como transtorno afetivo sazonal), além do suporte psicoterápico, costuma-se recorrer à fototerapia como intervenção complementar, podendo-se associar medicamentos quando os sintomas atingem intensidade moderada ou grave (Melrose, 2015). Já no transtorno disfórico pré-menstrual (TDPM), o uso de agentes que modulam a recaptação de serotonina tem demonstrado benefícios importantes na redução da sintomatologia, atenuando as repercussões emocionais e físicas que interferem na rotina diária (Carlini et al., 2022). Em paralelo, a terapia hormonal pode ser considerada em alguns casos, especialmente quando há associação com irregularidades menstruais ou outros sintomas ginecológicos. Nesse contexto, contraceptivos hormonais combinados (contendo estrogênio e progestagênio) podem auxiliar na estabilização das flutuações hormonais subjacentes ao TDPM, desde que a decisão seja tomada após uma avaliação criteriosa dos riscos e benefícios, incluindo o perfil de saúde geral da paciente e suas preferências individuais (Carlini et al., 2022).

Por fim, a participação ativa do paciente no processo decisório é um elemento essencial. É importante explicar as vantagens e as limitações de cada abordagem, fornecendo informações claras sobre o tempo necessário para que os antidepressivos façam efeito, os possíveis efeitos colaterais e a importância do seguimento contínuo. Essa postura favorece a autonomia do paciente, fortalece a adesão ao tratamento e contribui para um manejo mais eficaz da depressão a longo prazo. Em última análise, a escolha de iniciar ou não a farmacoterapia deve refletir uma síntese criteriosa entre a experiência clínica, as diretrizes científicas e os valores e necessidades individuais do paciente, sempre objetivando a recuperação plena e a melhoria na qualidade de vida.

MITOS RELACIONADOS AO USO DE ANTIDEPRESSIVOS

O uso de medicamentos antidepressivos é frequentemente cercado de mitos, preconceitos e dúvidas, dificultando a adesão adequada e criando barreiras para o tratamento efetivo da depressão. Nesta seção, abordaremos de modo detalhado e com base em evidências alguns dos mitos mais comuns relacionados ao tratamento farmacológico antidepressivo, esclarecendo com informações científicas atualizadas e confiáveis.

"Vou ficar viciado nos antidepressivos"

Um dos mitos mais comuns sobre antidepressivos é a ideia de que seu uso leva à dependência ou vício. É fundamental esclarecer que antidepressivos não possuem propriedades viciantes, ou seja, não geram dependência química nem a necessidade de doses cada vez maiores para alcançar o mesmo efeito (tolerância). Diferentemente de substâncias como benzodiazepínicos, opioides ou estimulantes, os antidepressivos não causam efeitos euforizantes ou sensação imediata de prazer, o que afasta o risco clássico de vício. O que pode ocorrer com o uso prolongado de antidepressivos é uma síndrome de retirada (ou descontinuação), especialmente se forem suspensos de modo abrupto. Esses sintomas incluem tonturas, náuseas, ansiedade transitória e sensação de mal-

-estar geral. No entanto, isso não indica dependência química ou vício, e esses efeitos podem ser minimizados por meio de uma redução gradual da dose sob orientação médica.

"Vou ficar sedado"

Esse mito decorre especialmente do uso de medicamentos antidepressivos mais antigos, como os tricíclicos (ex.: amitriptilina) ou certos antidepressivos como a mirtazapina e a trazodona, que podem causar sonolência. No entanto, a maioria dos antidepressivos mais utilizados atualmente (como ISRS ou ISRSN) não apresenta sedação acentuada em longo prazo, e frequentemente permitem ao paciente manter suas atividades cotidianas com clareza e energia. Na maioria das vezes, o efeito inicial de sedação tende a melhorar após 1 a 2 semanas de uso contínuo.

"Vou mudar minha personalidade"

Antidepressivos não modificam a essência ou a personalidade do indivíduo. A personalidade, entendida como conjunto estável de traços e comportamentos que definem o indivíduo, não é alterada por esses medicamentos. Na verdade, a melhora dos sintomas depressivos promove uma recuperação da funcionalidade emocional e cognitiva, permitindo que a pessoa "retorne" ao seu funcionamento anterior saudável. O que alguns pacientes descrevem como "mudança" frequentemente é a retomada gradual da sua personalidade original sem o peso dos sintomas depressivos, como tristeza intensa, irritabilidade ou ansiedade excessiva. Algo que também pode acontecer é o que chamamos de "apatia medicamentosa", causada por um excessivo bloqueio das áreas cerebrais relacionadas com a emoção. Nesse caso, reduções de doses ou mudança do medicamento podem ser úteis, a depender de cada caso.

"Vou engordar"

Embora alguns medicamentos possam estar associados ao ganho de peso, especialmente tricíclicos, mirtazapina ou certos antipsicóticos atípicos, como olanzapina, muitos antidepressivos mais utilizados hoje têm baixo risco de ganho de peso, especialmente quando associados a hábitos alimentares adequados e atividade física regular.

"Os antidepressivos são uma muleta, e não resolvem o problema real"

Esse mito ignora que a depressão envolve alterações biológicas claras no funcionamento cerebral, que requerem intervenção médica apropriada para serem tratadas efetivamente. Embora antidepressivos não resolvam problemas psicossociais ou existenciais diretamente, eles ajudam a reduzir a intensidade dos sintomas, permitindo maior envolvimento do paciente na resolução dessas questões por meio de psicoterapia e outras intervenções não farmacológicas. Ou seja, os antidepressivos solucionam os problemas biológicos e permitem que solucionemos os problemas emocionais e sociais com mais serenidade e assertividade.

"Antidepressivos são para sempre"

A resposta a essa pergunta depende em grande parte do curso clínico de cada indivíduo. Estimativas de estudos longitudinais sugerem que aproximadamente metade das pessoas com depressão maior vivencia apenas um episódio ao longo da vida, do qual se recuperam completamente sem necessidade de manutenção farmacológica permanente (Buckman et al., 2018). Todavia, na outra metade, sobretudo naqueles com múltiplos episódios ou com um padrão de depressão crônica e resistente, a prevenção de novas crises pode demandar tratamento prolongado (Lam et al., 2024). A decisão de manter ou suspender os antidepressivos envolve revisões periódicas, nas quais o psiquiatra avalia a estabilidade do quadro e a existência de fatores de risco para recaída. Em alguns cenários, a suspensão gradual do medicamento é viável quando o paciente apresenta remissão consistente dos sintomas, aliada a um suporte psicossocial robusto e a práticas de autocuidado.

MEDICAMENTOS E TRATAMENTOS BIOLÓGICOS: QUANDO OPTAR?

A utilização de antidepressivos convencionais representa o principal ponto de partida no manejo da depressão, graças à ampla evidência de eficácia e ao vasto histórico de uso clínico. Contudo, uma parcela significativa dos pacientes (30 a 40% dos pacientes) não obtém resposta satisfatória, mesmo após tentativas sucessivas de diferentes medicamentos em doses e durações adequadas (Rush et al., 2006). Esse fenômeno, conhecido como depressão resistente ao tratamento (ou depressão difícil de tratar), vem impulsionando o interesse em abordagens com diferentes mecanismos de ação, que incluem desde intervenções farmacológicas de ação mais rápida, como a cetamina e a escetamina, até procedimentos não invasivos ou mesmo cirúrgicos, a exemplo da estimulação magnética transcraniana (EMT) e da estimulação cerebral profunda (ECP). Além disso, mais atenção também se volta a uma antiga forma de tratamento muito estigmatizada no Brasil, a Eletroconvulsoterapia (ECT). O crescente corpo de pesquisas nessas áreas demonstra a relevância de se oferecer um leque ampliado de possibilidades para pacientes que, de outro modo, permaneceriam sem alívio substancial de seus sintomas.

Em linhas gerais, a indicação de tratamentos biológicos ocorre em dois cenários principais: quando o quadro clínico atinge gravidade ou complexidade importante, demandando resposta rápida e eficaz (p. ex., em casos de risco de suicídio, catatonia, ou presença de sintomas psicóticos), ou quando o paciente não tolera ou não responde aos antidepressivos tradicionais, evidenciando resistência terapêutica. Esses critérios servem tanto para depressões unipolares quanto para bipolares. Em ambos os casos, a avaliação criteriosa do histórico médico, das preferências do paciente e das comorbidades clínicas é fundamental para orientar a escolha da abordagem mais apropriada. A seguir, discutem-se as principais opções disponíveis, seus mecanismos de ação e as evidências científicas que as sustentam.

Cetamina e escetamina: ação rápida em depressões graves

A cetamina é um anestésico dissociativo utilizado desde a década de 1960, cuja aplicação em Psiquiatria surgiu a partir da constatação de seu efeito antidepressivo em doses subanestésicas (Berman et al., 2000). Ao antagonizar receptores NMDA do sistema glutamatérgico, a cetamina promove um aumento transitório de glutamato em circuitos corticais e subcorticais, desencadeando cascatas de sinalização que envolvem o fator neurotrófico derivado do cérebro (BDNF) e outras proteínas relacionadas à plasticidade sináptica (Krystal et al., 2024). Diferentemente dos antidepressivos convencionais, cujos efeitos costumam levar semanas para se manifestar, a cetamina pode produzir alívio significativo dos sintomas em questão de horas ou poucos dias (Canuso et al., 2018; Dwyer et al., 2021). A escetamina, isômero S da cetamina, apresenta afinidade ainda maior pelos receptores NMDA e vem sendo aprovada em diversos países para uso intranasal. Tanto a cetamina quanto a escetamina são seguras quando utilizadas sob supervisão clínica. Seus efeitos colaterais são poucos e transitórios, como sensações dissociativas (sonho vívido acordado) e aumento transitório da pressão arterial. O risco de abuso, quando utilizado sob orientação e controle rígido, é quase nulo, mas deve-se ter cuidado com indivíduos com dependência prévia de outras drogas, sendo seu uso indicado sob extrema supervisão (Roncero et al., 2025).

Perspectivas clínicas:

- A infusão de cetamina costuma ser realizada em ambiente hospitalar ou clínica especializada, em decorrência da necessidade de monitoramento cardiovascular e observação de possíveis efeitos dissociativos ou psicóticos.
- A escetamina nasal, por sua vez, facilita a aplicação em centros ambulatoriais, desde que haja estrutura para observação pós-administrativa de, no mínimo, duas horas, garantindo a segurança do paciente.
- Ambos os tratamentos são indicados preferencialmente para depressões refratárias, mas estudos em andamento investigam sua eficácia em fases mais precoces do tratamento, assim como sua utilidade em transtornos comórbidos, como ideação suicida aguda.

Estimulação magnética transcraniana (EMT): abordagem não invasiva

A EMT consiste na aplicação de pulsos magnéticos de alta intensidade em regiões específicas do cérebro. Esse estímulo magnético induz correntes elétricas focais que modulam a excitabilidade neuronal, resultando em mudanças funcionais nos circuitos córtico-subcorticais (Fitzgerald; Daskalakis, 2012). Ao contrário da eletroconvulsoterapia (ECT), a EMT não requer anestesia geral, podendo ser realizada em regime ambulatorial, o que favorece a adesão dos pacientes na escolha pelo procedimento.

Protocolo e resultados:

- A maioria dos protocolos preconiza sessões diárias (cinco vezes por semana) durante quatro a seis semanas, embora existam variações em termos de intensidade, frequência e localização dos pulsos.
- Uma nova técnica, chamada *theta burst*, tem eficácia comparável à de pulsos repetitivos, porém é mais eficiente por permitir menor tempo de aplicação e múltiplas sessões no mesmo dia.

- Os efeitos adversos mais comuns são cefaleia e desconforto no local da aplicação, ocorrendo em menor intensidade quando comparados aos efeitos associados à ECT ou a alguns antidepressivos sistêmicos.
- As taxas de resposta podem variar, mas metanálises indicam benefícios significativos em pacientes com depressão resistente, sobretudo quando se segue rigorosamente o protocolo de aplicação.

A EMT tem se tornado cada vez mais acessível em centros especializados, sendo uma alternativa viável para pacientes que não toleram os efeitos adversos de medicamentos ou que apresentam contraindicações ao uso de fármacos. Entretanto, alguns pacientes ainda necessitam de uma estimulação cerebral mais invasiva, conhecida como ECT.

Eletroconvulsoterapia (ECT): eficácia máxima em quadros graves

A ECT é historicamente um dos procedimentos mais eficazes no tratamento de depressões graves, sobretudo aquelas acompanhadas de risco suicida elevado, sintomas psicóticos ou catatônicos (UK ECT Review Group, 2003). Apesar do estigma que carrega, a ECT moderna difere substancialmente dos métodos empregados no passado, sendo realizada sob anestesia geral de curta duração e relaxamento muscular, o que reduz o desconforto e o risco de lesões decorrentes das convulsões induzidas.

Mecanismo de ação e perfil de segurança:

- Ainda não se compreende totalmente o mecanismo exato, mas acredita-se que a crise convulsiva controlada induz uma série de mudanças neuroquímicas, aumentando a disponibilidade de neurotransmissores e promovendo alterações na plasticidade neuronal.
- O efeito terapêutico tende a surgir em questão de dias a poucas semanas, muitas vezes mais rápido que os antidepressivos tradicionais.
- Entre os efeitos colaterais, a perda de memória, tanto anterógrada quanto retrógrada, costuma ser a principal preocupação, mas em muitos casos ela é transitória ou se restringe ao período de tratamento.
- O risco anestésico é um fator a ser considerado, exigindo avaliação pré-operatória cuidadosa, principalmente em pacientes com condições clínicas fragilizadas ou idade avançada.

Embora a ECT seja comumente reservada para casos de refratariedade ou risco iminente de morte, seu uso pode ser antecipado se a gravidade do quadro assim o exigir. Na prática, muitos pacientes que não obtiveram sucesso com múltiplos medicamentos relatam remissões rápidas e marcantes após um curso de ECT, fazendo desta uma opção vital em cenários de extrema gravidade.

Novas pesquisas e tratamentos em desenvolvimento

O campo dos tratamentos biológicos para depressão está em rápida evolução, expandindo o leque de intervenções além dos métodos convencionais. No que se refere aos psicodélicos, substâncias como psilocibina, LSD e MDMA vêm sendo investigadas por sua capacidade de modular redes neurais envolvidas no processamento emocional e na autorreflexão, promovendo neuroplasticidade e facilitando profundas reestruturações psicológicas quando administradas em ambientes clínicos controlados com suporte terapêutico. Essa abordagem tem demonstrado efeitos rápidos e duradouros em subgrupos de pacientes, embora seu uso ainda seja restrito a ensaios clínicos e contextos de pesquisa em decorrência de limitações regulatórias.

Paralelamente, métodos de neuromodulação invasiva, como a estimulação do nervo vago (ENV) e a estimulação cerebral profunda (ECP), estão sendo explorados para casos de depressão extrema e refratária. A ENV, que envolve a implantação de dispositivos para estimular o nervo vago, e a ECP, que coloca eletrodos em regiões profundas do cérebro, visam restaurar circuitos neurais essenciais à regulação do humor. Embora promissoras, essas técnicas exigem uma avaliação minuciosa dos riscos e benefícios, estando atualmente restritas a centros de referência e ambientes de pesquisa.

Além dessas abordagens, novas linhas de investigação focam em moduladores do sistema glutamatérgico, como fármacos que atuam em receptores AMPA e mGluR, bem como agentes que promovem diretamente a produção de fatores neurotróficos, como o BDNF. Estratégias que combinam tratamentos, por exemplo, a associação de EMT com cetamina, também estão sendo testadas com o objetivo de potencializar os efeitos terapêuticos e reduzir recaídas. Em conjunto com a busca por biomarcadores por meio de neuroimagem, análises genéticas e marcadores inflamatórios, essas pesquisas prometem tornar a abordagem do tratamento da depressão cada vez mais personalizada e eficaz.

ANTIDEPRESSIVOS FUNCIONAM APENAS AUMENTANDO NEUROTRANSMISSORES?

Durante muito tempo, consolidou-se a ideia de que os antidepressivos atuariam de maneira simples e direta, elevando a concentração de serotonina, noradrenalina ou dopamina na fenda sináptica. Embora esse mecanismo de recaptura seja fundamental para o alívio inicial dos sintomas, as evidências atuais indicam que o efeito terapêutico mais profundo e duradouro desses medicamentos está intrinsecamente ligado à promoção da neuroplasticidade – a capacidade do cérebro de formar e fortalecer novas conexões neuronais (D'Sa; Duman, 2002). Estudos de neuroimagem e análises moleculares demonstram que a depressão pode levar à atrofia de regiões críticas, como o hipocampo e o córtex pré-frontal, e à diminuição da produção de fatores neurotróficos, como o BDNF, indispensáveis para a regeneração neuronal (D'Sa; Duman, 2002).

Embora o aumento dos neurotransmissores seja crucial para um alívio mais imediato dos sintomas, a restauração da plasticidade neural permite a reorganização de circuitos cerebrais que sustentam a recuperação plena. Esse processo envolve a formação de novas sinapses e a consolidação de transformações profundas no cérebro, o que explica por que a melhora sustentada pode levar semanas ou meses, mesmo quando os níveis de neurotransmissores aumentam rapidamente. É importante reconhecer que a eficácia da promoção da neuroplasticidade pode ser comprometida por uma série de fatores que vão de questões genéticas a hábitos de vida inadequados – como alimentação desequilibrada, privação de sono, sedentarismo e exposição prolongada ao estresse. Condições socioambientais adversas (abusos, negligências, estresse) e a baixa adesão ao tratamento, muitas vezes decorrente de barreiras ao acesso à saúde ou intolerância aos efeitos colaterais, também podem retardar esse processo de recuperação.

Em casos de depressão resistente – especialmente quando há histórico de múltiplos episódios, quadros crônicos ou antecedentes familiares de transtornos afetivos graves –, o risco de recaídas pode ser extremamente elevado (chegando ao risco de 90%), exigindo acompanhamento prolongado. Nesses contextos, estratégias terapêuticas complementares, como os tratamentos biológicos, podem ser empregadas, pois atuam de maneira semelhante aos antidepressivos orais ao promover a neuroplasticidade, porém de uma maneira mais intensa e rápida. A adesão a uma psicoterapia com base em evidências e a conexão com a espiritualidade podem também oferecer sinergismo em aumento de neurotrofinas e indução da neuroplasticidade (Mosqueiro et al., 2019; Mosiołek et al., 2022).

CONSIDERAÇÕES FINAIS

Ao longo deste capítulo, exploramos a complexidade do tratamento dos transtornos depressivos, abrangendo desde os mecanismos de ação dos antidepressivos tradicionais até as abordagens biológicas emergentes e a importância de uma perspectiva integrativa e individualizada. Ressaltamos a importância de uma abordagem integrada, que combine tratamentos farmacológicos, intervenções biológicas e psicoterapias estruturadas. Essa estratégia integrada não apenas potencializa a resposta terapêutica, mas também promove a recuperação duradoura, restaurando a capacidade do cérebro de se remodelar e fortalecendo a resiliência do paciente frente a futuras adversidades.

Em suma, o manejo da depressão exige a compreensão profunda dos mecanismos neurobiológicos, a consideração das particularidades individuais e a flexibilidade para adaptar o tratamento às necessidades específicas de cada paciente. Essa abordagem personalizada e integrativa representa a vanguarda do tratamento psiquiátrico, oferecendo esperança e melhores resultados para aqueles que lutam contra um dos transtornos mais desafiadores da atualidade.

TÉCNICA 6

DIÁRIO DE MEDICAÇÃO

A terapia farmacológica é uma parte crucial no tratamento da depressão, mas é importante monitorar os efeitos das medicações para garantir que sejam eficazes e seguras. Criar um diário de medicação pode ajudar a manter um registro consistente dos medicamentos, suas dosagens e efeitos colaterais, facilitando discussões com profissionais de saúde. Um diário de medicação não apenas ajuda a manter um controle sobre as doses e horários de administração, mas também permite que você anote quaisquer efeitos colaterais ou benefícios percebidos. Isso é essencial para ajustar o tratamento conforme necessário e garantir que você esteja recebendo o melhor tratamento possível.

Para criar seu diário de medicação, anote a data e a hora em que toma cada medicação, o nome do medicamento e a dosagem, registre quaisquer efeitos colaterais percebidos, anote quaisquer melhorias observadas e inclua observações sobre seu estado emocional ou físico após a medicação. Você pode enriquecer o seu relato refletindo e anotando diversos aspectos sobre seu tratamento medicamentoso, como: você está com dificuldade para tomar a medicação diariamente? Se sim, você se esquece de tomar a medicação ou decide que apenas não quer tomá-la? Você pensa em viver um dia sem a medicação?

O diário de medicações pode – e deve – ser compartilhado com os profissionais de saúde mental que te acompanham. Ao visitar um médico ou terapeuta é importante dividir quais medicamentos você está tomando, porque eles foram modificados e como você está se sentindo. Pacientes com transtornos mentais, em geral, tomam vários medicamentos ao longo do tempo e costumam passar por diversas experiências de testes com diferentes medicações. As doses podem ser ajustadas, os medicamentos interrompidos e, depois, reiniciados. Com o tempo, tudo isso pode se tornar confuso e difícil de lembrar, por isso, o diário de medicações é útil também como um histórico do seu tratamento. Você pode começar a preencher esse registro com as medicações atuais e atualizá-lo conforme houver alterações, ou também pode tentar voltar no tempo e registrar experiências anteriores com outras medicações. Além disso, o formulário permite o registro de medicamentos não psiquiátricos.

Faça cópias extras da folha, se necessário, e leve sua lista nas consultas com seu médico ou terapeuta. Isso os ajudará a compreender melhor o que está acontecendo com você. Manter esse registro é muito mais prático do que depender da sua memória.

REFERÊNCIAS

1. Basco MR, Oliveira FKD. Vencendo o transtorno bipolar com a terapia cognitivo-comportamental. Porto Alegre: Artmed; 2009.
2. Berman RM, Cappiello A, Anand A, Oren DA, Heninger GR, Charney DS, et al. Antidepressant effects of ketamine in depressed patients. Biol Psychiatry. 2000;47(4):351-354.
3. Buckman JEJ, Underwood A, Clarke K, Saunders R, Hollon SD, Fearon P, Pilling S. Risk factors for relapse and recurrence of depression in adults and how they operate: a four-phase systematic review and meta-synthesis. Clinical Psychology Review. 2018;64:13-38.
4. Canuso CM, Singh JB, Fedgchin M, Alphs L, Lane R, Lim P, et al. Efficacy and safety of intranasal esketamine for the rapid reduction of symptoms of depression and suicidality in patients at imminent risk for suicide: results of a double-blind, randomized, placebo-controlled study. Am J Psychiatry. 2018;175(7):620-630.

5. Caraci F, Enna SJ, Zohar J, Racagni G, Zalsman G, van den Brink W, et al. A new nomenclature for classifying psychotropic drugs. Br J Clin Pharmacol. 2017;83(8):1614-1616.
6. Carlini SV, Lanza di Scalea T, McNally ST, Lester J, Deligiannidis KM. Management of premenstrual dysphoric disorder: a scoping review. Int J Womens Health.2022;14:1783-1801.
7. Cipriani A, Furukawa TA, Salanti G, Chaimani A, Atkinson LZ, Ogawa Y, et al. Comparative efficacy and acceptability of 21 antidepressant drugs for the acute treatment of adults with major depressive disorder: a systematic review and network meta-analysis. Lancet. 2018;391(10128):1357-1366.
8. Conway CR, Aaronson ST, Sackeim HA, George MS, Zajecka J, Bunker MT,et al. Vagus nerve stimulation in treatment-resistant depression: a one-year, randomized, sham-controlled trial. Brain Stimul. 2025;18(3):676-689.
9. Cuijpers P, Oud M, Karyotaki E, Noma H, Quero S, Cipriani A, et al. Psychologic treatment of depression compared with pharmacotherapy and combined treatment in primary care: a network meta-analysis. Ann Fam Med. 2021;19(3):262-270.
10. Cuijpers P, Reynolds CF, Donker T, Li J, Andersson G, Beekman A. Personalized treatment of adult depression: medication, psychotherapy, or both? A systematic review. Depress Anxiety. 2012;29(10):855-864.
11. Cuijpers P, Sijbrandij M, Koole SL, Andersson G, Beekman AT, Reynolds III CF. The efficacy of psychotherapy and pharmacotherapy in treating depressive and anxiety disorders: a meta-analysis of direct comparisons. World Psychiatry. 2013;12(2):137-148.
12. Cuijpers P.Combined pharmacotherapy and psychotherapy in the treatment of mild to moderate major depression? JAMA Psychiatry. 2014;71(7):747-748.
13. D'Sa C, Duman RS. Antidepressants and neuroplasticity. Bipolar Disord. 2002;4(3):183-194.
14. Davies SJC, Nutt D. Pharmacokinetics for psychiatrists. Psychiatry. 200;6(7):268-272.
15. Deligiannidis KM, Meltzer-Brody S, Maximos B, Peeper EQ, Freeman M, Lasser R, et al. Zuranolone for the treatment of postpartum depression. Am J Psychiatry. 2023;180(9):668-675.
16. DeRubeis RJ, Siegle GJ, Hollon SD. Cognitive therapy versus medication for depression: treatment outcomes and neural mechanisms. Nat Rev Neurosci. 2008;9(10):788-796.
17. Dwyer JB, Landeros-Weisenberger A, Johnson JA, Londono Tobon A, Flores JM, Nasir M, et al. Efficacy of intravenous ketamine in adolescent treatment-resistant depression: a randomized midazolam-controlled trial. Am J Psychiatry. 2021;178(4):352-362.
18. Fitzgerald PB, Daskalakis ZJ. A practical guide to the use of repetitive transcranial magnetic stimulation in the treatment of depression. Brain Stimul. 2012;5(3):287-296.
19. Gottlieb N, Young AH. Antidepressants and bipolar disorder: the plot thickens. Am J Psychiatry. 2024;181(7):575-577.
20. Healy D. The Antidepressant Era. Harvard University Press; 1997.
21. Jackson SW. Melancholia and depression from hippocratic times to modern times. Yale University Press; 1986.
22. Johnson KA, Okun MS, Scangos KW, Mayberg HS, de Hemptinne C. Deep brain stimulation for refractory major depressive disorder: a comprehensive review. Mol Psychiatry. 2024;29(4):1075-1087.
23. Kamenov K, Twomey C, Cabello M, Prina AM, Ayuso-Mateos JL. The efficacy of psychotherapy, pharmacotherapy and their combination on functioning and quality of life in depression: a meta--analysis. Psychol Med. 2017;47(3):414-425.
24. Keramatian K,Chithra NK, Yatham LN. The CANMAT and ISBD Guidelines for the treatment of bipolar disorder: summary and a 2023 update of evidence. Focus (Am Psychiatr Publ). 2023;21(4):344-353.
25. Krystal JH, Kavalali ET, Monteggia LM. Ketamine and rapid antidepressant action: new treatments and novel synaptic signaling mechanisms. Neuropsychopharmacology. 2024;49(1):41-50.
26. Lam RW, Kennedy SH, Adams C, Bahji A, Beaulieu S, Bhat V, et al. Canadian Network for Mood and Anxiety Treatments (CANMAT) 2023 Update on Clinical Guidelines for Management of Major Depressive Disorder in Adults: Réseau canadien pour les traitements de l'humeur et de l'anxiété

(CANMAT) 2023: Mise à jour des lignes directrices cliniques pour la prise en charge du trouble dépressif majeur chez les adultes. Can J Psychiatry. 2024;69(9):641-687.

27. McIntyre RS, Kwan ATH, Mansur RB, Oliveira-Maia AJ, Teopiz KM, Maletic V, et al. Psychedelics for the treatment of psychiatric disorders: Interpreting and translating available evidence and guidance for uture research. Am J Psychiatry. 2025;182(1):21-32.
28. Melrose S. Seasonal affective disorder: an overview of assessment and treatment approaches. Depress Res Treat. 2015;2015:178564.
29. Miklowitz DJ, Efthimiou O, Furukawa TA, Scott J, McLaren R, Geddes JR, et al. Adjunctive psychotherapy for bipolar disorder: a systematic review and component network meta-analysis. JAMA Psychiatry. 2021;78(2):141-150.
30. Mosiołek A, Pietrzak M, Tabisz M, Wojtaszek W, Zabielska M, Ostrowska A, et al. Brain-derived neurotrophic factor (BDNF) as an indicator for effects of cognitive behavioral therapy (CBT): A systematic review. Biomedicines. 2022;11(1).
31. Mosqueiro BP, Fleck MP, da Rocha NS. Increased levels of brain-derived neurotrophic factor are associated with high intrinsic religiosity among depressed inpatients. Front Psychiatry. 2019;10:671.
32. National Institute for Health and Care Excellence: Guidelines. Depression in adults: treatment and management. London: National Institute for Health and Care Excellence (NICE); 2022.
33. Parry GD, Crawford MJ, Duggan C. Iatrogenic harm from psychological therapies – time to move on. Br J Psychiatry. 2016;208(3):210-212.
34. Porter R. Madness: A brief history. Oxford University Press; 2002.
35. Rohde C, Østergaard SD, Jefsen OH. A nationwide target trial emulation assessing the risk of antidepressant-induced mania among patients with bipolar depression. Am J Psychiatry. 2024;181(7):630-638.
36. Roncero C, Merizalde-Torres M, Szerman N, Torrens M, P. Vega P, Andres-Olivera P, Javier Álvarez F. Is there a risk of esketamine misuse in clinical practice? Therapeutic Advances in Drug Safety. 2025;16:20420986241310685.
37. Rush AJ, Trivedi MH, Wisniewski SR, Nierenberg AA, Stewart JW, Warden D, et al. Acute and longer-term outcomes in depressed outpatients requiring one or several treatment steps: a STAR*D report. Am J Psychiatry. 2006;163(11):1905-1917.
38. Simon GE, Moise N, Mohr DC. Management of depression in adults: a review. JAMA. 2024;332(2):141-152.
39. Stahl SM. Stahl's essential psychopharmacology: neuroscientific basis and practical applications. Cambridge University Press; 2013.
40. UK ECT Review Group. Efficacy and safety of electroconvulsive therapy in depressive disorders: a systematic review and meta-analysis. Lancet. 2003;361(9360):799-808.

7

Estigma e percepções equivocadas

> "Sabedoria e liberdade exigem a capacidade de permitir que o fluxo natural das emoções venha e vá. Ter que sempre impedir ou suprimir emoções é uma forma de ser controlado pelas emoções."
>
> *Marsha M. Linehan*

ESPECIFICADORES E A GRAVIDADE DO TRANSTORNO DEPRESSIVO

Quando falamos sobre depressão, é crucial entender que não estamos lidando com uma condição uniforme. Conforme vimos no Capítulo 1, os transtornos depressivos possuem heterogeneidade em sua apresentação, com diversas combinações possíveis, bem como diferentes níveis de intensidade, cada um com suas próprias nuances e desafios. Podemos afirmar com convicção: compreender esses níveis é fundamental tanto para os profissionais quanto para quem enfrenta o transtorno.

Ao diagnosticar um transtorno mental, o profissional também apontará quais os especificadores do quadro. No contexto da depressão, os especificadores são categorias adicionais usadas para descrever características específicas de um episódio depressivo, ajudando a entender melhor a manifestação do quadro em cada pessoa, orientando o tratamento e o acompanhamento. Para os transtornos depressivos, temos os seguintes especificadores (APA, 2023):

- Com sintomas ansiosos: indica a presença de ansiedade significativa durante o episódio depressivo, como nervosismo, inquietação ou medo de perder o controle. A gravidade é classificada como leve (dois sintomas), moderada (três sintomas), moderada-grave (quatro ou cinco sintomas) ou grave (quatro ou cinco sintomas com agitação motora).

- Com características mistas: refere-se à presença de pelo menos três sintomas maníacos ou hipomaníacos durante o episódio depressivo, como humor elevado, aumento de energia ou redução da necessidade de sono. Esse especificador é importante, porque pode indicar um risco maior de evolução para transtorno bipolar.
- Com características melancólicas: caracterizado por perda de prazer em quase todas as atividades, falta de reatividade a estímulos prazerosos e sintomas como culpa excessiva, despertar precoce e perda significativa de peso. Geralmente ocorre em episódios mais graves e pode estar associado a características psicóticas.
- Com características atípicas: inclui sintomas como aumento do apetite, hipersonia (sono excessivo), sensação de peso nos braços ou pernas e sensibilidade à rejeição interpessoal. Ao contrário da melancolia, há reatividade do humor, ou seja, o humor melhora temporariamente em resposta a eventos positivos.
- Com características psicóticas: envolve delírios e/ou alucinações durante o episódio depressivo. O episódio pode ser classificado como congruente com o humor (ou seja, temas típicos da depressão, como culpa ou morte) ou incongruente com o humor (delírios/alucinações com temas não relacionados à depressão).
- Com catatonia: inclui alterações motoras significativas, como imobilidade extrema, movimentos involuntários ou resistência ao movimento. Geralmente está associado a episódios graves.
- Com início no periparto: refere-se a episódios depressivos que começam durante a gravidez ou nas primeiras quatro semanas após o parto. Pode incluir características psicóticas e está associado a maior risco em mulheres com histórico de transtornos do humor.
- Com padrão sazonal: indica que os episódios depressivos seguem um padrão sazonal previsível, geralmente começando no outono/inverno e remitindo na primavera/verão. É mais comum em regiões de maior latitude e pode incluir sintomas como hipersonia e desejo por carboidratos.
- Em remissão parcial ou completa: avalia se os sintomas persistem após um episódio depressivo (remissão parcial) ou se não há mais sinais significativos do transtorno por pelo menos dois meses (remissão completa).

Uma pessoa pode ter mais de um especificador e isso não prediz necessariamente a evolução ou gravidade do quadro. Esses especificadores são ferramentas importantes para personalizar o tratamento e monitorar a evolução do paciente ao longo do tempo.

A ideia central deste capítulo é compreender que, para cada indivíduo, o contexto mais importante é aquele no qual se está inserido, ou seja, comparar sua situação com a de outras pessoas não é um movimento interessante. Sempre haverá alguém em situação melhor ou pior, independentemente do referencial adotado. A comparação deve ser feita apenas consigo mesmo, com o objetivo de compreender de maneira mais profunda a própria condição. Não se deve minimizar nem catastrofizar a realidade, tampouco recorrer a comparações injustas que podem gerar sentimentos desagradáveis, como culpa e vergonha.

Outro especificador importante de um episódio depressivo diz respeito à gravidade atual do quadro. Tradicionalmente, classificamos essa gravidade em três níveis principais: leve, moderada e grave (APA, 2023). Na depressão leve, a pessoa geralmente consegue manter suas atividades diárias, embora com certo esforço. Os sintomas podem incluir humor deprimido, perda de interesse em atividades antes prazerosas e fadiga leve. É como se a vida tivesse perdido um pouco de sua cor, mas ainda é possível seguir em frente.

A depressão leve de Maria: no nível leve, a depressão pode parecer sutil, mas ainda impacta significativamente a qualidade de vida. Imagine Maria, uma executiva de 35 anos. Ela ainda vai ao trabalho todos os dias, mas nota que tudo parece mais difícil. Tarefas que antes realizava com facilidade agora requerem mais esforço. Ela pode cancelar ocasionalmente compromissos sociais, preferindo ficar em casa. Seu sono está levemente perturbado, e ela percebe que não está desfrutando de seus hobbies como antes. O impacto na funcionalidade de Maria é moderado. Ela ainda cumpre suas responsabilidades, mas com mais esforço e menos satisfação. Sua qualidade de vida diminuiu, mas não drasticamente.

Já na depressão moderada, os sintomas se intensificam. A pessoa pode ter dificuldades significativas para cumprir suas responsabilidades no trabalho ou em casa. O humor deprimido é mais persistente, a perda de interesse mais pronunciada, e podem surgir problemas de sono e apetite. É como se uma nuvem cinzenta pairasse constantemente sobre a cabeça da pessoa.

A depressão moderada de João: João é um professor de 42 anos com depressão moderada. Ele está tendo dificuldades significativas para manter sua rotina diária. Frequentemente chega atrasado ao trabalho e tem dificuldade em se concentrar durante as aulas. Em casa, a pilha de louça suja cresce na pia, e ele raramente tem energia para preparar refeições adequadas. João cancelou sua inscrição na academia e não vê seus amigos há semanas. A funcionalidade de João está consideravelmente comprometida. Seu desempenho no trabalho está reduzindo, e suas relações pessoais estão se deteriorando. Sua qualidade de vida diminuiu significativamente, afetando quase todas as áreas de sua vida.

Na depressão grave, temos a forma mais intensa. Aqui, a pessoa geralmente tem grande dificuldade em realizar até mesmo as tarefas mais básicas do dia a dia. Os sintomas são perceptíveis, incapacitantes e podem incluir pensamentos suicidas, alterações psicomotoras significativas (como agitação ou letargia extrema) e, em alguns casos, sintomas psicóticos. Aqui, não há cor, é como viver em um filme em preto e branco.

A depressão grave de Ana: Ana é uma estudante universitária de 20 anos com depressão grave. Ela não consegue mais frequentar as aulas. Passa a maior parte dos dias na cama, incapaz de realizar até mesmo tarefas básicas de autocuidado. Sua alimentação é irregular, alternando entre não comer nada e comer em excesso. Ana tem pensamentos frequentes sobre morte e já considerou o suicídio. A funcionalidade de Ana está severamente comprometida. Ela não consegue cumprir suas responsabilidades acadêmicas ou pessoais. Sua qualidade de vida despencou, e ela está em risco significativo.

Um diagnóstico de transtorno depressivo pode incluir também os casos em que a pessoa apresenta sintomas depressivos clinicamente significativos, mas que não atendem completamente aos critérios para outros transtornos depressivos específicos. Alguns exemplos incluem a depressão breve recorrente (episódios depressivos curtos, com duração de 2 a 13 dias, que ocorrem pelo menos mensalmente por 12 meses), o episódio depressivo de curta duração (um episódio depressivo que dura de 4 a 13 dias), o episódio depressivo com sintomas insuficientes (presença de humor depressivo e pelo menos um outro sintoma de depressão maior por duas semanas ou mais) ou o episódio depressivo maior sobreposto a transtornos psicóticos (um episódio depressivo maior que ocorre em conjunto com certos transtornos psicóticos) (APA, 2023).

Essa categoria é importante para reconhecer e tratar de modo adequado apresentações depressivas que, embora não se encaixem perfeitamente nos critérios diagnósticos-padrão, ainda causam sofrimento significativo ou prejuízo funcional ao indivíduo. Ou seja, até os manuais diagnósticos incluem aqueles casos em que a pessoa "não tem nada", no sentido de se enquadrar formalmente nos critérios diagnósticos, mas relata sofrimento. Não ter um diagnóstico formal, quer dizer, não atender perfeitamente os critérios para um diagnóstico clínico, não significa dizer que está tudo bem. Qualquer incômodo é um incômodo e precisa ser investigado e tratado, especialmente porque o tratamento de início precoce pode prevenir a piora dos sintomas, o surgimento de comorbidades e melhorar a qualidade de vida (Mulvaney-Day et al., 2018).

ESTIGMA RELACIONADO À DEPRESSÃO

Estigma é uma marca simbólica ou social que leva à desvalorização e marginalização de uma pessoa ou grupo, com base em características, comportamentos e identidades vistas como diferentes ou indesejáveis pela sociedade. O estigma envolve desaprovação, preconceito e discriminação, resultando em exclusão e prejuízo à aceitação social plena.

Estigma antecipado refere-se à expectativa de sofrer discriminação, rejeição ou tratamento negativo caso uma característica estigmatizada (como uma doença, um transtorno mental, uma condição social etc.) seja conhecida pelos outros. Ou seja, mesmo antes de vivenciar o preconceito diretamente, a pessoa teme ou prevê que será alvo de estigma, o que pode gerar ansiedade, isolamento e sofrimento emocional.

Estigma internalizado (ou autoestigma) ocorre quando a pessoa absorve e incorpora os estereótipos e os preconceitos sociais sobre sua condição ou identidade, aplicando essas crenças negativas a si mesma. Além de temer o julgamento externo, o indivíduo passa a acreditar que realmente merece a desaprovação, sentindo culpa, vergonha, baixa autoestima e desesperança, o que pode dificultar a busca por ajuda e agravar sintomas psicológicos. Tanto o medo antecipado quanto a internalização dos preconceitos sociais estão associados a maior risco de depressão, ansiedade e pior qualidade de vida (O'Donnell e Foran, 2024). Transtornos mentais também carregam estigmas sociais: infelizmente o assunto ainda é permeado por preconceitos e mitos (tema que ainda será abordado neste capítulo).

Ao discorrermos sobre estigmas, o alerta é necessário: mesmo a depressão leve merece atenção e tratamento. Por medo do estigma social de serem reconhecidas como "deprimidas", algumas pessoas deixam de buscar ajuda e autoinvalidam o seu sofrimento. Talvez você já tenha escutado (ou até pensado): "ora, mas é só uma depressãozinha". Não existe isso de "só uma depressãozinha"! Toda forma de depressão impacta a qualidade de vida e, se não tratada, pode evoluir para formas mais graves. Ainda que não evolua, quem quer viver com a sensação de uma vida embotada? Os seres humanos são criaturas adaptáveis, e podem se adaptar também ao que é ruim. Não devemos esperar isso acontecer. Ao notar que há algo errado, é essencial buscar ajuda.

Além disso, a intensidade da depressão não é estática. Os sintomas podem flutuar ao longo do tempo, influenciados por uma miríade de fatores. Estresse, mudanças na vida, alterações hormonais e até mesmo as estações do ano podem afetar a intensidade dos sintomas. É perigoso deixar a depressão sem tratamento, porque as dificuldades vão se acumulando, tornando a situação cada vez mais complicada.

Embora algumas pessoas possam apresentar remissão espontânea, dados mostram que isso é incomum: apenas entre 8 e 18% dos indivíduos com depressão não tratada apresentam melhora significativa em até 12 semanas e, mesmo após um ano, quase metade ainda permanece sintomática (Mekonen et al., 2022). O curso natural da depressão é marcado por episódios prolongados, recorrentes e com risco de agravamento, especialmente quando não há intervenção precoce, e um dos riscos mais graves da depressão não tratada é o suicídio (o Capítulo 9 aprofunda esse tópico). A percepção de estigma é um fator fortemente associado ao risco de suicídio entre pessoas com transtornos mentais, que, muitas vezes, enxergam a morte como escapatória do próprio estigma. Estudos mostram que pessoas com altos níveis de autoestigma ou que percebem forte preconceito social têm maior prevalência de pensamentos suicidas e tentativas, além de maior isolamento social e menor confiança em receber apoio adequado (Carpiniello; Pinna, 2017). Em suma, a atitude social estigmatizante é fator de preocupação e pode influenciar na decisão de manter um transtorno mental sem tratamento, o que tem potencial de gerar repercussões graves na vida de um indivíduo.

CONHECIMENTO É ÚTIL PARA TODOS

Já é sabido que fatores externos exercem papel significativo nessa dinâmica. O estresse, por exemplo, pode agravar os sintomas depressivos. Por outro lado, um bom suporte social pode funcionar como um fator de proteção, auxiliando o indivíduo a lidar de maneira mais eficaz com seus sintomas. A qualidade do sono, a alimentação, o exercício físico – todos esses elementos influenciam diretamente na intensidade da depressão. Esses aspectos serão explorados em maior profundidade no Capítulo 8, "Estilo de vida e hábitos saudáveis".

Ao identificar sintomas leves de depressão, o indivíduo pode elaborar um plano de ação focado em diversas áreas da vida, com o objetivo de fortalecer os pilares que sustentam a saúde mental. Ter um plano e buscar colocá-lo em prática pode ser útil, mas é igualmente importante manter em mente a natureza flutuante e multifacetada da depressão, para evitar que a situação se descontrole durante os esforços individuais. A terapia é uma aliada valiosa nesse contexto, oferecendo ferramentas para lidar com as oscilações de humor e os pensamentos característicos de quem enfrenta sintomas depressivos.

Superar a depressão pode ser desafiador, mas com o suporte adequado e as ferramentas certas é uma jornada que vale a pena empreender. Afinal, do outro lado dessa jornada está uma vida mais plena, rica e satisfatória.

Caso haja dúvidas sobre a utilidade deste livro para indivíduos que não se enquadram em um transtorno depressivo formal, é importante esclarecer: nenhum sofrimento deve ser desconsiderado. Portanto, sim, é possível beneficiar-se do conteúdo aqui apresentado, mesmo nos casos em que o humor esteja apenas levemente deprimido, sem atingir frequência ou intensidade suficientes para configurar um transtorno. Cuidar da saúde mental é uma necessidade universal e, quanto maior o engajamento nesse processo, maiores são as chances de melhora. O conhecimento é uma ferramenta valiosa para todos, independentemente da posição ocupada no espectro da saúde mental.

Primeiramente, é fundamental compreender que este livro foi elaborado para ser útil em todos os níveis de depressão. Indivíduos que estejam enfrentando sintomas leves, moderados ou graves encontrarão aqui reflexões e estratégias relevantes para sua situação. Para casos de depressão leve, a obra oferece técnicas que visam prevenir o agravamento dos sintomas. Em situações de gravidade moderada a intensa, o conteúdo proporciona o entendimento mais aprofundado da condição, bem como estratégias que podem complementar o tratamento profissional.

É necessário ir além do tratamento ativo da depressão, reconhecendo também a importância da prevenção e da intervenção precoce. A saúde mental pode ser comparada a um jardim: é muito mais fácil controlar as ervas daninhas quando são removidas com frequência do que esperar até que dominem todo o terreno. A prevenção em saúde mental opera de maneira semelhante. Ao compreender os mecanismos da depressão, identificar os primeiros sinais de alerta e dispor de ferramentas para lidar com o estresse e as variações de humor, o indivíduo está, essencialmente, "vacinando" a mente contra episódios depressivos mais intensos.

Além disso, o conhecimento sobre a depressão é valioso mesmo para aqueles que não estão passando por um episódio depressivo. Isso se deve ao fato de que a saúde mental não é um estado binário – "deprimido" ou "não deprimido" –, mas sim um contínuo, ao longo do qual todas as pessoas transitam em diferentes momentos da vida.

A compreensão mais ampla sobre a depressão permite reconhecer sinais precoces em si mesmo ou em pessoas próximas, desenvolver empatia e entendimento diante daqueles que estão enfrentando essa condição, cultivar hábitos e pensamentos que promovem a resiliência mental e estar mais bem preparado para lidar com fases difíceis da vida que possam desencadear sintomas.

Este livro pode ser considerado uma caixa de ferramentas para a saúde mental. Algumas dessas ferramentas poderão ser utilizadas de imediato; outras, armazenadas para momentos futuros. Algumas poderão até ser compartilhadas com amigos ou familiares em situação de necessidade.

O conhecimento empodera e liberta! É importante lembrar que a saúde mental é uma dimensão essencial da saúde como um todo. Assim como se realizam *check-ups* regulares para monitorar a saúde física, também se deve cuidar proativamente da saúde mental. Este livro representa uma parte desse cuidado. Portanto, quer o leitor esteja atualmente enfrentando a depressão, tenha lidado com ela no passado ou deseje apenas estar mais bem informado e preparado, a leitura poderá oferecer contribuições significativas.

QUAL A CARA DA DEPRESSÃO?

Vamos fazer um exercício de imaginação: tente imaginar uma pessoa deprimida. Como ela é? Como se veste? Como se comporta? É comum o retrato do indivíduo deprimido como alguém choroso, vestido com roupas escuras, isolado em um canto. Existem, claro, casos assim, nos quais o transtorno depressivo é visível, no entanto a realidade é muito mais complexa e diversa em suas manifestações. Ela não discrimina com base em aparência, *status* social ou conquistas pessoais. CEOs bem-sucedidos, atletas de elite, celebridades sorridentes e donas de casa aparentemente felizes podem estar lutando de modo silencioso contra a depressão.

Cada pessoa experimenta e expressa a depressão de maneira única. Alguns podem de fato se isolar e chorar frequentemente, enquanto outros podem manter uma fachada de normalidade ou até mesmo de alegria. Alguns podem perder peso por conta de perda de apetite, enquanto outros podem ganhar peso mediante o comer emocional. Alguns podem dormir excessivamente, enquanto outros sofrem de insônia. É crucial entender que a depressão é uma condição interna, muitas vezes invisível para o mundo exterior. Os sintomas mais significativos – como sentimentos de desesperança, baixa autoestima, ou pensamentos suicidas – ocorrem dentro da mente da pessoa e podem não ser evidentes para os outros.

Talvez aquela pessoa sorridente esteja, internamente, lutando contra uma profunda dor existencial. Não é incomum nos relatos de familiares de pessoas que morrem por suicídio um tom de surpresa, por não terem imaginado esse desfecho. Algumas pessoas mantêm uma aparência externa de felicidade e funcionalidade, e podem simplesmente desistir de tentar antes mesmo de conseguirem a ajuda da qual precisam.

A depressão sorridente de Sarah: Sarah é uma influenciadora popular nas redes sociais. Seus seguidores a veem sorrindo em belas fotos, participando de eventos glamourosos e aparentemente vivendo uma vida perfeita. O que eles não veem são as noites em que Sarah chora sozinha, sentindo-se vazia e sem valor, questionando o propósito de sua existência. Sarah não busca ajuda profissional por medo de prejudicar sua imagem e, quando tentou dividir com uma amiga os seus sintomas, foi mal interpretada. Como ela pode se sentir triste tendo uma vida tão "perfeita"?

Carregar o peso de uma depressão ao navegar pelo mundo com uma máscara de normalidade ou até mesmo de sucesso pode parecer uma grande conquista, mas é, sobretudo, um grande fardo. O primeiro desafio, em casos assim, é identificar a depressão pelo seu caráter "funcional". São pacientes que raramente se encaixam na imagem estereotipada de alguém com depressão. Eles não estão confinados à cama, isolados socialmente ou visivelmente angustiados. Pelo contrário, muitas vezes são vistos como pessoas de sucesso, produtivas e socialmente engajadas. Essa discrepância entre a aparência externa e a luta interna pode levar a um diagnóstico tardio ou ausente.

Além disso, essas pessoas podem desenvolver mecanismos de enfrentamento altamente eficazes para mascarar seus sintomas. Elas podem se tornar mestres em compartimentalizar suas emoções, focando intensamente no trabalho ou em outras atividades como forma de distração. Essa habilidade de "seguir em frente" pode fazer com que amigos, familiares e até profissionais de saúde não percebam a gravidade de sua condição. Outras ferramentas de enfrentamento podem trazer novos problemas, como afogar as mágoas na bebida ou em drogas.

O tratamento do transtorno também apresenta desafios únicos. Muitos indivíduos funcionais resistem à ideia de buscar ajuda, acreditando que devem ser capazes de "superar" seus sentimentos por conta própria. Há também um medo comum de que o tratamento possa, de alguma forma, comprometer sua capacidade de continuar operando no alto nível ao qual estão acostumados. Quando esses indivíduos finalmente buscam tratamento, pode ser difícil para eles se permitirem ser vulneráveis ou admitir a extensão de seu sofrimento. A terapia muitas vezes precisa abordar não apenas os sintomas depressivos, mas também o perfeccionismo, a necessidade de controle e os altos padrões pessoais que frequentemente acompanham quadros assim.

A depressão funcional de Michael: Michael, um executivo de alto escalão, é conhecido por seu carisma e energia. Ele lidera reuniões com confiança, faz piadas com os colegas e parece ter tudo sob controle. Mas quando está sozinho, Michael luta contra pensamentos sombrios, sente-se sobrecarregado pela ansiedade e considera secretamente deixar tudo para trás. Afoga os sentimentos na bebida alcoólica e imagina que se sentirá melhor quando alcançar um cargo ainda maior em seu trabalho.

Uma depressão "oculta" pode ser precursora de formas mais graves de depressão se não for tratada. O esforço constante para manter a fachada de normalidade pode eventualmente levar a um colapso emocional ou físico. Muitos pacientes com quadros assim relatam sentir-se como se estivessem "apenas existindo" em vez de realmente vivendo. Essas manifestações sutis (ou até invisíveis) da depressão são particularmente perigosas, porque, muitas vezes, passam despercebidas. As pessoas que conseguem disfarçar o quadro podem não buscar ajuda por sentir que não têm o "direito" de estar deprimidas, por inúmeras razões.

Um tratamento assertivo pode ajudar a resgatar a alegria, o significado e a conexão emocional com a vida. Além disso, reconhecer a depressão funcional ajuda a desafiar os estereótipos sobre como o transtorno "deveria" parecer. Falar abertamente sobre isso pode encorajar mais pessoas a buscar ajuda! Amigos e familiares podem não perceber os sinais sutis de sofrimento, deixando a pessoa se sentindo ainda mais isolada e incompreendida. Dar o primeiro passo e buscar algum suporte é de suma importância. Ser bem-sucedido, parecer "ter tudo" ou alcançar diversos objetivos não imuniza alguém contra a depressão, pois ela não respeita conquistas externas ou aparências.

A chave para reconhecer a depressão está na observação atenta e na comunicação aberta. Mudanças sutis no comportamento, como alterações nos padrões de sono ou alimentação, perda de interesse em atividades antes prazerosas, ou um aumento no uso de álcool ou outras substâncias, podem ser sinais de alerta. Toda dor é válida, independentemente de como (e se) ela é expressa externamente. Não há "cara certa" para a depressão. Qualquer um que está sofrendo merece ajuda e apoio, não importa quão bem possa estar escondendo isso do mundo. Para quem está por perto de alguém enfrentando a depressão, ainda que leve ou "silenciosa", esteja atento, seja compassivo e não tenha medo de perguntar como a pessoa está realmente se sentindo, mesmo quando ela parecer estar bem na superfície.

MITOS SOBRE A DEPRESSÃO

Todos já ouvimos, ao longo da vida, algum mito sobre a depressão, proferido com ares de verdade por alguém que está simplesmente repetindo uma informação falsa ouvida por aí. Diversos mitos sobre a depressão se enraizaram em nossa sociedade, dificultando o entendimento e o tratamento adequado do transtorno. Vamos explorar alguns mitos e entender por que eles não correspondem à realidade.

"Depressão é apenas tristeza"

Esse mito ignora a complexidade da depressão. Na verdade, a depressão é um transtorno que envolve uma gama de sintomas, incluindo alterações no sono, apetite, energia e concentração, além do humor deprimido. A emoção da tristeza está presente, mas sozinha não é o suficiente para descrever um episódio depressivo.

"Depressão é falta de força de vontade"

A depressão não é uma escolha ou um sinal de fraqueza. É uma condição médica real, causada por desequilíbrios químicos no cérebro e influenciada por fatores genéticos e ambientais. Esquecemos que o cérebro é um órgão como qualquer outro, certo? Você já ouviu, por exemplo, alguém dizer a um asmático que ele tem preguiça de respirar? Basta força de vontade, existe tanto ar por aí! O raciocínio é o mesmo.

"Pessoas bem-sucedidas não ficam deprimidas"

A depressão não discrimina com base no sucesso ou *status* social. Até mesmo pessoas aparentemente bem-sucedidas podem sofrer de depressão. É errado também apontarmos a "falta de gratidão" de alguém que tem uma boa vida e está deprimido, pois não se trata de uma escolha e muito menos de ser ou não grato pela vida que temos. Transtornos mentais são doenças tão reais quanto quaisquer outras.

"Depressão só afeta adultos"

Esse mito é perigoso, pois a depressão pode afetar pessoas de todas as idades, incluindo crianças e adolescentes. Estes, em especial, podem ouvir absurdos como "é coisa da idade", quando na verdade precisam de atenção imediata. Sim, a adolescência é um período complicado, mas isso não significa normalizar sintomas que podem indicar um transtorno mental.

"Antidepressivos sempre resolvem o problema"

Embora medicamentos possam ser eficazes, o tratamento da depressão geralmente requer uma abordagem multifacetada, incluindo psicoterapia e mudanças no estilo de vida. Uma depressão leve pode ser manejada com psicoterapia somente, em outros casos, o remédio poderá ser inegociável. O estilo de vida mais saudável e ativo ajudará em todos os casos. Não adianta um excelente tratamento psicológico e psiquiátrico se o indivíduo não se alimenta bem, dorme em horários aleatórios e vive isolado.

"A depressão passa sozinha"

A depressão é uma condição séria e não é possível prever melhora sem tratamento adequado. Ignorá-la pode levar a consequências graves, como o agravamento do quadro. Alguns casos podem, sim, melhorar com o tempo, pelo curso natural da doença, mas esperar por isso e arriscar maiores complicações é contraindicado.

"Falar sobre depressão só piora as coisas"

Na verdade, falar abertamente sobre depressão pode ser terapêutico e encorajar outros a buscar ajuda. É preciso diminuir o estigma dos transtornos mentais, especialmente porque falar ou não sobre um assunto não muda a realidade material das coisas. A depressão é um transtorno debilitante, que gera prejuízos funcionais, financeiros e emocionais, falando sobre ela ou não.

"Depressão é causada apenas por eventos negativos"

Embora eventos estressantes possam desencadear a depressão, ela também pode ocorrer sem uma causa externa aparente. A emoção da tristeza pode aparecer imediatamente após um revés, mas, no caso de um episódio depressivo, não é tão simples assim. Há de existir uma predisposição genética para o quadro se desenvolver e, às vezes, nenhum evento negativo será necessário (lembre-se dos casos em que alguém tem a vida "perfeita" e ainda assim está deprimido).

"Pessoas com depressão sempre parecem tristes"

A depressão pode se manifestar de várias formas, incluindo irritabilidade, apatia ou até mesmo um sorriso que esconde o sofrimento interno. Já exploramos bastante o tema, então esse mito é facilmente contestado por você neste ponto da leitura.

"Depressão é uma condição permanente"

Com o tratamento adequado, muitas pessoas com depressão podem se recuperar completamente ou aprender a gerenciar seus sintomas. Embora não falemos de cura na saúde mental (afinal, não podemos garantir que um transtorno nunca mais aparecerá), podemos falar de remissão total ou parcial dos sintomas. Até alguém que já teve diversos episódios depressivos pode aprender a identificar os sinais de recaída e tomar atitudes preventivas para o quadro não piorar.

Desmistificar essas crenças errôneas é crucial para promover uma compreensão mais precisa da depressão, reduzir o estigma e encorajar aqueles que sofrem a buscar a ajuda necessária. Você consegue pensar em mais algum mito que pode ser contestado?

Mito:

____

____

____

Contestação:

____

____

____

Mito:

____

____

____

Contestação:

____

____

____

Mito:

____

____

____

Contestação:

____

____

____

FALANDO SOBRE O TEMA

Falar abertamente sobre depressão é um passo crucial para quebrar o estigma e promover a compreensão dessa condição complexa. Muitas vezes, o silêncio que cerca a depressão é tão prejudicial quanto o próprio transtorno, isolando aqueles que sofrem e impedindo-os de buscar a ajuda necessária. Por isso, é fundamental que aprendamos a iniciar e manter conversas sobre saúde mental de maneira sensível e produtiva.

Para começar uma conversa sobre depressão, é importante escolher o momento e o local adequados. Um ambiente calmo e privado pode fazer toda a diferença, permitindo que a pessoa se sinta segura para se abrir. Ao abordar o assunto, seja direto, mas gentil. Frases como "tenho notado que você parece diferente ultimamente. Gostaria de conversar sobre isso?" podem abrir portas para um diálogo significativo. Nem sempre o outro estará disposto a conversar; talvez colocar-se à disposição, sem insistir, também seja um bom caminho.

A empatia é a chave para uma conversa bem-sucedida sobre depressão. Ouvir atentamente, sem julgar ou interromper, é uma das formas mais poderosas de oferecer apoio, validando os sentimentos da pessoa, reconhecendo que o que ela está passando é real e difícil. É fundamental evitar minimizar as experiências ou compará-las com pessoas diferentes. Cada jornada é única e merece ser respeitada como tal.

Quando alguém compartilha que está lutando contra a depressão, é natural querer ajudar. No entanto, é importante lembrar que não podemos "consertar" a depressão de outra pessoa. Em vez disso, podemos oferecer apoio prático e emocional. Isso pode incluir ajudar com tarefas diárias que podem parecer avassaladoras para alguém com depressão, como fazer compras ou limpar a casa. Também pode significar simplesmente estar presente, oferecendo uma companhia silenciosa quando as palavras parecem inadequadas. Uma dica para ajudar alguém é começar perguntando diretamente para a pessoa qual ajuda ela gostaria de receber.

Encorajar a busca por tratamento profissional é outro aspecto crucial do apoio. Muitas pessoas hesitam em procurar um terapeuta ou psiquiatra em decorrência do estigma ou medo. Oferecer-se para ajudar a encontrar um profissional ou até mesmo acompanhar a pessoa em sua primeira consulta pode fazer uma grande diferença. Lembre-se de que a decisão final de buscar tratamento deve sempre ser da pessoa, mas seu encorajamento e apoio podem ser o impulso necessário para dar esse passo importante.

Combater o estigma por meio do diálogo aberto é um processo contínuo que requer esforço e dedicação. Isso começa com a educação – quanto mais entendemos sobre a depressão, suas causas e tratamentos, mais bem equiparados estamos para discutir o assunto de maneira informada e compassiva. Compartilhar histórias pessoais, quando apropriado e evitando comparações, pode ser uma ferramenta poderosa para normalizar conversas sobre saúde mental e inspirar outros a buscar ajuda.

No dia a dia, podemos promover um ambiente mais aberto à discussão sobre saúde mental desafiando gentilmente comentários preconceituosos ou desinformados. Quando ouvimos alguém dizer que a depressão é apenas "frescura" ou que basta "pensar positivo", temos a oportunidade de educar e esclarecer, explicando a natureza complexa da depressão como uma condição médica real. Ao invés de rotular alguém como "depressivo", podemos dizer que a pessoa "está enfrentando a depressão". Essa simples mudança de linguagem separa a pessoa da doença, lembrando a todos que a depressão é uma condição, não uma identidade. Nos locais de trabalho e instituições educacionais, a implementação de políticas claras contra a discriminação é crucial. Porém, igualmente importante é criar uma cultura na qual falar sobre saúde mental seja tão natural quanto discutir saúde física. Isso pode incluir treinamentos regulares de sensibilização, a disponibilização de recursos de apoio e até mesmo líderes que falem abertamente sobre suas próprias experiências com saúde mental.

As redes sociais também podem ser uma plataforma poderosa para combater o estigma. Estima-se que a frequência de uso de redes sociais por pessoas com transtornos mentais seja equiparável à da população em geral. Essas pessoas muitas vezes utilizam essas plataformas para dividir a sua experiência, procurar informações sobre saúde mental, buscar apoio de outras pessoas que passam por situações semelhantes e para aliviar a sensação de isolamento, por meio de relacionamentos virtuais (Naslund et al., 2020). Compartilhar informações confiáveis sobre saúde mental e depressão pode alcançar pessoas que estão sofrendo em silêncio, oferecendo-lhes um raio de esperança e compreensão. Há muito poder no contato social entre pessoas com e sem experiências de saúde mental. Quando existem oportunidades para essas interações, seja por meio de grupos de apoio, eventos comunitários ou simplesmente encorajando conversas abertas, as pessoas começam a perceber que aqueles que enfrentam desafios de saúde mental são exatamente isso: pessoas, com todas as complexidades e capacidades do ser humano.

É importante lembrar que falar sobre depressão não é apenas sobre palavras, mas sim sobre criar um ambiente de aceitação, compreensão e apoio. Cada conversa aberta tem o potencial de salvar vidas, reduzindo barreiras e promovendo conexões humanas genuínas. Contudo, ao utilizar as redes sociais para abordar a saúde mental (seja produzindo conteúdo ou consumindo-o), é necessário cautela. O uso excessivo ou inadequado das redes sociais pode trazer desafios importantes, entre eles o aumento dos sintomas de ansiedade, depressão e solidão, frequentemente agravados por comparações sociais, pressão por validação e exposição a conteúdos negativos. O ambiente *on-line* também pode ser palco de *cyberbullying*, hostilidade e assédio, fatores que elevam o risco de sofrimento emocional, especialmente em pessoas mais vulneráveis (Naslund et al., 2020). Assim, é fundamental buscar o uso equilibrado das redes sociais, aproveitando seus benefícios sem perder de vista os cuidados necessários para preservar o bem-estar emocional.

Ao nos dispormos a ouvir, aprender e falar abertamente sobre o tema com responsabilidade, estamos contribuindo para uma sociedade mais compassiva e consciente, em que a saúde mental é tratada com a mesma seriedade e abertura que a saúde física. Em última análise, quebrar o silêncio em torno da depressão é um ato de coragem e compaixão, e a mudança começa com cada um de nós. A jornada para reduzir o estigma pode ser longa, mas cada passo que damos é significativo e vale a pena.

CONSIDERAÇÕES FINAIS

Neste capítulo, entendemos que a depressão é um transtorno complexo e heterogêneo, apresentando múltiplos níveis de intensidade e manifestações. O uso de especificadores é fundamental na prática clínica, permitindo que profissionais definam características adicionais dos episódios depressivos e personalizem o tratamento conforme as particularidades do quadro. Entre os principais especificadores estão sintomas ansiosos, características mistas, melancólicas, atípicas, psicóticas, catatonia, início no periparto, padrão sazonal e *status* de remissão. A gravidade da depressão, tradicionalmente classificada em leve, moderada ou grave, também direciona o plano de cuidados, sendo que a progressão dos sintomas impacta diretamente a funcionalidade e qualidade de vida do indivíduo.

O sofrimento mental não precisa se enquadrar em todos os critérios diagnósticos para merecer atenção. Sintomas depressivos de curta duração ou intensidade podem causar prejuízo significativo e devem ser investigados e tratados precocemente, evitando agravamento e comorbidades. Os casos de depressão funcional (nos quais o indivíduo mantém boa aparência externa, mas luta silenciosamente contra os sintomas) ilustram mais uma das facetas ocultas da depressão.

Também exploramos o estigma social como obstáculo ao tratamento, gerando medo, culpa e isolamento. Discutimos os mitos associados à depressão, incentivando o leitor a questioná-los com criticidade, a partir dos conhecimentos adquiridos durante a leitura. Por fim, incentivamos o cultivo do conhecimento sobre o transtorno depressivo e a promoção de conversas abertas sobre o tema, para ampliarmos coletivamente a capacidade de reconhecimento precoce do quadro, estimularmos atitudes de prevenção e quebrarmos, pouco a pouco, o estigma relacionado aos transtornos mentais. Vale lembrar, mais uma vez: independentemente da intensidade ou apresentação, toda forma de sofrimento merece acolhimento e intervenção adequada.

TÉCNICA 7

CARTÕES DE ENFRENTAMENTO

Imagine que você pudesse ter um aliado pessoal que o ajudasse a lidar com pensamentos negativos e desafios emocionais; esse aliado pode ser o cartão de enfrentamento, técnica simples e efetiva para lidar com as mais diversas situações. O cartão de enfrentamento é como um recado seu para você mesmo, um lembrete das estratégias que você aprendeu durante experiências prévias. Ele ajuda a gerenciar pensamentos negativos automáticos e distorções cognitivas, fornecendo um plano de ação para momentos estressantes.

Para criar seu cartão de enfrentamento, primeiro é preciso identificar o pensamento automático (ou prevê-lo, quando se trata de uma situação temida no futuro). Anote, de um lado de um papel, o pensamento que costuma surgir naquela situação específica, por exemplo, "vou falhar no trabalho". A seguir, destaque as distorções cognitivas presentes nesse pensamento. Em nosso exemplo, há a catastrofização (ou seja, imaginar o pior cenário possível). Já sabemos qual o pensamento e qual distorção cognitiva está presente, agora é preciso planejar um desfecho diferente.

Crie uma versão mais equilibrada e realista do pensamento negativo e anote-a no verso do papel. Não se trata de uma visão otimista do tipo "tudo sempre dá certo", mas sim um argumento válido que responda à sua preocupação. Por exemplo: "é normal sentir ansiedade, mas isso não define meu desempenho", ou "talvez eu falhe em uma atividade, mas tenha sucesso em outras".

A seguir, liste estratégias de enfrentamento possíveis para lidar com o cenário (p. ex.:, técnicas de respiração profunda, revisar a tarefa do trabalho antes de entregar, ensaiar e dominar o conteúdo de uma apresentação etc.). Prossiga incluindo exemplos de situações nas quais você enfrentou desafios semelhantes com sucesso. Se quiser, complete o cartão com objetivos de longo prazo e valores pessoais, para manter uma perspectiva mais ampla de suas motivações.

Imagine que você está ansioso para realizar uma apresentação no trabalho. Seu cartão de enfrentamento poderia incluir:

- Pensamento automático: "Vou esquecer tudo e fazer um papelão na apresentação".
- Distorções cognitivas: catastrofização e pensamento de tudo ou nada.
- Reformulação do pensamento: "É normal sentir nervosismo, mas isso não define meu desempenho. Posso lidar com imprevistos".
- Estratégias de enfrentamento: técnica de respiração profunda, ensaiar a apresentação em voz alta.
- Experiências anteriores bem-sucedidas: lembre-se de apresentações passadas que foram bem-sucedidas ou situações semelhantes, como a apresentação de um trabalho na faculdade ou uma conversa difícil que você conduziu muito bem.
- Objetivos e valores pessoais: meu objetivo é me comunicar efetivamente. Valores como aprendizado e crescimento me impulsionam enquanto profissional.

O cartão de enfrentamento fortalece suas habilidades para gerenciar desafios emocionais de forma independente, pode ser levado a qualquer lugar e consultado sempre que necessário e é adaptável às suas necessidades específicas e situações. Embora seja bastante simples, é muito efetivo, pois é uma maneira de transportar a nossa sabedoria para um momento em que precisamos de ajuda para lidar com a situação. Ao criar seus próprios cartões, você estará mais preparado para lidar com situações estressantes e manter sua saúde mental em equilíbrio.

REFERÊNCIAS

1. American Psychiatric Association (APA) Manual diagnóstico e estatístico de transtornos mentais: DSM-5-TR. 5. ed. Porto Alegre: Artmed; 2023.
2. Carpiniello B, Pinna F. The reciprocal relationship between suicidality and stigma. Frontiers in psychiatry. 2017;8:35.
3. Leahy RL. Técnicas de terapia cognitiva: Manual do terapeuta. Porto Alegre: Artmed; 2018.
4. Mekonen T, Ford S, Chan GC, Hides L, Connor JP, Leung J. What is the short-term remission rate for people with untreated depression? A systematic review and meta-analysis. J Affect Dis. 2022;296:17-25.
5. Mulvaney-Day N, Marshall T, Downey Piscopo K, Korsen N, Lynch S, Karnell LH, Ghose SS. Screening for behavioral health conditions in primary care settings: a systematic review of the literature. J Gen Int Med. 2018;33:335-346.
6. Naslund JA, Bondre A, Torous J, Aschbrenner KA. Social media and mental health: benefits, risks, and opportunities for research and practice. J Technology in Behav Sci. 2020;5(3):245-257.
7. O'Donnell AT, Foran AM. The link between anticipated and internalized stigma and depression: a systematic review. Social Science & Medicine. 2024;116869.

8

Estilo de vida e hábitos saudáveis

> "Não assumir o controle do seu plano de vida é deixar que sua existência seja um acidente."
>
> *Irvin D. Yalom*

A importância dos hábitos de vida para a saúde emocional e cognitiva tem sido cada vez mais reconhecida pela ciência. A chamada Medicina do Estilo de Vida é uma disciplina desenvolvida nas últimas décadas em resposta ao aumento na prevalência de doenças crônicas como síndrome metabólica, doenças cardiovasculares e câncer, mas que vem ganhando cada vez mais espaço também na saúde mental. A Medicina do Estilo de Vida busca considerar a complexidade de fatores envolvidos no processo de adoecimento, educando e motivando o paciente a atuar ativamente como protagonista da sua saúde em diferentes frentes: nutrição, atividade física, gerenciamento de estresse, sono, relacionamentos sociais e evitação de substâncias de risco (Egger, 2019). Desse modo, o autocuidado torna-se central no tratamento e a mudança de hábitos de vida tende a ter efeitos tanto terapêuticos como preventivos. Recentemente, inclusive, uma diretriz sobre cuidados de saúde mental com base em estilo de vida para a depressão maior foi desenvolvida por duas importantes sociedades internacionais, a World Federation of Societies for Biological Psychiatry (WFSBP) e a Australasian Society of Lifestyle Medicine (ASLM) (Marx et al., 2022).

Vamos discutir em seguida a importância de diferentes hábitos de vida sobre a saúde emocional e como a melhora do estilo de vida pode ajudar inclusive a prevenir e diminuir a depressão. O uso de substâncias potencialmente nocivas para a saúde e o humor, um pilar importante da Medicina do Estilo de Vida, foi abordado no Capítulo 4.

ATIVIDADE FÍSICA

Primeiramente, é importante notar que o nosso corpo foi "projetado" ao longo da evolução para se movimentar. Nesse sentido, o sedentarismo é antifisiológico e, por isso, não é de surpreender que esteja relacionado a tantos problemas de saúde. A atividade física, conceitualizada como qualquer movimento corporal que resulte em gasto energético, e sua forma estruturada, o exercício, desempenham importante papel na saúde pública, prevenindo e tratando diversas condições de saúde (Schuch; Vancampfort, 2021).

A atividade física regular traz benefícios à saúde física e mental por diferentes mecanismos, incluindo aumento de capacidade cardiopulmonar, redução de estresse oxidativo e inflamação, melhora da microbiota (popularmente conhecida como "flora") intestinal, otimização de produção e ação de hormônios, melhora do ritmo circadiano, modulação de ação de neurotransmissores, além de aumento na produção de endorfinas e fatores neurotróficos, como o BDNF, no cérebro (Clauss et al., 2021; Nowacka-Chmielewska et al., 2022). Na prática, o exercício físico mimetiza os efeitos físicos e cognitivos do estresse de maneira controlada, auxiliando tanto o corpo como a mente a se adaptarem a ele. Além disso, o exercício físico regular é também uma forma de "meditação em movimento", já que demanda foco, automonitoramento e persistência. Durante a atividade física, os músculos produzem uma série de metabólitos e substâncias conhecidos como "miocinas" (irisina, catepsina B, humanina, FGF21, citocinas inflamatórias e lactato, dentre outras), que caem na circulação sistêmica e irão atuar no cérebro, contribuindo para muitos dos benefícios citados (Burtscher et al., 2021). Algumas miocinas parecem melhorar tanto a atividade mitocondrial nas células neuronais como os mecanismos de limpeza de detritos celulares durante o sono, contribuindo para a neuroproteção, o que pode ajudar a explicar o fato de a atividade física regular ao longo da vida ter sido consistentemente documentada como um fator protetor para transtornos neurodegenerativos, como a doença de Alzheimer (Burtscher et al., 2021). Além disso, todas essas ações podem contribuir para um efeito antidepressivo da atividade física.

Hoje é amplamente reconhecido que a atividade física exerce efeito positivo no humor, nos níveis de ansiedade e na cognição (Ashdown-Franks et al., 2020; Schuch; Vancampfort, 2021; Burtscher et al., 2021; Singh et al., 2023). A inatividade física está associada a risco aumentado de depressão (Pearce et al., 2022), e diferentes modalidades de exercício físico têm sido estudadas em relação ao seu efeito terapêutico na depressão e na ansiedade, incluindo exercício aeróbico, treino resistido (de força), treinamento intervalado de alta intensidade (HIIT) e exercícios mente-corpo, como Yoga, Qigong e Tai Chi (Miller et al., 2020; Korman et al., 2020; Ashdown-Franks et al., 2020; Brinsley et al., 2021; Singh et al., 2023).

Diversos estudos demonstraram que todas essas modalidades de exercício físico podem contribuir para melhorar depressão e níveis de ansiedade em diferentes faixas etárias, e mesmo em indivíduos portadores de outros transtornos mentais – como esquizofrenia, transtorno de estresse pós-traumático e de uso de substâncias – e diferentes condições médicas, como diabetes, doenças cardiovasculares, câncer e doenças neurológicas (Miller et al., 2020; Korman et al., 2020; Brinsley et al., 2021; Ashdown-Franks et al., 2020; Singh et al., 2023). Estudos sugerem haver uma relação "dose-resposta" entre a intensidade do exercício físico e a melhora de sintomas depressivos e ansiosos, ou seja, exercícios moderados a intensos tendem a ser mais eficazes do que os de leve intensidade (Singh et al., 2023). Uma meta de 150 a 300 minutos por semana de atividade física moderada ou 75 a 150 minutos por semana de atividade física intensa foi proposta pela Organização Mundial da Saúde em sua diretriz de 2020 sobre atividade física e comportamento sedentário (Marx et al., 2022). Porém, mesmo a atividade física de lazer de baixa intensidade (caminhadas, p. ex.) parece trazer benefícios para o humor quando comparada ao sedentarismo (Guo et al., 2022; Lopes et al., 2023).

A mensagem aqui é que o importante é se movimentar, mesmo que de uma forma mais leve no início. A escolha ou prescrição de um exercício físico deve sempre ser individualizada de acordo com o condicionamento físico, comorbidades médicas e eventuais limitações funcionais do indivíduo, mas também levando em consideração as suas preferências e metas pessoais. O fato de diferentes tipos de exercício terem se mostrado eficazes na melhora da depressão e na redução de estresse é uma ótima notícia!

ALIMENTAÇÃO

A alimentação desempenha papel fundamental no desenvolvimento, manutenção e adequado funcionamento do cérebro de diferentes maneiras: fornecendo nutrientes essenciais (aminoácidos, ácidos graxos, carboidratos, vitaminas e minerais) para síntese proteica e produção de energia; fornecendo compostos bioativos (polifenóis, carotenoides, terpenos etc.), metabólitos secundários de plantas com ação antioxidante bem documentada, entre outros efeitos potencialmente benéficos; e modulando a microbiota intestinal (população de microrganismos que habitam o trato gastrointestinal) e o chamado eixo intestino-cérebro (Marx et al., 2022). O cérebro depende de todos os nutrientes essenciais para manter as suas funções adequadamente, e a deficiência de quaisquer desses nutrientes pode produzir diferentes tipos de alterações comportamentais, incluindo distúrbios cognitivos e do humor de gravidade variada (Kennedy, 2016; Wang et al., 2018).

Diferentes tipos de estudo são convergentes de que um padrão alimentar rico em alimentos como verduras, legumes, cogumelos, algas, grãos, castanhas, frutas (particularmente as vermelhas ou roxas como morango, amora, açaí, romã, mirtilo, cereja, framboesa e *cramberry*), azeite de oliva, frango, ovos, laticínios magros e não adoçados, peixes e frutos do mar,e restrito (consumo apenas esporádico) em carne vermelha, alimentos refinados e ultraprocessados, frituras e doces possui efeito positivo tanto preventivo como terapêutico no humor, cognição e sono por diferentes mecanismos (Dhana et al., 2020; Xu et al., 2021; Scoditti et al., 2022; Lugon et al., 2024). Um recente e interessante estudo realizado na Coreia observou que uma alimentação de melhor qualidade se associou a menor risco de ideação, planejamento e tentativas de suicídio na população em geral (Kim et al., 2023).

Tecnicamente, estamos falando de um padrão alimentar com base em alimentos não industrializados ou minimamente processados (mas que podem ser frescos ou congelados) e rico em fibras (carboidratos complexos encontrados nas plantas e que são resistentes à ação das enzimas digestivas humanas), micronutrientes (vitaminas e minerais), compostos bioativos e gorduras benéficas (como as poli-insaturadas ômega-3 e as monoinsaturadas). O paradigma mais estudado desse padrão é a chamada dieta mediterrânea, que tem sido consistentemente associada a uma menor incidência de doenças não transmissíveis (síndrome metabólica, doenças cardiovasculares, acidente vascular encefálico e câncer) e mortalidade total, sendo considerada um dos padrões alimentares mais saudáveis. Sabe-se que a dieta mediterrânea e seus alimentos e nutrientes peculiares exercem efeitos benéficos contra inflamação, estresse oxidativo, resistência à insulina, disfunção vascular, adiposidade, senescência, declínio cognitivo, neurodegeneração e tumorigênese, prevenindo, assim, doenças crônicas e melhorando o bem-estar e a saúde em geral (Marx et al., 2022). Não é necessário morar na região do mar mediterrâneo para se obter os benefícios dessa dieta: os princípios discutidos podem ser adaptados à cultura, à realidade socioeconômica e à disponibilidade de alimentos – incluindo sazonalidade – de qualquer região.

Para podermos fazer escolhas conscientes sobre a nossa alimentação, é importante compreendermos, também, os diferentes tipos de processamento dos alimentos. Os alimentos considerados minimamente processados são aqueles submetidos a uma preparação leve com o objetivo principal de preservação, mas que não modifica substancialmente o seu conteúdo nutricional. Exemplos incluem limpeza e remoção de partes não comestíveis ou indesejadas, moagem, refrigeração, pasteurização, fermentação, congelamento e embalagens a vácuo. Isso permite que os alimentos sejam armazenados por mais tempo e permaneçam seguros para serem consumidos. Muitas frutas frescas, vegetais, grãos integrais, nozes, carnes e leite se enquadram nessa categoria. Os alimentos são considerados processados quando, além de uma preparação leve visando conservação, sofrem adição de sal, açúcar ou gorduras. Algumas frutas e legumes enlatados, alguns queijos, pão fresco e peixes enlatados são exemplos de alimentos processados. Esses alimentos geralmente são feitos com pelo menos dois a três ingredientes e podem ser consumidos prontamente sem necessidade de preparo adicional. Já os alimentos ultraprocessados são alimentos do grupo anterior que vão além da incorporação de sal, açúcar ou gordura, sendo acrescidos de corantes, emulsificantes, aromatizantes artificiais e conservantes que promovem estabilidade de prateleira, preservam a textura e aumentam a palatabilidade. Várias etapas de processamento usando vários ingredientes (tipicamente cinco ou mais) compõem o alimento ultraprocessado. Especula-se que esses alimentos sejam projetados para aumentar o desejo por eles, para que as pessoas os comam demais e comprem mais. Nem todos, mas muitos desses alimentos tendem a ser pobres em fibras e nutrientes. Exemplos são bebidas açucaradas, biscoitos, algumas bolachas, salgadinhos e cereais matinais, refeições congeladas e alguns frios (Monteiro et al., 2018). Estudos recentes têm observado uma relação entre o consumo de alimentos ultraprocessados – particularmente bebidas açucaradas – e maior risco de obesidade, diabetes tipo II, doenças cardiovasculares, ansiedade e depressão (Samuthpongtorn et al., 2023; Lane et al., 2024a, 2024b), incluindo recorrência de sintomas depressivos ao longo do tempo (Arshad et al., 2024).

Justamente pelo seu potencial de prevenir e melhorar a inflamação, padrões alimentares adaptados da dieta mediterrânea são considerados um dos pilares fundamentais da Medicina do Estilo de Vida visando combater a chamada inflação sistêmica crônica (ISC), uma condição cada vez mais reconhecida como central na etiologia de muitas das condições de saúde crônicas mais prevalentes na população, incluindo a síndrome metabólica, as doenças cardiovasculares, o câncer, a depressão e a doença de Alzheimer (Furman et al., 2019). Diferentemente das reações inflamatórias agudas, que tendem a ser de alta intensidade e transitórias, a ISC é persistente e de baixo grau, estando relacionada a fatores como infecções crônicas, sedentarismo, obesidade, disbiose intestinal (desequilíbrio na comunidade microbiana intestinal), estresse psicológico crônico, alteração de sono e ritmo circadiano, exposição a poluentes ambientais e tabagismo, que acabam produzindo uma ativação de células imunes por diferentes mecanismos (Furman et al., 2019). Com o envelhecimento, há também uma tendência ao acúmulo de células senescentes e que podem apresentar secreção aumentada de mediadores (citocinas, p. ex.) pró-inflamatórios, agravando a ISC ao longo da vida (Furman et al., 2019).

É relevante destacar nesse contexto que marcadores de inflamação sistêmica e de estresse oxidativo aumentado foram consistentemente documentados na depressão maior e em outros transtornos mentais graves (Osimo et al., 2019; Jorgensen et al., 2022), assim como a ocorrência de neuroinflamação na depressão e no comportamento suicida (Holmes et al., 2017). A prevalência de ISC de baixo grau em indivíduos com depressão maior foi estimada em 27 a 58%, dependendo do critério de corte (Osimo et al., 2019). Além disso, conforme discutido no Capítulo 4, os transtornos do humor estão associados a maior risco de obesidade, síndrome metabólica e doenças cardiovasculares precoces, além de risco aumentado no desenvolvimento de demências. Acredita-se hoje que a alimentação e o estresse crônico possuam um papel central nesses processos por sua influência sobre a microbiota intestinal, os metabólitos produzidos por ela e o impacto resultante na imunidade e no chamado eixo intestino-cérebro (Horn et al., 2022).

A microbiota intestinal e o sistema nervoso central (SNC) se comunicam entre si de maneira intensa e complexa, através de diferentes órgãos e vias de sinalização, hoje conhecidos conjuntamente como o eixo intestino-cérebro. O eixo intestino-cérebro tem grande importância na regulação da imunidade e mesmo da atividade inflamatória cerebral, além de influenciar a homeostase cerebral e a neurotransmissão de diferentes formas (Horn et al., 2022). Do ponto de vista sistêmico, o trato digestivo compreende a maior interface entre o corpo e o ambiente externo, sendo crítico para a modulação do sistema imune. O epitélio intestinal é uma barreira física dinâmica e que funciona como um elemento do sistema imune na prevenção de exposição a antígenos e patógenos. Excesso de estimulação por um desequilíbrio na microbiota intestinal (condição conhecida como disbiose intestinal) e/ou aumento de permeabilidade intestinal podem produzir inflamação sistêmica e neuroinflamação (Fung, 2020).

Aqui, é importante notar que o eixo intestino-cérebro é um sistema de comunicação bidirecional, no qual o estresse crônico produz uma série de alterações fisiológicas, como inibição do sistema nervoso autonômico parassimpático (incluindo o nervo vago) e estimulação do sistema endocanabinoide, que irão resultar em alterações significativas na homeostase local intestinal, impactando de forma negativa a composição da microbiota intestinal (Dong et al., 2023).

O principal fator modificável influenciando a microbiota intestinal e o eixo intestino-cérebro é a alimentação. Um dos mecanismos mais bem estabelecidos pelos quais a microbiota intestinal influencia a fisiologia cerebral envolve a produção dos chamados ácidos graxos de cadeia curta – sendo o butirato o mais importante deles – a partir da fermentação de fibras da dieta pela microbiota intestinal benéfica. Entre outras ações, o butirato tem o potencial de atuar remotamente em receptores localizados nas células imunes do sistema nervoso (conhecidas como micróglia), reduzindo a atividade inflamatória no SNC, além de melhorar a integridade tanto da barreira intestinal como da barreira hematoencefálica (estrutura que "envelopa" o SNC, fundamental para neuroproteção e regulação homeostática) ao estimular a expressão de moléculas de adesão nas células epiteliais (Dalile et al., 2019). Coerentemente com essas evidências, padrões alimentares ricos em fibras e com consumo mais restrito de proteínas animais, como a dieta mediterrânea, tendem a ter impacto positivo na microbiota intestinal (Rinninella et al., 2019).

É importante notar que faltam evidências consistentes sobre a eficácia de dietas mais restritivas (que requerem a exclusão de grupos de alimentos comumente consumidos), como a dieta cetogênica e o veganismo, no humor (Marx et al., 2022). O zinco, por exemplo, é um dos minerais de maior importância para o humor e pode ser encontrado principalmente em carnes vermelhas e frutos do mar, fontes ausentes em dietas veganas e vegetarianas, o que pode levar a deficiências desse nutriente e depressão (Wang et al., 2018). Além disso, a adesão total a um padrão alimentar específico não é essencial para a melhora de sintomas depressivos e provavelmente é uma expectativa irreal, sobretudo quando os sintomas depressivos são graves, os recursos são limitados e/ou a motivação e o pragmatismo estão prejudicados. De fato, os principais estudos de intervenção nutricional na depressão maior focaram na melhora individualizada na qualidade da dieta, em vez da adesão total (Marx et al., 2022).

A diretriz sobre cuidados de saúde mental com base em estilo de vida para a depressão maior desenvolvida pela WFSBP e pela ASLM preconiza em relação à alimentação (adaptado de Marx et al., 2022):

- Incentivar a adesão a padrões alimentares minimamente processados e ricos em nutrientes, como a dieta mediterrânea.
- Incorporar descontração, conexão social e *mindfulness* (valorizando o momento presente em todas as suas nuances) à "experiência alimentar" sempre que possível.
- Quando necessário e disponível, consultar um nutricionista treinado.
- Aumentar o consumo de frutas, vegetais, legumes, grãos integrais, castanhas, sementes, ervas e especiarias conforme tolerado.
- Cozinhar a granel e congelar, planejar refeições com antecedência e comprar vegetais congelados, legumes enlatados e secos e peixe enlatado pode ser acessível, conveniente e enriquecer a disponibilidade de nutrientes .
- Incluir um alto consumo de alimentos ricos em ácidos graxos poli-insaturados ômega-3 e fibras.
- Limitar o consumo de alimentos ultraprocessados, substituindo-os por alimentos nutritivos minimamente processados.
- Consumir carne vermelha com moderação e optar por fontes magras em detrimento de processados e/ou cortes gordurosos, considerando o histórico cultural-religioso do indivíduo.
- Incluir azeite de oliva extravirgem como principal fonte de cozimento e óleo adicionado.
- Observar a ingesta diária recomendada de água.
- Evitar o consumo excessivo de álcool.

O comportamento também impacta a alimentação. Transtornos mentais graves e traços desadaptativos de personalidade foram associados a hábitos alimentares menos saudáveis (Teasdale et al., 2019; Esposito et al., 2021), gerando um círculo vicioso desadaptativo que deve ser abordado terapeuticamente pela psicoeducação e mudança de hábitos de vida.

ROTINA DO SONO

Conforme discutido na seção anterior, a inflamação sistêmica e marcadores de estresse oxidativo aumentado foram consistentemente documentados em diferentes transtornos mentais graves (Jorgensen et al., 2022), assim como a ocorrência de neuroinflamação na depressão e no comportamento suicida (Holmes et al., 2017). Os estados inflamatórios e os distúrbios de sono também se relacionam de maneira recíproca e cíclica, na qual o sono alterado impacta negativamente a resposta ao estresse, a microbiota intestinal e a imunidade, enquanto fatores pró-inflamatórios (como interleucina 6 e interferon γ) parecem impactar negativamente a arquitetura do sono (Irwin, 2019; Matenchuk et al., 2020). Convergentemente, uma alimentação com maior potencial inflamatório parece se relacionar a uma pior qualidade de sono (Godos et al., 2019), ao mesmo tempo em que a adesão a um padrão nutricional mais próximo da dieta mediterrânea (ver seção anterior) associa-se a melhor qualidade do sono (Scoditti et al., 2022).

Outro fator comumente relacionado à insônia é o uso de substâncias, tanto as recreativas (incluindo drogas de abuso) como medicamentos prescritos. Diversas substâncias podem impactar negativamente o sono, e a relação entre o uso desses agentes e o início ou piora da insônia deve sempre ser considerada na avaliação de quadros de alteração do sono: cafeína e outros estimulantes (cocaína, *ecstasy* etc.), nicotina, álcool, maconha e drogas de abuso em geral; medicamentos psiquiátricos e neurológicos diversos (antidepressivos, antipsicóticos, anticonvulsivantes, medicamentos para déficit de atenção, antiparkinsonianos etc.), inibidores de apetite, corticoides, antigripais, antialérgicos, descongestionantes nasais e anti-hipertensivos, entre outros (Bacelar; Pinto Jr, 2019).

Por fim, uma rotina irregular e outros hábitos como excesso de atividades intensas ou excitatórias próximo (dentro de 2 a 3 horas) ao horário de dormir, como trabalhar, estudar, navegar na internet e/ou redes sociais, consumir alimentos de mais difícil digestão (carne, p. ex.), bebidas estimulantes ou álcool, e mesmo exercitar-se de modo intenso podem impactar negativamente o sono e contribuir para a insônia. Nesse sentido, e resumindo tudo o que discutimos até o momento, alguns hábitos de vida são considerados inegociáveis para um sono saudável, incluindo uma rotina regular a maior parte dos dias, atividade física frequente, buscar uma alimentação saudável, atenção com substâncias, cuidado com os eletrônicos e excesso de exposição a "telas" (televisão, *smartphone*, *tablets* e computadores) (Bacelar; Pinto Jr, 2019; Haupt et al., 2021).

Com relação ao tratamento da insônia crônica, muitas pessoas ainda acreditam que o uso de medicamentos hipnóticos e reguladores do sono seja a melhor opção. Porém, essa é uma noção equivocada e que pode, inclusive, contribuir para a cronicidade da insônia e mesmo para a piora de comportamentos suicidas. Na verdade, o tratamento de primeira linha para a insônia crônica é a chamada Terapia Cognitivo-Comportamental para Insônia (TCC-I), e o uso de medicamentos com a finalidade de melhorar o sono deve ser considerado idealmente apenas quando a pessoa não responde de modo satisfatório à TCC-I ou se houver uma indicação particular em razão do diagnóstico de algum transtorno do sono específico (síndrome das pernas inquietas, p. ex.) ou comorbidade com transtornos neuropsiquiátricos (Bacelar; Pinto Jr, 2019). A TCC-I pode também não estar disponível na rede de saúde de referência da pessoa, mas como veremos a seguir, alguns dos seus princípios podem ser adotados por qualquer pessoa.

Mas o que é a TCC-I afinal? A TCC-I é uma terapia focal, diretiva e estruturada, que combina diferentes técnicas como psicoeducação, intervenções comportamentais, práticas de relaxamento e estratégias cognitivas visando melhorar o início, a manutenção e a qualidade do sono. A TCC-I em geral tem duração limitada, variando de 4 a 10 sessões, podendo ser aplicada individualmente ou em grupo. A TCC-I apresenta vantagens em relação ao tratamento farmacológico pelo seu baixo risco de efeitos colaterais e manutenção dos resultados no longo prazo (Bacelar; Pinto Jr, 2019), além de ter se mostrado eficaz também na melhora de diferentes transtornos mentais associados a insônia (Hertenstein et al., 2022).

O diário de sono é uma ferramenta fundamental de avaliação para a TCC-I, que pode ser complementada com outros exames, como a polissonografia e a actigrafia, no caso de suspeita de outros transtornos do sono. As técnicas que compõem a TCC-I são (Bacelar; Pinto Jr, 2019):

- Higiene do sono: educação sobre comportamentos e hábitos que influenciam (positiva ou negativamente) o sono, com foco na melhora dos hábitos de vida. Basicamente tudo o que discutimos até aqui nesta seção, e que pode ser implementado por qualquer pessoa independentemente de supervisão profissional.
- Controle de estímulos: fortalece a associação da cama com o sono, prevenindo o condicionamento inadequado da cama e ambiente onde se dorme com atividades não promotoras do sono, seja por estarem associadas à vigília ou por serem estimulantes. O mais importante nesse sentido é evitar realizar atividades excitatórias como trabalhar ou estudar, mesmo durante o dia, no ambiente onde se dorme, algo também desejável de ser praticado por qualquer pessoa buscando melhor qualidade de vida.
- Técnicas de relaxamento (exercícios de respiração e relaxamento muscular progressivo, p. ex.): ajudam a diminuir a excitabilidade cognitiva (inquietude mental) e fisiológica e reduzir a tensão muscular, favorecendo o processo de início e manutenção do sono.

- Restrição de tempo de cama e de sono: busca restringir a quantidade de tempo na cama (nunca menos de 5 horas) visando diminuir a latência e a fragmentação do sono, além de aumentar a qualidade e a eficiência do sono. Essa é uma técnica comportamental mais complexa, com base na análise do diário de sono do paciente nas últimas 2 semanas, e que idealmente deve ser realizada sob supervisão de um profissional especializado. Alguns princípios fundamentais dessa intervenção são estabelecer um horário regular de despertar todos os dias, não ir para a cama até estar com sono (nunca "forçar" o sono) e não permanecer na cama se acordado.
- Técnicas cognitivas: visam a reestruturação de crenças disfuncionais e expectativas não realistas relacionadas ao sono e ao processo de dormir, que mantêm o ciclo vicioso da insônia. São crenças disfuncionais comumente associadas à insônia o medo de não dormir, por exemplo, acreditar que só é possível dormir com medicamentos, e a chamada má percepção do sono. Nesta última, o paciente tem uma percepção negativamente distorcida da qualidade do seu sono, algo geralmente evidenciado por um exame de polissonografia.

Em indivíduos com insônia persistente e que se mostre resistente à melhora de hábitos de vida e ao tratamento com TCC-I, é fundamental a investigação, por profissional especializado, da ocorrência de transtornos mentais e outros transtornos específicos do sono, como apneia obstrutiva do sono, transtorno do ritmo circadiano e síndrome das pernas inquietas, entre outros. Medicamentos com a finalidade de melhorar o sono podem ser indicados nesse sentido, mas é importante cautela, já que diferentes fármacos para insônia foram associados a maior risco de pensamentos e comportamentos suicidas, principalmente as "*z-drugs*" (zolpidem, zopiclona e eszopiclona), os benzodiazepínicos e a trazodona (Sun et al., 2016; Tubbs et al., 2021).

GERENCIAMENTO DE ESTRESSE E ESGOTAMENTO

A Organização Mundial da Saúde (OMS), na 11ª edição da Classificação Internacional de Doenças (CID-11), conceitualiza o esgotamento (síndrome de "*Burnout*") como uma síndrome resultante de estresse crônico no ambiente de trabalho, que não foi adequadamente gerenciado. É caracterizado por três dimensões: (1) sensação de falta de energia ou exaustão; (2) distanciamento mental em relação ao próprio trabalho, ou sentimentos negativos ou cínicos relacionados ao próprio trabalho; e (3) sensação de ineficácia e falta de realização.

O esgotamento resulta de uma interação entre traços pessoais e estressores externos: indivíduos com personalidades mais ansiosas, desconfiadas e/ou introvertidas são particularmente mais vulneráveis (Angelini, 2023). Ao mesmo tempo, alguns fatores psicológicos são reconhecidamente protetores, como otimismo, esperança e autodirecionamento (Tang et al., 2025).

Quatro competências cognitivo-comportamentais são consideradas fundamentais no gerenciamento do estresse e na prevenção do esgotamento: (1) identificar e reduzir fontes de estresse; (2) estratégias cognitivas para ressignificar situações estressantes; (3) "planejar e prevenir", organizando tarefas proativamente para evitar o estresse (p. ex., agendar pausas para evitar fadiga); (4) praticar *mindfulness*, técnicas de relaxamento e/ou exercícios respiratórios, que podem ajudar a mitigar o estresse agudo em situações de alto risco. Essas competências podem ser desenvolvidas tanto em programas de treinamento que enfatizem o gerenciamento proativo do estresse como, de modo mais aprofundado e individualizado, no contexto de psicoterapia individual. Nesse sentido, é relevante que estudos sugiram que as estratégias proativas de gerenciamento de estresse, particularmente planejamento e prevenção, sejam mais eficazes do que métodos reativos na melhora da resiliência e do bem-estar geral (Tang et al., 2025). Os hábitos de vida saudáveis discutidos neste capítulo, assim como um bom equilíbrio entre vida profissional, atividades de autocuidado e de lazer são recursos extremamente valiosos na prevenção do esgotamento.

É importante ressaltar que o esgotamento não é um problema apenas individual: ele pode afetar também famílias, organizações e comunidades. O esgotamento parental, por exemplo, impacta negativamente o bem-estar infantil e a dinâmica familiar. Na área da saúde, o esgotamento do profissional pode comprometer o atendimento ao paciente e agravar a escassez de mão de obra. Os efeitos cascata do esgotamento exigem ações coordenadas em níveis políticos, organizacionais e individuais (Tang et al., 2025).

Nesse sentido, estudos sugerem que a combinação de estratégias sistêmicas e individuais seja a abordagem mais eficaz para desenvolver recursos de gerenciamento de estresse, mitigando o esgotamento. Isto inclui a redução de cargas de trabalho excessivas, a diminuição de barreiras administrativas e a garantia de recursos adequados, além da oferta de apoio psicológico e programas de treinamento pelas instituições. O alinhamento dos valores organizacionais com os dos profissionais também se mostra crucial, assim como a implementação de políticas de trabalho flexíveis que promovam o equilíbrio entre vida profissional e pessoal (Tang et al., 2025).

Por fim, é importante observar a existência de uma relação recíproca entre o esgotamento e a depressão maior, com uma complexa sobreposição de manifestações, o que pode gerar dúvidas diagnósticas: a exaustão característica do esgotamento pode ser indistinguível da fadiga presente na depressão, assim como a sensação de ineficácia e falta de realização pode refletir tanto um esgotamento quanto a anedonia típica da depressão. Essa falta de clareza diagnóstica é agravada pela definição imprecisa de esgotamento, com mais de 140 conceitos diferentes propostos na literatura médica. Além disso, o estigma associado à doença mental faz com que muitos médicos e pacientes se sintam mais confortáveis em diagnosticar o sofrimento emocional como esgotamento, evitando o diagnóstico de depressão, o que pode levar a tratamentos inadequados (Oquendo et al., 2019).

RELACIONAMENTOS SOCIAIS

Diferentes capacidades cognitivas e habilidades sociais são importantes para a autorregulação emocional, o gerenciamento de estresse e a efetividade nas nossas relações sociais. Uma capacidade fundamental nesse sentido é a chamada mentalização, que se refere à função cognitiva complexa de inferir estados mentais – crenças, desejos, intenções, sentimentos etc. – em si mesmo e nos outros, sendo intrinsecamente relacionada às capacidades de autorreflexão (refletir sobre os próprios pensamentos e processos mentais) e empatia ("colocar-se no lugar do outro"), também conhecida como cognição social. A capacidade de mentalizar se desenvolve na primeira infância, e alterações no seu desenvolvimento normal – por diferentes razões – podem contribuir para a ocorrência de diferentes condições mentais ao longo da vida, como ansiedade, depressão e transtornos de personalidade. Indivíduos com prejuízo na capacidade de mentalização apresentam dificuldade de formar representações do estado mental de outras pessoas e de usar essas representações para compreender, predizer e contextualizar declarações e comportamentos, processos fundamentais para responder de forma recíproca e adequada nos relacionamentos interpessoais (Choi-Kain; Gunderson, 2008; Seyfarth; Cheney, 2013). Pessoas com prejuízo de mentalização acabam enfrentando dificuldades nos relacionamentos sociais, já que não conseguem "enxergar" o outro de maneira realista e acabam criando expectativas distorcidas que, em algum momento, serão frustradas, contribuindo para o desenvolvimento de ansiedade e depressão. Por tudo isso, é compreensível que prejuízos de cognição social estejam associados a maior risco para o desenvolvimento de depressão, assim como a maior recorrência e gravidade do quadro depressivo ao longo do tempo, além de dificuldades persistentes nos relacionamentos sociais (Abraham et al., 2022).

O desenvolvimento da capacidade de mentalização e de estratégias de autorregulação emocional é, em última instância, uma consequência natural de qualquer tratamento psicoterapêutico bem implementado e eficaz. O Capítulo 5 traz em mais detalhes as principais intervenções terapêuticas para a abordagem da depressão. O *mindfulness*, também conhecido como atenção plena, vem sendo incorporado em diferentes abordagens terapêuticas, como a DBT, a ACT e a MBCT, entre outras. Focado no presente, o *mindfulness* ajuda o indivíduo a desenvolver a capacidade reflexiva e de auto-observação, observando e descrevendo com maior precisão os eventos internos – incluindo sentimentos e estados emocionais – e externos, sem julgamento ou distorções. Isso pode incluir a identificação e a abordagem de cognições negativas, passíveis de exacerbar e reforçar estressores externos. Terapias com base em *mindfulness* e técnicas de controle do estresse e relaxamento, como exercícios de respiração e relaxamento muscular progressivo, podem ser utilizadas para reduzir os sintomas ansiosos e depressivos em pessoas com transtornos do humor (Marx et al., 2022). Um exemplo de uma técnica simples de respiração que pode ser utilizada em momento de crise de ansiedade é a chamada respiração em caixa: inspire por 4 segundos, segure por 4 segundos e expire por 4 segundos, repetindo esse ciclo algumas vezes até se sentir mais calmo.

Uma vida social ativa e poder contar com uma rede de suporte social são importantes para nos sentirmos emocionalmente plenos. Aqui é importante notar que a solidão não é um construto medido apenas objetivamente (p. ex., número de amigos), mas pode ser compreendida também como uma resposta psicológica negativa a uma discrepância entre as relações sociais que alguém deseja (expectativas) e as relações que realmente tem (objetivas e reais) (Marx et al., 2022). A relação entre solidão e depressão também é bidirecional, já que a depressão muitas vezes potencializa o sentimento de solidão e leva ao isolamento social, ao mesmo tempo em que o sentimento de solidão, as dificuldades de relacionamentos e a ausência de suporte social relacionam-se a maior risco de depressão e comportamentos suicidas, além de má resposta ao tratamento e abandono precoce deste (Marx et al., 2022). O sentimento de solidão e o isolamento social também podem estar relacionados às manifestações de outros transtornos mentais, como transtorno de ansiedade social, esquizofrenia e outras psicoses. Por outro lado, a participação em grupos sociais pode proteger contra o desenvolvimento de depressão maior e comportamentos suicidas, aliviar sintomas ansiosos e depressivos, além de prevenir pioras futuras desses quadros (Weber et al., 2017; Marx et al., 2022).

Outro aspecto de estilo de vida que vem ganhando a atenção por estudos científicos nos últimos anos é a exposição a espaços verdes e contato com a natureza. Mesmo pequenos níveis de exposição a espaços verdes podem trazer benefícios para a ansiedade e o humor, sendo importante incluí-los no planejamento de novas rotinas. Sempre que possível, também é interessante agregar componentes sociais à exposição de espaços verdes, como o envolvimento com amigos e/ou familiares (Marx et al., 2022).

A diretriz sobre cuidados de saúde mental com base em estilo de vida para a depressão maior desenvolvida pela WFSBP e pela ASLM fornece os seguintes conselhos clínicos e dicas para lidar com a solidão e obter apoio social (adaptado de Marx et al., 2022):

- Explorar opções de plataformas digitais para gerar conexões sociais, ampliar a rede de suporte e organizar atividades sociais presenciais.
- Buscar apoio psicoterapêutico visando resgatar relacionamentos sociais benéficos "adormecidos", e estabelecer novas conexões sociais por meio de valores e interesses compartilhados.
- Avaliar a existência de crenças negativas relacionadas ao contato social, que também devem ser abordadas terapeuticamente.
- Considerar a possibilidade de uso excessivo ou problemático de redes sociais, principalmente entre os jovens.
- Algumas populações como idosos, minorias étnicas e pessoas vivenciando eventos importantes da vida (aposentadoria, perda de emprego etc.) estão mais expostas à solidão, e merecem particular atenção nesse sentido.
- As intervenções visando ampliar conexões sociais devem ser personalizadas de acordo com as circunstâncias e preferências individuais (religião e espiritualidade, p. ex.), e podem incluir outros aspectos do estilo de vida, como prática esportiva e passeios na natureza (Lee et al., 2021; Oh et al., 2021; Elser et al., 2023; Chang et al., 2023).

CONSIDERAÇÕES FINAIS

Nós frequentemente subestimamos o quanto hábitos de vida não saudáveis como sedentarismo, má alimentação, rotina irregular (incluindo do sono), dificuldade de organização pessoal, estratégias desadaptativas de gerenciamento de estresse, uso de substâncias e distância de espaços verdes podem contribuir para o adoecimento mental. Ao mesmo tempo, um volume crescente de estudos vem demonstrando o efeito terapêutico de intervenções de estilo de vida e técnicas de autorregulação emocional na melhora de sintomas ansiosos e depressivos, do sono e mesmo cognição (foco, concentração e memória).

Hoje, melhorar hábitos de vida é considerado um pilar inegociável de qualquer tratamento de saúde bem implementado, incluindo o tratamento dos transtornos do humor, e o acesso a esse conhecimento permite ao paciente desenvolver sua capacidade de autocuidado, participando ativamente do seu processo de melhora por meio de escolhas conscientes no seu dia a dia.

TÉCNICA 8

CUIDANDO DA MENTE, CUIDANDO DO CORPO

Você já parou para refletir sobre o fato de sermos um só, mente e corpo? Separamos os dois de forma didática ou em discursos leigos, mas, na verdade, não existe essa separação. Seu cérebro é a sua mente e controla seu corpo. Seu corpo dá sinais para o cérebro, sinais que influenciam seus pensamentos. Pensamento, emoção e comportamento são componentes de um mesmo sistema, você!

É comum que algumas pessoas, embora envolvidas de verdade em seu tratamento psicológico e psiquiátrico, reclamem da falta de resultado. Isso pode ser explicado pelos hábitos delas em relação ao corpo, ou seja, ao funcionamento da máquina biológica que somos, acima de tudo. Não adianta pintar um carro com a cor mais bonita sem revisar o motor. Você pode revisar o motor, mas se esquecer de arrumar o escapamento. Ou fazer tudo isso e deixar o carro sem pneus! Nenhum desses cenários é ótimo (no entanto, em alguns, o carro "funciona", passando a impressão de que está tudo bem). Reflita sobre isso, adequando o exemplo à sua vida.

Componentes inegociáveis para cuidar do corpo

Exercite-se de modo constante

O estilo de vida do ser humano evoluiu muito rápido! Mas ainda temos o cérebro e a constituição de nossos antepassados que viviam em ambientes naturais e hostis. Nosso corpo foi feito para a ação! É preciso se movimentar para manter a saúde, porém, sabemos que, hoje em dia, a regra é passar a maior parte do tempo sentado, olhando para telas, em posturas distantes das ideais. O benefício do exercício regular é apoiado por anos de pesquisa, melhorando a qualidade da alimentação, do sono e do humor em geral. Estamos falando aqui muito além de sentir ou não uma dorzinha nas costas. A rotina de exercício é algo particular. O que você gosta de fazer? Musculação e corrida podem ser a escolha perfeita para alguns, caminhada e yoga para outros. Busque alguma atividade física que te agrade, não precisa exagerar, a ideia é movimento constante e rotineiro. Para quem não tem tempo, suba e desça alguns andares de escada, alongue-se a cada período de horas que passar trabalhando, vá caminhando ao invés de pegar o ônibus (vale também descer um ponto antes da sua parada final).

Alimentação saudável e equilibrada

Alguns transtornos psiquiátricos influenciam diretamente na qualidade da nossa alimentação. Ansiedade e depressão, por exemplo, podem dificultar que façamos refeições saudáveis regularmente. Por mais difícil que seja, ter uma dieta balanceada – ou seja, nem para mais nem para menos – é fundamental. Quando você dá ao seu corpo a nutrição que ele precisa, você é mais capaz de se regular emocionalmente. Uma dieta balanceada não significa necessariamente seguir um plano de dieta rigoroso; você pode começar com pequenos passos, por exemplo, adicionar uma porção de frutas e legumes em seu almoço. Um nutricionista pode ajudar bastante a estabelecer um plano alimentar funcional.

Doenças físicas e exames de rotina

Há uma forte ligação entre a saúde física e a mental. Se você está fisicamente doente, isso pode tornar a regulação emocional muito mais difícil, afinal, não se sentir bem é uma grande vulnerabilidade emocional. Cuidar de doenças físicas também envolve lembrar de tomar os medicamentos prescritos, todos os dias (se for necessário, coloque alarmes e lembretes pela casa!). Remédios psiquiátricos estão inclusos aqui – e não vale parar de tomar quando se sentir bem, porque se é o remédio que ajuda você a se sentir bem, imagina o que acontecerá se retirá-lo de forma brusca. Sempre converse com o psiquiatra. Além disso, é preciso manter os exames de rotina em dia, porque até pequenos desequilíbrios podem bagunçar a saúde psicológica. Sintomas depressivos podem ser explicados por falta de vitaminas, sintomas de irritabilidade podem ser explicados pela tireoide; a lista continua, e é aí que entra o médico, profissional preparado para a análise completa e para investigar o que pode ser melhorado.

Cuidado com substâncias que alteram sua mente

Usar com responsabilidade substâncias que alteram nossa percepção, consciência e funcionamento mental de modo geral é uma diretriz que vale para qualquer pessoa. Contudo, quem convive com um transtorno mental precisa tomar mais cuidado ainda com isso. Qualquer substância que altere a mente precisa ser utilizada após muita ponderação (ou não utilizada!). Como você fica quando usa a substância? Como você se sente no dia seguinte? Quais comportamentos a substância gera (e quais são problemáticos)? Essa substância tem alguma interação com seus remédios psiquiátricos? Se sim, quais? O que seu psiquiatra recomenda? Quais seus transtornos psicológicos? Por exemplo, pessoas com bipolaridade precisam passar longe de substâncias que alteram a mente. Pessoas ansiosas podem encontrar tranquilidade no uso de alguma droga, no entanto, isso pode gerar vício e dependência. Pessoas impulsivas e com o humor volátil podem agir sob a influência de álcool de uma maneira que trará grandes problemas. Substâncias que alteram a mente incluem (mas não se restringem a) cafeína, álcool, nicotina, medicamentos de modo geral, outras drogas etc.

Sono reparador

Um ciclo de sono desequilibrado descontrola o seu funcionamento – emocional, estado de concentração, memória, desempenho físico, humor. Então, se for escolher um item dessa lista para começar a ajustar, talvez o sono seja a prioridade. Algumas pessoas dormem pouco, outras dormem demais, só que existe uma necessidade média de sono para o ser humano (algo em torno de 7h por noite). Algumas pessoas dizem que conseguem funcionar bem dormindo três horas por noite, dormindo durante o dia, passando noites em claro, e insistem em estar bem. Provavelmente, elas vão lidar com consequências no longo prazo, pois a falta de sono é um grande problema (ainda que não seja imediato).

Metas para cuidar da minha mente cuidando do meu corpo

O que você pode fazer hoje para melhorar sua qualidade de vida?

REFERÊNCIAS

1. Abraham E, Wang Y, Svob C, Semanek D, Gameroff MJ, Shankman SA, et al. Correction: Organization of the social cognition network predicts future depression and interpersonal impairment: a prospective family-based study. Neuropsychopharmacology. 2022;47(2):612.
2. Angelini G. Big five model personality traits and job burnout: a systematic literature review. BMC Psychol. 2023;11(1):49.
3. Arshad H, Head J, Jacka FN, Lane MM, Kivimaki M, Akbaraly T. Association between ultra-processed foods and recurrence of depressive symptoms: the Whitehall II cohort study. Nutr Neurosci. 2024;27(1):42-54.
4. Ashdown-Franks G, Firth J, Carney R, Carvalho AF, Hallgren M, Koyanagi A, et al. Exercise as medicine for mental and substance use disorders: a meta-review of the benefits for neuropsychiatric and cognitive outcomes. Sports Med. 2020;50(1):151-170.
5. Bacelar A, Pinto Jr LR. Insônia: do diagnóstico ao tratamento. São Caetano do Sul, SP: Difusão Editora; São Paulo: Associação Brasileira do Livro; 2019.
6. Brinsley J, Schuch F, Lederman O, Girard D, Smout M, Immink MA, Stubbs B, Firth J, Davison K, Rosenbaum S. Effects of yoga on depressive symptoms in people with mental disorders: a systematic review and meta-analysis. Br J Sports Med. 2021;55(17):992-1000.
7. Burtscher J, Millet GP, Place N, Kayser B, Zanou N. The muscle-brain axis and neurodegenerative diseases: The key role of mitochondria in exercise-induced neuroprotection. Int J Mol Sci. 2021;22(12):6479.
8. Chang CW, Chang SH. The impact of digital disruption: influences of digital media and social networks on forming digital natives' attitude. SAGE Open. 2023;13(3).
9. Choi-Kain LW, Gunderson JG. Mentalization: ontogeny, assessment, and application in the treatment of borderline personality disorder. Am J Psychiatry. 2008;165(9):1127-35.
10. Clauss M, Gérard P, Mosca A, Leclerc M. Interplay between exercise and gut microbiome in the context of human health and performance. Front Nutr. 2021;8:637010.
11. Dalile B, Van Oudenhove L, Vervliet B, Verbeke K. The role of short-chain fatty acids in microbiota-gut-brain communication. Nat Rev Gastroenterol Hepatol. 2019;16(8):461-478.
12. Dhana K, Evans DA, Rajan KB, Bennett DA, Morris MC. Healthy lifestyle and the risk of Alzheimer dementia: Findings from 2 longitudinal studies. Neurology. 2020;95(4):e374-e383.
13. Dong TS, Gee GC, Beltran-Sanchez H, Wang M, Osadchiy V, Kilpatrick LA, et al. How discrimination gets under the skin: Biological determinants of discrimination associated with dysregulation of the brain-gut microbiome system and psychological symptoms. Biol Psychiatry. 2023;94(3):203-214.
14. Egger G. Lifestyle medicine: The 'why', 'what' and 'how' of a developing discipline. Aust J Gen Pract. 2019;48(10):665-668.
15. Elser H, Horváth-Puhó E, Gradus JL, Smith ML, Lash TL, Glymour MM, et al. Association of early-, middle-, and late-life depression with incident dementia in a Danish cohort. JAMA Neurol. 2023;80(9):949-958.
16. Esposito CM, Ceresa A, Buoli M. The association between personality traits and dietary choices: A systematic review. Adv Nutr. 2021;12(4):1149-1159.
17. Fung TC. The microbiota-immune axis as a central mediator of gut-brain communication. Neurobiol Dis. 2020;136:104714.
18. Furman D, Campisi J, Verdin E, Carrera-Bastos P, Targ S, Franceschi C, et al. Chronic inflammation in the etiology of disease across the life span. Nat Med. 2019;25(12):1822-1832.

19. Godos J, Ferri R, Caraci F, Cosentino FII, Castellano S, Galvano F, et al. Adherence to the Mediterranean Diet is associated with better sleep quality in Italian adults. Nutrients. 2019;11(5):976.
20. Guo Z, Li R, Lu S. Leisure-time physical activity and risk of depression: a dose-response meta-analysis of prospective cohort studies. Medicine (Baltimore). 2022;101(30):e29917.
21. Haupt S, Eckstein ML, Wolf A, Zimmer RT, Wachsmuth NB, Moser O. Eat, train, sleep-retreat? Hormonal interactions of intermittent fasting, exercise and circadian rhythm. Biomolecules. 2021;11(4):516.
22. Hertenstein E, Trinca E, Wunderlin M, Schneider CL, Züst MA, Fehér KD, et al. Cognitive behavioral therapy for insomnia in patients with mental disorders and comorbid insomnia: a systematic review and meta-analysis. Sleep Med Rev. 2022;62:101597.
23. Holmes SE, Hinz R, Conen S, Gregory CJ, Matthews JC, Anton-Rodriguez JM, Gerhard A, Talbot PS. Elevated translocator protein in anterior cingulate in major depression and a role for inflammation in suicidal thinking: A positron emission tomography study. Biol Psychiatry. 2018;83(1):61-69.
24. Horn J, Mayer DE, Chen S, Mayer EA. Role of diet and its effects on the gut microbiome in the pathophysiology of mental disorders. Transl Psychiatry. 2022;12(1):164.
25. Irwin MR. Sleep and inflammation: partners in sickness and in health. Nat Rev Immunol. 2019;19(11):702-715.
26. Jorgensen A, Baago IB, Rygner Z, Jorgensen MB, Andersen PK, Kessing LV, Poulsen HE. Association of oxidative stress-induced nucleic acid damage with psychiatric disorders in adults: A systematic review and meta-analysis. JAMA Psychiatry. 2022;79(9):920-931.
27. Kennedy DO. B vitamins and the brain: Mechanisms, dose and efficacy: a review. Nutrients. 2016;8(2):68.
28. Kim H, Ryu S, Jeon HJ, Roh S. Lifestyle factors and suicide risk: A nationwide population-based study. J Affect Disord. 2023;328:215-221.
29. Korman N, Armour M, Chapman J, Rosenbaum S, Kisely S, Suetani S, Firth J, Siskind D. High Intensity Interval training (HIIT) for people with severe mental illness: A systematic review & meta-analysis of intervention studies considering diverse approaches for mental and physical recovery. Psychiatry Res. 2020;284:112601.
30. Lane MM, Gamage E, Du S, Ashtree DN, McGuinness AJ, Gauci S, et al. Ultra-processed food exposure and adverse health outcomes: umbrella review of epidemiological meta-analyses. BMJ. 2024;384:e077310.
31. Lane MM, Travica N, Gamage E, Marshall S, Trakman GL, Young C, et al. Sugar-sweetened beverages and adverse human health outcomes: An umbrella review of meta-analyses of observational studies. Annu Rev Nutr. 2024;44(1):383-404.
32. Lee JS, Xierali IM, Jaini PA, Jetpuri Z, Papa F. Medical student perception of lifestyle medicine and willingness to engage in lifestyle counseling: a pilot study of allopathic and osteopathic medical students. Am J Lifestyle Med. 2021;17(2):280-289.
33. Linehan MM. Treinamento de habilidades em DBT: manual de terapia comportamental dialética para o terapeuta. Porto Alegre: Artmed; 2017.
34. Lopes MVV, Matias TS, da Costa BGG, Schuch FB, Chaput JP, Samara Silva K. The relationship between physical activity and depressive symptoms is domain-specific, age-dependent, and non-linear: An analysis of the Brazilian national health survey. J Psychiatr Res. 2023;159:205-212.
35. Lugon G, Hernáez Á, Jacka FN, Marrugat J, Ramos R, Garre-Olmo J, Elosua R, Lassale C. Association between different diet quality scores and depression risk: the REGICOR population-based cohort study. Eur J Nutr. 2024;63(8):2885-2895.
36. Marx W, Manger SH, Blencowe M, Murray G, Ho FY, Lawn S, et al. Clinical guidelines for the use of lifestyle-based mental health care in major depressive disorder: World Federation of Societies for Biological Psychiatry (WFSBP) and Australasian Society of Lifestyle Medicine (ASLM) taskforce. World J Biol Psychiatry. 2022;24(5):333-386.
37. Matenchuk BA, Mandhane PJ, Kozyrskyj AL. Sleep, circadian rhythm, and gut microbiota. Sleep Med Rev. 2020;53:101340.

38. Miller KJ, Gonçalves-Bradley DC, Areerob P, Hennessy D, Mesagno C, Grace F. Comparative effectiveness of three exercise types to treat clinical depression in older adults: A systematic review and network meta-analysis of randomized controlled trials. Ageing Res Rev. 2020;58:100999.
39. Monteiro CA, Cannon G, Moubarac JC, Levy RB, Louzada MLC, Jaime PC. The UN Decade of Nutrition, the NOVA food classification and the trouble with ultra-processing. Public Health Nutr. 2018;21(1):5-17.
40. Nowacka-Chmielewska M, Grabowska K, Grabowski M, Meybohm P, Burek M, Małecki A. Running from stress: Neurobiological mechanisms of exercise-induced stress resilience. Int J Mol Sci. 2022;23(21):13348.
41. Oquendo MA, Bernstein CA, Mayer LES. A key differential diagnosis for physicians-Major depression or burnout? JAMA Psychiatry. 2019;76(11):1111-1112.
42. Osimo EF, Baxter LJ, Lewis G, Jones PB, Khandaker GM. Prevalence of low-grade inflammation in depression: a systematic review and meta-analysis of CRP levels. Psychol Med. 2019;49(12):1958-1970.
43. Pearce M, Garcia L, Abbas A, Strain T, Schuch FB, Golubic R, et al. Association between physical activity and risk of depression: a systematic review and meta-analysis. JAMA Psychiatry. 2022;79(6):550-559.
44. Rinninella E, Cintoni M, Raoul P, Lopetuso LR, Scaldaferri F, Pulcini G, et al. Food components and dietary habits: Keys for a healthy gut microbiota composition. Nutrients. 2019;11(10):2393.
45. Samuthpongtorn C, Nguyen LH, Okereke OI, Wang DD, Song M, Chan AT, Mehta RS. Consumption of ultraprocessed food and risk of depression. JAMA Netw Open. 2023;6(9):e2334770.
46. Sateia MJ. International classification of sleep disorders-third edition: highlights and modifications. Chest. 2014;146(5):1387-1394.
47. Schuch FB, Vancampfort D. Physical activity, exercise, and mental disorders: it is time to move on. Trends Psychiatry Psychother. 2021;43(3):177-184.
48. Scoditti E, Tumolo MR, Garbarino S. Mediterranean diet on sleep: a health alliance. Nutrients. 2022;14(14):2998.
49. Seyfarth RM, Cheney DL. Affiliation, empathy, and the origins of theory of mind. Proc Natl Acad Sci U S A. 2013;110 Suppl 2(Suppl 2):10349-56.
50. Sheehan DV, Giddens JM. Suicidality: a roadmap for assessment and treatment, 1st ed. Tampa: Harm Research Press; 2015.
51. Singh B, Olds T, Curtis R, Dumuid D, Virgara R, Watson A, et al. Effectiveness of physical activity interventions for improving depression, anxiety and distress: an overview of systematic reviews. Br J Sports Med. 2023:bjsports-2022-106195.
52. Sun Y, Lin CC, Lu CJ, Hsu CY, Kao CH. Association between Zolpidem and suicide: A nationwide population-based case-control study. Mayo Clin Proc. 2016;91(3):308-15.
53. Tang YL, Raffone A, Wong SYS. Burnout and stress: new insights and interventions. Sci Rep. 2025;15(1):8335.
54. Teasdale SB, Ward PB, Samaras K, Firth J, Stubbs B, Tripodi E, Burrows TL. Dietary intake of people with severe mental illness: systematic review and meta-analysis. Br J Psychiatry. 2019;214(5):251-259.
55. Tubbs AS, Fernandez FX, Ghani SB, Karp JF, Patel SI, Parthasarathy S, Grandner MA. Prescription medications for insomnia are associated with suicidal thoughts and behaviors in two nationally representative samples. J Clin Sleep Med. 2021;17(5):1025-1030.
56. Wang J, Um P, Dickerman BA, Liu J. Zinc, magnesium, selenium and depression: A review of the evidence, potential mechanisms and implications. Nutrients. 2018;10(5):584.
57. Weber AN, Michail M, Thompson A, Fiedorowicz JG. Psychiatric emergencies: Assessing and managing suicidal ideation. Med Clin North Am. 2017;101(3):553-571.
58. Xu Y, Zeng L, Zou K, Shan S, Wang X, Xiong J, Zhao L, Zhang L, Cheng G. Role of dietary factors in the prevention and treatment for depression: an umbrella review of meta-analyses of prospective studies. Transl Psychiatry. 2021;11(1):478.

9

Depressão e suicídio

"Você é tão corajoso e quieto que eu me esqueço de que você está sofrendo."

Ernest Hemingway, no livro Adeus às Armas

Por muito tempo, prevaleceu tanto entre leigos quanto entre profissionais de saúde a concepção simplista de que o suicídio seria uma consequência direta e indissociável da depressão. No entanto, pesquisas científicas contemporâneas têm revelado uma relação muito mais complexa e multifacetada entre esses fenômenos. Neste capítulo, abordaremos uma questão fundamental: afinal, a depressão é a única causa do suicídio?

A resposta a essa pergunta exige uma compreensão nuançada da interação entre fatores biológicos, psicológicos, sociais e ambientais. Estudos epidemiológicos recentes demonstram que, embora a depressão represente um dos mais significativos fatores de risco para o comportamento suicida, ela está longe de ser a única causa. Dados de metanálises indicam que aproximadamente 50% das pessoas que morrem por suicídio apresentavam algum transtorno de humor, como transtorno depressivo maior ou transtorno afetivo bipolar (Arsenault-Lapierre et al., 2004; Favril et al., 2022). Entretanto, isso também significa que uma proporção considerável de pessoas que morrem por suicídio não tinha diagnóstico de depressão, evidenciando a natureza multideterminada desse comportamento.

NOVAS EVIDÊNCIAS SOBRE A RELAÇÃO ENTRE DEPRESSÃO E SUICÍDIO

Novas evidências científicas têm transformado profundamente a compreensão da relação entre depressão e comportamento suicida, desafiando antigas concepções simplistas e revelando um panorama muito mais complexo e nuançado. Ao longo das últimas décadas, pesquisadores têm se dedicado a desvendar os intrincados mecanismos que conectam o sofrimento psíquico à decisão extrema de tirar a própria vida, com resultados por vezes surpreendentes.

Um estudo conduzido por Ribeiro et al. (2018), que analisou meticulosamente estudos longitudinais de 1971 a 2014, demonstrou que a associação entre depressão e suicídio, embora inegavelmente significativa, é menos determinística do que tradicionalmente se acreditava. Os resultados indicaram que a depressão aproximadamente dobra o risco de pensamentos suicidas (OR = 1,96), eleva em cerca de 60% a probabilidade de tentativas de suicídio (OR = 1,63) e aumenta em apenas 33% o risco de morte por suicídio (OR = 1,33). Essas estimativas contrastam dramaticamente com estudos individuais anteriores, que sugeriam aumentos de 20 a 30 vezes no risco, criando uma percepção potencialmente alarmista da relação entre esses fenômenos.

Em contraponto, a abrangente revisão guarda-chuva publicada por Favril et al. no The Lancet Public Health (2023) identificou associações substancialmente mais intensas (Tabela 1). Nesse estudo, os transtornos de humor, incluindo a depressão, apresentaram risco relativo de 12,3, ou seja, aumentaram em 12 vezes o risco de suicídio, situando-os entre os fatores de risco mais significativos, atrás apenas da autolesão anterior (RR = 16,3) e ligeiramente após os transtornos psicóticos (RR = 13,2). Essa aparente divergência entre os estudos reflete as distintas metodologias empregadas: enquanto Ribeiro concentrou-se em estudos longitudinais, que tipicamente produzem estimativas mais conservadoras, Favril contemplou uma gama mais ampla de desenhos de estudo, incluindo autópsias psicológicas, que tendem a gerar estimativas de efeito mais elevadas.

Apesar das diferenças metodológicas, ambos os estudos convergem em uma conclusão fundamental: o suicídio constitui um fenômeno multifatorial, no qual a depressão representa apenas um entre diversos fatores de risco. A revisão de Favril evidencia outros importantes fatores como transtornos de personalidade (RR = 8,1), insegurança financeira (RR = 7,9), anorexia nervosa (RR = 6,9), TDAH (RR = 6,7) e ideação suicida prévia (RR = 5,6). Essa multiplicidade de fatores de risco revela a necessidade de uma abordagem mais abrangente para a compreensão e a prevenção do suicídio.

TABELA 1 Principais fatores de risco individuais para mortalidade por suicídio

Fator de risco	Domínio	Tamanho do efeito (IC)
Autolesão anterior	Suicidalidade	16,3 (7,5-35,5)
Transtornos psicóticos	Psiquiátrico	13,2 (8,6-20,3)
Transtornos do humor	Psiquiátrico	12,3 (8,9-17,1)
Transtornos de personalidade	Psiquiátrico	8,1 (4,6-14,2)
Insegurança financeira	Sociodemográfico	7,9 (5,2-12)
Anorexia nervosa	Psiquiátrico	6,9 (4,1-11,5)
Transtorno de déficit de atenção e hiperatividade	Psiquiátrico	6,7 (3,2-13,8)
Ideação suicida	Suicidalidade	5,6 (3,1-10,1)

Fonte: Favril et al., 2023.

Um outro dado particularmente significativo, destacado por Large et al. (2018), revela que menos de 5% das pessoas com transtornos mentais graves morrem por suicídio ao longo da vida. Esse achado é crucial, pois demonstra que, mesmo entre os casos mais severos de sofrimento psíquico, a maioria das pessoas não chega a cometer suicídio. Tal constatação nos convida a refletir sobre a existência de fatores protetores significativos e sobre a complexidade dos mecanismos que levam algumas pessoas, mas não outras com o mesmo diagnóstico, a desenvolverem comportamentos suicidas.

EVOLUÇÃO DOS MODELOS EXPLICATIVOS DO SUICÍDIO

À medida que as evidências revelaram a complexidade do fenômeno suicida, os modelos teóricos para sua compreensão também evoluíram significativamente. Os primeiros esforços sistemáticos para compreender o suicídio enfatizavam perspectivas unidimensionais, ora focadas em fatores intrapsíquicos, ora em determinantes sociais.

Nas primeiras décadas do século XX, teóricos como Freud (1917) propuseram explicações intrapsíquicas para o suicídio, relacionando-o à agressividade voltada para si mesmo ou ao "instinto de morte". Em seu clássico texto *Luto e Melancolia*, Freud sugere que o suicídio emerge quando a raiva inicialmente direcionada a um objeto amado perdido é voltada contra o próprio *self*. Essa perspectiva, embora profunda, tendia a minimizar os fatores externos e sociais envolvidos no comportamento suicida. Em contrapartida, o sociólogo Émile Durkheim (1897), em sua obra seminal *O Suicídio*, revolucionou a compreensão desse fenômeno ao demonstrar empiricamente como as taxas de suicídio variavam de acordo com o grau de integração e regulação social nas diferentes sociedades europeias. Durkheim identificou três tipos principais de suicídio – egoísta, altruísta e anômico –, cada um relacionado a diferentes configurações sociais. Essa abordagem, embora inovadora, tendia a subestimar os fatores individuais e psicológicos envolvidos no ato suicida.

Essas perspectivas aparentemente antagônicas – a psicanalítica e a sociológica – ilustram a dificuldade histórica em capturar a natureza multifacetada do suicídio. Como observou o pioneiro suicidologista Edwin Shneidman (1985), o suicídio não é apenas um evento sociológico ou psiquiátrico, mas representa uma "dor psicológica insuportável" (*psychache*) que ocorre em contextos específicos, mediada por vulnerabilidades individuais e circunstâncias sociais particulares.

LIMITAÇÕES DO MODELO SINDRÔMICO-PSIQUIÁTRICO

Durante grande parte do século XX, o modelo sindrômico-psiquiátrico dominou a compreensão clínica e a abordagem terapêutica do suicídio. Esse modelo, fortemente consolidado com a publicação do DSM-III na década de 1980, estabelece correlações robustas entre determinados diagnósticos (como depressão, transtorno bipolar, esquizofrenia e transtornos de personalidade) e risco suicida elevado. No entanto, esse modelo, quando considerado isoladamente, apresenta limitações significativas. Primeiro, o poder preditivo dos diagnósticos psiquiátricos para o suicídio é bastante modesto. Como ilustra o já mencionado estudo de Large et al. (2018), menos de 5% das pessoas com transtornos mentais graves, incluindo depressão severa, morrem por suicídio ao longo da vida.

Além disso, o modelo sindrômico-psiquiátrico frequentemente obscurece a heterogeneidade dentro das categorias diagnósticas. Pessoas com o mesmo diagnóstico de depressão podem apresentar perfis de risco suicida radicalmente diferentes, dependendo de suas histórias pessoais, recursos psicológicos e contextos sociais. Por fim, esse modelo tende a minimizar o papel de fatores sociais, econômicos e culturais que influenciam profundamente as taxas de suicídio. Evidências robustas demonstram como crises econômicas, desigualdade social, discriminação, estigma e outros determinantes sociais afetam de modo significativo o risco suicida, independentemente das prevalências de transtornos mentais (Whitley, 2018).

CONTRIBUIÇÃO DOS DETERMINANTES SOCIAIS

Reconhecendo as limitações do modelo puramente médico-psiquiátrico, uma abordagem contemporânea e mais abrangente do suicídio tem enfatizado a importância dos determinantes sociais. Esse movimento representa, em muitos aspectos, um retorno às intuições fundamentais de Durkheim, agora enriquecidas por evidências científicas modernas e métodos analíticos sofisticados.

Em um artigo pioneiro publicado no *The Lancet Public Health*, Pirkis et al. (2024) propõem uma mudança paradigmática na maneira como compreendemos o suicídio, argumentando por uma abordagem de saúde pública que coloca os determinantes sociais em primeiro plano. Os autores definem os determinantes sociais como "as circunstâncias nas quais as pessoas crescem, vivem, trabalham e envelhecem, e os sistemas implementados para lidar com doenças... estas condições são, por sua vez, moldadas por forças políticas, sociais e econômicas."

Esse modelo integra diversos níveis de determinação, incluindo fatores macroeconômicos (como políticas fiscais e medidas de austeridade), políticas públicas (como aquelas que limitam o consumo de álcool), políticas sociais (como políticas ativas de mercado de trabalho e habitação), marcos legislativos e regulatórios (como leis sobre posse de armas), valores culturais e sociais (como colonização, racismo e discriminação), e determinantes comerciais (como indústrias de armas de fogo, pesticidas, álcool e jogos).

A potência explicativa desse modelo se evidencia em fenômenos como o aumento das taxas de suicídio durante recessões econômicas – um padrão observado em diversos países ao longo da história. Como demonstram Stuckler e Basu (2013) em seu influente livro *The Body Economic: Why Austerity Kills*, políticas de austeridade implementadas durante crises econômicas estão associadas a aumentos nas taxas de suicídio, enquanto países que mantêm ou fortalecem seus sistemas de proteção social durante esses períodos tendem a apresentar menores elevações ou até mesmo estabilidade nessas taxas.

No Brasil, um exemplo concreto da influência dos determinantes sociais foi documentado por Alves et al. (2019), que demonstraram que o Programa Bolsa Família – um programa de transferência condicional de renda – estava associado a uma redução de 4,8% nas taxas de suicídio em áreas com alta cobertura do programa por três ou mais anos. De modo similar, Christian et al. (2019) observaram uma redução de 18% nas taxas de suicídio na Indonésia associada ao Program Keluarga Harapan, outro programa de transferência condicional de renda.

Essas evidências reforçam a perspectiva de que o suicídio não é apenas uma questão de saúde mental individual, mas um fenômeno profundamente enraizado em contextos sociais, econômicos e políticos específicos. Como argumenta o psiquiatra indiano Vikram Patel, "o suicídio é muito mais que apenas um problema de saúde mental – é um indicador da saúde social de uma comunidade" (Patel, 2019).

TEORIA DA VULNERABILIDADE FLUIDA: UM MODELO INTEGRATIVO

Avançando em direção a uma compreensão mais integrativa, a teoria da vulnerabilidade fluida, proposta por Bryan e Rudd (2018), oferece um modelo dinâmico que busca superar a dicotomia entre fatores individuais e sociais. Essa teoria parte da premissa fundamental de que o risco de suicídio não é estático, mas flutua ao longo do tempo por conta da interação dinâmica entre fatores estáveis (traços) e eventos agudos (estados).

Os fatores estáveis incluem características relativamente permanentes, como dados demográficos (sexo, idade, etnia), histórico de traumas precoces, diagnósticos psiquiátricos prévios, traços de personalidade (como impulsividade e perfeccionismo) e tentativas anteriores de suicídio. Já os fatores agudos englobam elementos transitórios, como eventos adversos recentes (perdas significativas, diagnósticos médicos graves), crises interpessoais, dificuldades financeiras agudas e estados emocionais intensos (vergonha, humilhação, desespero).

O aspecto mais inovador e clinicamente relevante dessa teoria é a proposição de que o risco suicida elevado emerge quando fatores agudos exacerbam vulnerabilidades crônicas, ativando o chamado "modo suicida". Esse estado psicológico específico envolve alterações significativas em quatro domínios interconectados:

- Domínio cognitivo: caracterizado por pensamentos dicotômicos ("tudo ou nada"), desesperança profunda ("isso nunca vai mudar"), percepção de ser um fardo para outros ("eles estariam melhor sem mim") e visão em túnel cognitiva (incapacidade de vislumbrar alternativas ao suicídio).
- Domínio comportamental: manifestado por isolamento social, retraimento de atividades significativas, busca por meios letais e comportamentos preparatórios (como escrever cartas de despedida ou doar pertences).

- Domínio fisiológico: incluindo alterações significativas no sono (insônia ou hipersonia), apetite, energia e ativação autonômica (palpitações, sudorese, sensação de aperto no peito).
- Domínio emocional: marcado por sentimentos intensos de desespero, culpa, vergonha, raiva voltada para si mesmo e anedonia profunda (incapacidade de sentir prazer).

Essa conceitualização oferece vantagens clínicas significativas. Primeiro, explica por que indivíduos podem apresentar rápidas oscilações no risco suicida em resposta a precipitantes ambientais – um fenômeno frequentemente observado na prática clínica, mas difícil de acomodar em modelos estáticos de risco. Como observam os próprios autores, "estudos empíricos têm evidenciado a validade dessa teoria, demonstrando que a ideação suicida e seus correlatos emocionais podem variar substancialmente em curtos períodos" (Bryan e Rudd, 2018).

Segundo, essa teoria fornece um modelo explicativo para o fenômeno da "ambivalência suicida" – a coexistência de desejos de morrer e viver presente em muitas pessoas em crise suicida. Na perspectiva da vulnerabilidade fluida, essa ambivalência reflete flutuações momentâneas na ativação do modo suicida, criando "janelas de oportunidade" para intervenções terapêuticas eficazes.

Terceiro, esse modelo dialoga diretamente com a perspectiva de determinantes sociais proposta por Pirkis et al. (2024). Fatores como insegurança econômica, discriminação, violência interpessoal e falta de acesso a recursos de saúde mental podem funcionar como estressores agudos que, ao interagirem com vulnerabilidades preexistentes, catalisam crises suicidas. Similarmente, intervenções sociais como melhoria no acesso a serviços de saúde, programas de redução de pobreza e políticas antidiscriminação podem funcionar como fatores protetores que reduzem o impacto dos estressores agudos.

O caso de Carolina, uma mulher de 37 anos com histórico de abuso infantil e transtorno depressivo recorrente, ilustra a aplicação prática desse modelo. Embora apresentasse fatores estáveis de vulnerabilidade, Carolina mantinha-se funcional e sem crises suicidas graves há vários anos. No entanto, após perder o emprego durante uma recessão econômica e enfrentar dificuldades para pagar seu aluguel, rapidamente desenvolveu ideação suicida intensa com plano específico. Essa transição ilustra como um estressor agudo (desemprego e insegurança habitacional) interagiu com vulnerabilidades estáveis (histórico traumático e depressão) para ativar o modo suicida. Felizmente, o acesso a um programa emergencial de apoio financeiro e habitacional, combinado com intervenção psicoterapêutica focada, permitiu a estabilização da crise e a gradual desativação do modo suicida – demonstrando a natureza fluida e responsiva do risco.

MODELOS COGNITIVO-COMPORTAMENTAIS DA DEPRESSÃO E DO SUICÍDIO

Complementando a teoria da vulnerabilidade fluida, os modelos cognitivo-comportamentais oferecem uma lente através da qual podemos compreender os mecanismos psicológicos específicos que conectam a depressão ao comportamento suicida. Esses modelos são particularmente valiosos por sua precisão na descrição dos processos mentais envolvidos e por suas implicações diretas para intervenções clínicas.

O modelo cognitivo-comportamental da depressão, desenvolvido principalmente por Aaron Beck et al. a partir da década de 1960, propõe que a interação circular entre pensamentos, emoções, comportamentos e reações fisiológicas cria e mantém o estado depressivo (Beck et al., 1979). Pensamentos negativos automáticos, frequentemente distorcidos em sua avaliação da realidade, desencadeiam emoções dolorosas (tristeza, culpa, vergonha), que por sua vez motivam comportamentos de evitação e isolamento. Esses comportamentos, ao reduzirem o contato com reforçadores positivos no ambiente, intensificam os pensamentos negativos, criando um ciclo autoperpetuante.

Um conceito central nesse modelo é a "tríade cognitiva da depressão" – um padrão de pensamentos negativos sobre si mesmo ("sou inadequado, incapaz, indigno de amor"), o mundo ("as pessoas são críticas, o mundo é hostil e exigente") e o futuro ("as coisas nunca vão melhorar, sempre serei miserável"). Esse padrão cognitivo não apenas caracteriza a depressão, mas constitui um terreno particularmente fértil para o desenvolvimento de ideação suicida. Como notou Beck em seus estudos iniciais, a desesperança – a percepção de que o futuro não oferece possibilidade de alívio do sofrimento – emergiu como um preditor de suicídio ainda mais potente que a própria depressão (Beck et al., 1990).

Quando uma pessoa não vê valor em si mesma ("sou um fracasso completo, um fardo para todos"), não encontra conforto no mundo ao seu redor ("ninguém realmente se importa comigo, todos estariam melhor sem mim") e não vislumbra possibilidade de melhora no futuro ("este sofrimento nunca vai acabar, as coisas só pioram"), o suicídio pode gradualmente emergir como uma solução lógica para um problema aparentemente insolúvel.

Um exemplo concreto desse processo pode ser observado no caso de Pedro, um professor universitário de 45 anos diagnosticado com depressão maior. Após uma crítica pública a um artigo que publicou, Pedro desenvolveu pensamentos intensos de inadequação profissional ("sou uma fraude acadêmica"), que generalizou para outras áreas da vida ("falho como marido, pai e pessoa"). Esses pensamentos elicitaram emoções intensas de vergonha e desespero, levando-o a evitar interações sociais e acadêmicas. O isolamento resultante reforçou sua percepção de inutilidade ("ninguém sente minha falta") e alimentou sua crescente desesperança ("nunca voltarei a ser respeitado ou a sentir prazer no trabalho"). Nesse contexto cognitivo-emocional, Pedro começou a considerar o suicídio como "a única saída digna" para sua situação, ilustrando como distorções cognitivas específicas podem pavimentar o caminho para a ideação suicida.

O modelo cognitivo-comportamental específico do suicídio, particularmente o conceito de "modo suicida" proposto por Bryan e Rudd (2018), expande essa compreensão ao detalhar como fatores estáveis (como vulnerabilidades genéticas e experiências adversas precoces) interagem com fatores dinâmicos (como eventos estressores e estados emocionais intensos) para ativar padrões cognitivos, emocionais e comportamentais específicos que aumentam o risco de suicídio.

Esse modelo propõe que, uma vez ativado, o modo suicida opera como um "sistema de processamento de informação" distinto, caracterizado por:

- Enviesamentos atencionais: foco seletivo em informações negativas e percepção amplificada de rejeição ou crítica.
- Distorções cognitivas específicas: pensamento dicotômico ("ou encontro uma solução perfeita ou me mato"), catastrofização ("este fracasso arruinou minha vida para sempre") e personalização ("tudo isso aconteceu por minha culpa").
- Crenças condicionais disfuncionais: "Se eu não consigo ser bem-sucedido, então não mereço viver"; "Se continuo sendo um fardo para minha família, então a morte é a única solução".
- Crenças centrais negativas: "Sou fundamentalmente inadequado"; "Sou indigno de amor"; "Sou um fardo irremediável para os outros".
- Viés mnemônico: recordação facilitada de fracassos passados e dificuldade em acessar memórias positivas.

Um aspecto particularmente relevante desse modelo é a explicação dos mecanismos pelos quais a depressão aumenta o risco de suicídio, mas também por que nem todas as pessoas deprimidas desenvolvem comportamentos suicidas. A resposta parece residir na presença ou ausência de certos fatores cognitivos específicos – particularmente a desesperança e crenças relacionadas a ser um fardo para outros – que medeiam a relação entre depressão e suicídio.

Estudos empíricos corroboram essa perspectiva. Em uma análise prospectiva de mais de 6 mil pacientes psiquiátricos seguidos por até 20 anos, Brown et al. (2000) demonstraram que a desesperança foi um preditor mais potente de suicídio eventual do que a própria gravidade dos sintomas depressivos. Similarmente, Joiner et al. (2009) evidenciaram que a percepção de ser um fardo para outros distinguia pacientes deprimidos com e sem ideação suicida, mesmo controlando a gravidade da depressão.

Essas descobertas têm implicações terapêuticas diretas, sugerindo que intervenções cognitivo-comportamentais focadas especificamente nesses mediadores cognitivos podem ser mais eficazes na prevenção do suicídio do que abordagens que visam apenas a redução global dos sintomas depressivos.

MECANISMOS TRANSDIAGNÓSTICOS: UMA PONTE ENTRE DEPRESSÃO E SUICÍDIO

À medida que avançamos na compreensão dos modelos explicativos da depressão e do suicídio, torna-se evidente que existem processos psicológicos fundamentais que perpassam ambas as condições.

O campo emergente dos processos transdiagnósticos, que ganhou proeminência na última década, proporciona um arcabouço conceitual valioso para entender esses mecanismos compartilhados. Mecanismos transdiagnósticos podem ser definidos como processos neurobiológicos e psicológicos que estão presentes em múltiplos transtornos e contribuem para sua manifestação e manutenção. Ao invés de focar em categorias diagnósticas específicas (como depressão, ansiedade ou transtornos alimentares), essa abordagem identifica processos e causas fundamentais que atravessam as fronteiras diagnósticas tradicionais.

Os processos psicológicos transdiagnósticos e disfuncionais especialmente relevantes para a compreensão da relação entre depressão e suicídio são destacados na Figura 1.

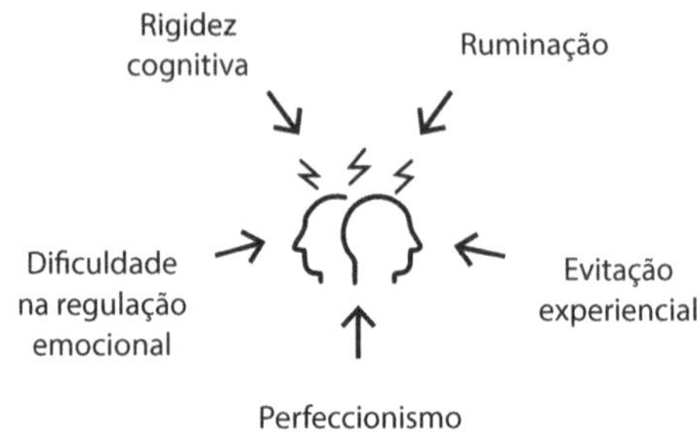

FIGURA 1 Processos psicológicos comuns na depressão e na ideação e comportamento suicida.

Ruminação

A ruminação refere-se ao padrão repetitivo e passivo de pensamento sobre sintomas de angústia e as causas e consequências associadas, frequentemente dificultando a resolução efetiva de problemas (Rochelle; Callahan, 2015). Na depressão, a ruminação amplifica sentimentos de desesperança, desamparo e sofrimento emocional, intensificando os sintomas depressivos e prejudicando a recuperação. Quando associada ao suicídio, a ruminação pode levar o indivíduo a fixar-se repetidamente em pensamentos negativos, potencializando a desesperança e aumentando significativamente o risco de ideação e tentativas suicidas. De acordo com Linehan (2017), as emoções são autoperpetuantes. Ou seja, quanto mais tristeza sentimos, por exemplo, mais memórias tristes e interpretações pesarosas faremos sobre a nossa realidade.

A ruminação também está intimamente ligada a um processo psicológico bem marcado na pesquisa em suicidologia – a sensação de aprisionamento. A sensação subjetiva de estar encurralado, sem possibilidade de escape, representa um dos preditores psicológicos mais robustos do comportamento suicida. Esse construto envolve a percepção de que os problemas são insolúveis, de que não há saída possível para tamanho sofrimento, assim, o futuro não oferece possibilidades de alívio. Grosso modo, é perceber-se aprisionado em circunstâncias intoleráveis sem opção de mudança.

Essa sensação de aprisionamento medeia a relação entre derrota/humilhação e ideação suicida, configurando elemento central em modelos psicológicos contemporâneos do suicídio, porque reforça a crença comum de que a pessoa é um fracasso.

No que tange à depressão, em se tratando de uma condição de saúde crônica, esse pensamento de aprisionamento muitas vezes emerge em pacientes que vivem episódios recorrentes de depressão e/ou tentaram diversas formas de tratamento e tiveram suas expectativas de remissão de sintomas frustradas. Portanto, o indivíduo se sente preso em uma condição psicológica aversiva e isso também aumenta a probabilidade de que a ideação suicida se manifeste, sendo retroalimentada pela desesperança.

Evitação experiencial

A esquiva experiencial refere-se a um processo psicológico transdiagnóstico, caracterizado por tentativas persistentes e rígidas de evitar, controlar ou eliminar experiências internas percebidas como aversivas, como pensamentos, emoções, memórias e sensações corporais desconfortáveis (Rochelle; Callahan, 2015). Embora constitua um mecanismo natural de enfrentamento em curto prazo, a esquiva experiencial torna-se problemática quando usada como principal estratégia para lidar com emoções negativas persistentes, como as presentes na depressão e na suicidalidade.

Paradoxalmente, a tentativa de suprimir pensamentos negativos frequentemente resulta em seu aumento, enquanto a evitação comportamental reduz o acesso a experiências potencialmente reparadoras. Cheavens et al. (2016) demonstraram que a evitação experiencial medeia a relação entre sintomas depressivos e ideação suicida. Indivíduos com altos níveis de esquiva experiencial frequentemente apresentam um aumento significativo dos sintomas depressivos, pois esse padrão de evitação reforça sentimentos de desesperança, isolamento emocional e desconexão interpessoal. Além disso, a esquiva experiencial está intimamente associada ao comportamento suicida, uma vez que reduz a eficácia de estratégias de regulação emocional saudáveis e intensifica o sentimento de desamparo diante de emoções percebidas como intoleráveis, além de aumentar a tendência ao isolamento.

Por isso, inclusive, que intervenções clínicas eficazes frequentemente envolvem estratégias de aceitação emocional e exposição gradual às experiências internas desconfortáveis, visando reduzir a esquiva experiencial e fortalecer a capacidade do paciente de enfrentar diretamente suas emoções e pensamentos dolorosos, diminuindo assim o risco associado à depressão e ao suicídio, a citar a ativação comportamental também abordada em mais profundidade nos Capítulos 1 e 5.

Perfeccionismo

O perfeccionismo, embora frequentemente percebido como uma busca saudável pela excelência, pode atuar como um fator de risco significativo para sintomas depressivos e, potencialmente, para comportamentos suicidas quando assume uma forma mal-adaptativa. Callaghan et al. (2024) demonstraram, por meio de uma metanálise rigorosa, que preocupações perfeccionistas – caracterizadas pela preocupação intensa com erros, dúvidas constantes sobre o próprio desempenho e extrema sensibilidade à crítica – apresentam uma correlação significativa com sintomas depressivos.

Essas preocupações promovem um padrão cognitivo rígido, no qual a autoavaliação excessivamente crítica e a sensação constante de fracasso levam a sentimentos persistentes de inadequação e desesperança, elementos centrais na depressão. Ao intensificar esses estados emocionais negativos, o perfeccionismo exacerbado aumenta a vulnerabilidade para a ideação suicida, visto que os indivíduos percebem suas expectativas como inalcançáveis e suas falhas como irreparáveis (Callaghan et al., 2024), quando consideramos que, em paralelo, existe uma rigidez cognitiva acima do esperado.

Dificuldade na regulação emocional

É consensual que a dificuldade em modular emoções intensas está associada a transtornos depressivos e à suicidalidade. A regulação emocional refere-se à capacidade de modular a experiência e a expressão de emoções.

Pesquisas indicam que dificuldades na regulação emocional estão associadas não apenas à intensidade da depressão, mas também à maior probabilidade de pensamentos e comportamentos suicidas. Indivíduos com repertórios limitados de estratégias de regulação emocional frequentemente recorrem a comportamentos mal-adaptativos para lidar com o sofrimento intenso, incluindo o comportamento autolesivo e suicida como tentativa de escapar de emoções intoleráveis.

De acordo com Linehan (2017), a desregulação emocional é marcada por três características principais que, em conjunto, ajudam a explicar por que algumas pessoas sofrem intensamente com seus estados emocionais. Primeiro, há maior sensibilidade emocional, ou seja, a pessoa reage de maneira rápida e intensa a estímulos emocionais, mesmo quando estes são relativamente pequenos ou neutros. Em segundo lugar, observa-se uma reatividade emocional intensa, em que as emoções, uma vez ativadas, são experimentadas de maneira avassaladora, muitas vezes acompanhadas por comportamentos impulsivos ou de autoagressão. Por fim, há um retorno lento à linha de base emocional, o que significa que, após a ativação emocional, o organismo demora muito mais tempo do que o habitual para se acalmar, mantendo a pessoa em um estado prolongado de sofrimento ou instabilidade. Esses três aspectos, juntos, tornam a experiência emocional mais dolorosa, imprevisível e difícil de manejar.

Rigidez cognitiva

A flexibilidade cognitiva – a capacidade de adaptar estratégias de pensamento em resposta a condições ambientais mutáveis – está frequentemente comprometida na depressão e no comportamento suicida. Essa rigidez cognitiva se manifesta em algumas distorções cognitivas frequentes, como:

- Pensamento dicotômico: visão "tudo ou nada" das situações.
- Catastrofização: prever os piores resultados possíveis.
- Abstração seletiva: focar apenas em detalhes negativos, ignorando aspectos positivos.
- Personalização: assumir responsabilidade excessiva pelos eventos negativos.
- Pensamento em túnel: incapacidade de vislumbrar alternativas além do suicídio como solução para o sofrimento.

Essa inflexibilidade cognitiva frequentemente resulta em déficits na capacidade de resolução de problemas. Estudos mostram que indivíduos com histórico de tentativas de suicídio demonstram menor capacidade de gerar múltiplas soluções para problemas, avaliam suas soluções como menos eficazes e apresentam menor probabilidade de implementar estratégias efetivas de enfrentamento (Wenzel et al., 2008). No contexto da depressão, esses déficits são ainda mais pronunciados. A pessoa deprimida frequentemente:

- Percebe seus problemas como insuperáveis.
- Subestima sua capacidade de lidar com desafios.
- Antecipa fracasso nas tentativas de resolução.
- Abandona prematuramente esforços para resolver problemas.
- Recorre a estratégias de evitação em vez de enfrentamento ativo.

A combinação de regulação emocional deficiente e inflexibilidade cognitiva cria um terreno fértil para o desenvolvimento de pensamentos suicidas, especialmente quando a pessoa enfrenta eventos estressores.

MUDANÇAS COMPORTAMENTAIS SIGNIFICATIVAS: SINAIS DE ALERTA PARA RISCO SUICIDA

Para além das experiências subjetivas internas, existem manifestações comportamentais observáveis que podem sinalizar risco aumentado de suicídio. Essas mudanças constituem indicadores cruciais para familiares, amigos e profissionais de saúde, pois são mais facilmente identificáveis que os estados mentais internos. A detecção precoce desses sinais pode representar uma oportunidade vital para intervenção preventiva.

Alterações nos padrões básicos de funcionamento

- Perturbações no padrão de sono: tanto insônia persistente (dificuldade em adormecer, despertares frequentes ou despertar precoce) quanto hipersonia (sono excessivo e prolongado) merecem atenção, particularmente quando representam desvios significativos do padrão habitual da pessoa. Estudos longitudinais indicam que distúrbios de sono graves podem preceder comportamentos suicidas em semanas ou meses.
- Mudanças significativas no apetite e no peso: perda substancial de apetite e consequente emagrecimento ou, inversamente, aumento compulsivo da ingestão alimentar podem refletir alterações no funcionamento básico associadas a maior vulnerabilidade suicida.
- Negligência com autocuidado e aparência: deterioração marcante nos hábitos de higiene pessoal, desinteresse pela aparência e abandono de rotinas básicas de autocuidado frequentemente refletem uma desconexão progressiva com a própria vida.

Alterações nos padrões de interação social

- Isolamento social progressivo: afastamento gradual ou abrupto de relacionamentos significativos, cancelamento sistemático de compromissos sociais, recusa em atender chamadas ou responder mensagens e desistência de atividades anteriormente valorizadas. Esse padrão é particularmente preocupante quando ocorre em pessoas previamente sociáveis.

- Afastamento de papéis e responsabilidades: abandono de funções profissionais, acadêmicas ou familiares anteriormente consideradas importantes, com frequência acompanhado por expressões de desvalorização da própria contribuição nesses contextos.
- Despedidas implícitas ou explícitas: contatos inesperados com pessoas distantes para "acertos de contas", resolução súbita de conflitos antigos, ou expressões de gratidão e afeto incaracterísticas podem representar formas veladas de despedida.

Comportamentos preparatórios

- Organização de assuntos pendentes: pagamento repentino de dívidas, elaboração ou atualização de testamento, organização meticulosa de documentos pessoais e financeiros, ou elaboração de instruções detalhadas sobre procedimentos após sua morte.
- Doação de pertences significativos: distribuição de bens pessoais, especialmente aqueles com valor sentimental ou simbólico, muitas vezes acompanhada por justificativas como "você fará melhor uso disto que eu" ou "quero que você tenha isto para se lembrar de mim".
- Busca ativa por meios letais: aquisição de instrumentos potencialmente letais, pesquisas sistemáticas sobre métodos de suicídio (*on-line* ou em outras fontes), armazenamento de medicamentos, ou visitas inexplicadas a locais potencialmente perigosos (como pontes altas, trilhos ferroviários).
- Elaboração de notas ou mensagens finais: preparação de cartas, gravações de áudio/vídeo, ou mensagens programadas para serem enviadas posteriormente, com frequência contendo justificativas, pedidos de perdão ou instruções.

Sinais comportamentais paradoxais

- "Melhora" súbita após período de crise: contrariamente ao esperado, uma aparente recuperação repentina após um período de sofrimento intenso pode indicar que a pessoa tomou a decisão de encerrar a própria vida. Essa "calmaria" paradoxal frequentemente reflete o alívio temporário associado à decisão já tomada, acompanhada pela cessação da ambivalência previamente experimentada.

- Flutuações extremas de comportamento: alternância rápida e imprevisível entre comportamentos completamente distintos – como isolamento profundo seguido por sociabilidade intensa, ou apatia severa seguida por atividade frenética – pode indicar instabilidade psicológica significativa e dificuldade em manter um senso coerente de si mesmo.

Comportamentos de risco e autolesivos

- Autolesão não suicida: comportamentos como cortes superficiais, queimaduras autoinfligidas ou outras formas de dano corporal deliberado, mesmo sem intenção consciente de morte, representam importante fator de risco. Estudos prospectivos indicam que pessoas com histórico de autolesão apresentam risco até 50 vezes maior de tentativa de suicídio subsequente.
- Impulsividade aumentada e comportamentos de risco: condução imprudente, uso excessivo ou iniciação súbita de consumo de substâncias psicoativas, comportamento sexual de risco, ou participação em atividades perigosas sem precauções adequadas podem refletir uma diminuição do valor atribuído à própria vida.
- Agressividade incomum: explosões de raiva desproporcionais, comportamento combativo atípico ou manifestações agressivas direcionadas a objetos (como quebrar pertences) podem representar externalização de intenso sofrimento psicológico.

Alterações na comunicação verbal e escrita

- Verbalizações diretas sobre morte: declarações explícitas como "quero morrer", "não aguento mais viver assim" ou "seria melhor se eu não estivesse mais aqui" representam sinais de alerta que nunca devem ser minimizados ou interpretados como "mera manipulação".
- Comunicações indiretas sobre finitude: expressões metafóricas sobre "descanso final", "liberdade do sofrimento" ou "encontrar paz", especialmente quando recorrentes, podem refletir ideação suicida velada.
- Discurso de desvalorização pessoal: afirmações frequentes sobre ser "um fardo", "inútil" ou "não fazer falta" refletem percepções distorcidas centrais na ideação suicida, conforme evidenciado pela teoria interpessoal do suicídio de Joiner.

- Comunicações desesperançadas: expressões de desesperança absoluta ("nada nunca vai melhorar", "este sofrimento nunca vai acabar") ou incapacidade de vislumbrar qualquer futuro positivo constituem importante preditor de risco suicida, frequentemente mais relevante que a própria intensidade da tristeza.
- Alterações no conteúdo de produções criativas: mudanças temáticas em diários, *blogs*, poemas, músicas ou outras expressões artísticas, com predominância crescente de temas relacionados a morte, finitude, despedidas ou alívio do sofrimento.

É fundamental compreender que esses sinais comportamentais devem ser interpretados considerando o contexto individual e cultural, bem como o padrão habitual de comportamento da pessoa. O que constitui uma "mudança significativa" varia de modo considerável entre indivíduos – alguns naturalmente doam pertences ou expressam afeto abertamente, enquanto para outros, esses mesmos comportamentos representam desvios notáveis que merecem atenção especial.

A presença isolada de um único sinal raramente indica risco iminente, mas a combinação de múltiplos indicadores, especialmente quando representam mudanças abruptas ou progressivas em relação ao comportamento habitual, justifica preocupação e ação preventiva imediata, incluindo avaliação profissional especializada.

NÃO DEVEMOS DESPREZAR OS FATORES DE RISCO E OS TRANSTORNOS MENTAIS

Embora as teorias contemporâneas da suicidalidade tenham revolucionado nossa compreensão do comportamento suicida, seria um erro grave minimizar o papel fundamental dos transtornos mentais e fatores de risco clássicos na prevenção do suicídio.

Estudos de autópsia psicológica consistentemente demonstram que 80-90% dos suicídios ocorrem na presença de pelo menos um transtorno mental diagnosticável (Cavanagh et al., 2003; Arsenault-Lapierre et al., 2004). Os transtornos de humor estão presentes em 50-60% dos casos, transtornos por uso de substâncias em 25-45%, e esquizofrenia em 5-10% (Bertolote & Fleischmann, 2002). Esses números não são coincidência – representam vulnerabilidades neurobiológicas reais que amplificam o risco.

Os transtornos psiquiátricos não causam suicídio de forma linear ou determinística, mas criam condições que tornam os gatilhos psicossociais mais perigosos. A depressão, por exemplo, não apenas gera desesperança, ela compromete a flexibilidade cognitiva, prejudica a resolução de problemas e distorce a percepção de suporte social disponível (Jollant et al., 2011). O transtorno bipolar, especialmente em estados mistos, combina a energia da mania com a desesperança da depressão, criando uma tempestade perfeita para atos impulsivos (Balázs et al., 2006).

A abordagem mais prudente não é escolher entre modelos psicológicos modernos e fatores de risco tradicionais, mas integrá-los. Mann et al. (1999) propuseram o modelo diátese-estresse, em que vulnerabilidades biológicas (transtornos mentais, genética, neurobiologia) interagem com estressores agudos (perdas, crises interpessoais) para precipitar comportamento suicida. As novas teorias psicológicas explicam como essa interação se processa – por meio de pertencimento frustrado, sobrecarga percebida e capacidade adquirida.

As novas teorias da suicidalidade enriquecem, mas não substituem, nosso entendimento sobre fatores de risco. O erro não está em abraçar novos modelos, mas em abandonar décadas de evidência epidemiológica sólida. A prevenção eficaz do suicídio requer uma abordagem integrativa que honre tanto a complexidade psicológica quanto a realidade neurobiológica do sofrimento humano.

CONSIDERAÇÕES FINAIS

A compreensão contemporânea da suicidalidade representa um avanço extraordinário na psiquiatria e psicologia clínicas, transcendendo modelos simplistas de causa-efeito para abraçar a complexidade multidimensional do comportamento suicida. As teorias modernas não negam a importância dos transtornos mentais, mas os contextualizam dentro de uma teia mais ampla de fatores psicológicos, sociais e existenciais. Esta evolução conceitual tem implicações profundas para a prática clínica: não basta mais tratar apenas os sintomas depressivos ou ansiosos; é necessário abordar diretamente os constructos psicológicos específicos da suicidalidade, como pertencimento frustrado, sobrecarga percebida e desesperança. A integração entre neurobiologia e fenomenologia, entre fatores de risco tradicionais e mecanismos psicológicos contemporâneos, oferece uma visão mais completa e, consequentemente, possibilidades terapêuticas mais eficazes.

O caminho à frente na prevenção do suicídio não está em escolher entre abordagens biológicas ou psicossociais, mas em sua síntese inteligente e personalizada. Cada pessoa que contempla o suicídio carrega uma combinação única de vulnerabilidades neurobiológicas, experiências traumáticas, crises interpessoais e recursos de enfrentamento. Reconhecer essa singularidade, enquanto aplicamos o conhecimento científico acumulado, é o desafio central da suicidologia moderna. As ferramentas estão disponíveis, desde intervenções farmacológicas até protocolos psicoterapêuticos focados na suicidalidade, desde avaliações de risco baseadas em evidências até intervenções digitais em tempo real. O imperativo ético e clínico é garantir que esse conhecimento se traduza em ação preventiva efetiva, transformando estatísticas sombrias em vidas preservadas e sofrimento aliviado. Afinal, por trás de cada número está uma história humana única, merecedora de nossa mais dedicada atenção científica e compaixão clínica.

TÉCNICA 9

PLANO DE SEGURANÇA

Ler e pensar sobre suicídio tem o potencial de eliciar respostas emocionais intensas. Você já reparou como é mais difícil agir de forma efetiva quando estamos dominados por alguma emoção? Talvez você já tenha se sentido sobrecarregado por emoções intensas, sem saber o que fazer. Para esses momentos, podemos utilizar uma ferramenta chamada "plano de segurança", algo como um manual de instruções detalhado do que fazer em determinado momento. É um mapa personalizado criado por você para te ajudar a navegar por meio de tempestades emocionais futuras, por aqueles momentos em que as condições emocionais dificultam a tomada de decisão.

Apresentamos essa ferramenta relacionando-a com o capítulo sobre suicidalidade, porque ela é bastante útil nesse contexto, a ser utilizada quando os pensamentos suicidas ou a ideação aparecer. No entanto, o plano de segurança pode ser utilizado potencialmente em qualquer situação de crise, ou seja, nas situações em que a emoção toma conta de tudo e os comportamentos acabam piorando o que já está ruim. Você terá em mãos uma lista do que fazer quando as coisas ficarem complicadas, repleta de alternativas concretas para lidar com pensamentos negativos ou impulsos prejudiciais. Os seis elementos principais que compõem esse plano são:

Seus sinais de alerta: da mesma forma que um alarme de incêndio apita quando há muita fumaça, os sinais de alerta também precisam ser identificados antes das coisas pegarem fogo. Quais são os sinais que indicam que você está entrando em uma crise? Talvez você perceba um padrão de pensamentos recorrentes negativos, geralmente associados a um momento de crise, ou acontecimentos-chave que podem ser relacionados com emoções desagradáveis específicas, responsáveis por te deixar mais vulnerável. Busque em sua memória como foram situações em que você sentiu perder o controle e tente identificar o que aconteceu antes. Sinais de alerta podem incluir pensamentos, memórias, comportamentos, mudanças no padrão de sono, entre outros.

Suas estratégias de autogerenciamento: assim como um bombeiro tem várias ferramentas para combater diferentes tipos de incêndio, você precisa ter um conjunto de estratégias para lidar com diferentes intensidades de crise emocional. Quais atividades te ajudam a se acalmar ou a se distrair quando está estressado? Talvez seja ouvir uma música específica, fazer exercícios de respiração, sair para uma caminhada, ou assistir algum filme divertido. Pense em coisas que funcionaram no passado, mesmo que você não as faça mais. Lembre-se de incluir atividades que você pode fazer em diferentes situações, como no trabalho ou em casa. Algumas estratégias, como dormir ou acalmar as emoções com alguma substância, podem ser perigosas, porque atuam como esquiva de uma situação difícil, mas podem criar um novo problema.

Os ambientes sociais e as pessoas que oferecem distração: assim como um para-raios desvia a eletricidade para o chão, certas pessoas ou lugares podem ajudar a "desviar" um estado de humor negativo. Pense primeiro sobre quais ambientes te trazem paz ou te distraem positivamente. Talvez, dentro de casa, você encontre distração cuidando das plantas no quintal. Ou exista uma cafeteria movimentada perto de onde mora, com um café delicioso e um ambiente repleto de estímulos interessantes. Um parque ou uma praça podem trazer uma sensação de tranquilidade e acalmar suas emoções. Posteriormente, pense sobre as pessoas com as quais você se sente bem, mesmo quando está chateado (e, aqui, a ideia não é expor o momento a ninguém, mas sim distrair-se dele com a companhia dessas pessoas). Pode ser um amigo engraçado, uma colega com quem você joga conversa fora ou algum familiar com gostos em comum. Liste lugares e pessoas que podem atuar como "para-raios emocionais" quando você precisar.

Sua rede de apoio: imagine sua rede de apoio como a rede de segurança de um trapezista. Quem são as pessoas que você pode contar quando as coisas ficam difíceis e você sente perder o equilíbrio? Pode ser um amigo próximo, um familiar, um mentor, ou até mesmo um grupo de apoio. Tenha anotado o contato dessas pessoas em seu plano de segurança. Aqui, a ideia é que você possa desabafar sobre o que está passando, e não apenas distrair-se. Pense nas pessoas com as quais você se sente à vontade para abrir os momentos difíceis e pedir ajuda. A ajuda pode ser simples, como uma companhia silenciosa e segura, pode ser uma conversa franca sobre o que o incomoda ou alguma ação imediata como te levar a um pronto atendimento.

Recursos profissionais: assim como você chamaria um médico para uma emergência física, é importante ter acesso a ajuda profissional para emergências emocionais. Liste o nome e o número do seu terapeuta, psiquiatra ou outro profissional de saúde mental. Inclua também o número do Centro de Valorização da Vida (188) e outros serviços de apoio em crise. Não se esqueça de adicionar informações sobre o pronto-socorro mais próximo e o número de emergência, 190, como últimos recursos.

Seu ambiente: o ambiente ao seu redor pode ter um impacto significativo no seu estado emocional, assim como o clima afeta nosso humor. Aqui, a primeira providência é manter o ambiente seguro. Quais objetos te colocam em risco? Eles precisam ser guardados com alguém de confiança (p. ex., objetos cortantes ou remédios de uso contínuo). Vá além: quais mudanças você pode fazer no seu ambiente para promover calma e bem-estar? Isso pode incluir manter seu espaço organizado, criar um "cantinho de paz" em casa, usar aromas relaxantes, ou ajustar a iluminação. Pense também em como você pode minimizar a exposição a gatilhos ambientais que sabe que pioram seu humor, como notícias negativas ou mídias sociais estressantes.

O objetivo principal desse plano é te ajudar a tomar decisões mais funcionais quando estiver se sentindo sobrecarregado. Durante uma crise, pode ser difícil pensar claramente e encontrar soluções. É como se seu cérebro ficasse preso em um *loop* negativo. O plano de segurança age como um lembrete externo, te oferecendo opções que você já pensou anteriormente, quando estava mais calmo. É uma ferramenta bastante útil que deve ser constantemente atualizada e revisada, além de ficar sempre ao seu alcance. Você pode colocar seu plano de segurança em um papel na carteira ou mesmo na tela inicial do seu celular. Você pode criar o seu plano em conjunto com seu terapeuta, mas lembre-se: você é o especialista em você mesmo. Seu terapeuta está lá para te guiar, mas as soluções e estratégias devem vir de você. O que você já fez que ajudou? O que evitar? Imagine-se em uma situação de crise e pense em como você poderia se ajudar. Envolver-se no processo aumenta a chance de realmente usar o plano quando precisar. Se usar o plano entre as sessões, conte ao seu terapeuta como foi. O que funcionou bem? O que poderia ser melhorado? Essa reflexão contínua torna seu plano cada vez mais eficaz.

Agora que você entendeu o que é o Plano de Resposta à Crise, vamos criar o seu próprio plano juntos. Lembre-se, você é o especialista em você mesmo, então vamos trabalhar em equipe para desenvolver estratégias que façam sentido para você.

Passo 1: sinais de alerta – Pensamentos, imagens, humor, situação, comportamento, que indicam que uma crise está se desenvolvendo:

____

____

____

____

Passo 2: estratégias de autogerenciamento – Coisas que eu posso fazer para livrar minha cabeça dos problemas sem entrar em contato com outras pessoas (relaxamento, atividade física etc.):

____

____

____

____

Passo 3: pessoas e ambientes sociais que oferecem distração:

____

____

____

____

Passo 4: pessoas a quem posso pedir ajuda:

____

____

____

____

Passo 5: profissionais ou instituições que eu posso entrar em contato durante uma crise:

____

____

____

____

Passo 6: coisas que eu posso fazer para manter meu ambiente seguro:

____

____

____

____

Agora que terminamos, vamos revisar cada passo juntos. Isso ajuda a se familiarizar com o plano e garante que tudo faz sentido para você. Releia tudo que escreveu e avalie sua probabilidade de usar o plano. Em uma escala de 0 a 10, qual a probabilidade de você usar esse plano quando estiver chateado? Se for menos que 7, pense sobre o que poderia mudar para torná-lo mais útil para você.

Lembre-se, esse plano é um documento vivo. A cada vez que nos encontrarmos, vamos revisá-lo e melhorá-lo. Se você usou o plano entre nossas sessões, me conte como foi. O que funcionou bem? O que poderia ser melhorado?

Se alguma estratégia não funcionar como esperado, não se preocupe. Às vezes, precisamos praticar mais ou ajustar a técnica. Por exemplo, se uma técnica de relaxamento "não funcionou", vamos ver se é porque você precisa de mais prática ou se precisamos encontrar uma técnica diferente que funcione melhor para você.

O mais importante é que esse plano seja útil para você. Estamos aqui para trabalhar juntos e encontrar as melhores estratégias para te ajudar a navegar nos momentos difíceis. Com o tempo e a prática, você terá uma ferramenta poderosa para cuidar de si mesmo durante crises emocionais.

Lembre-se, você não está sozinho nessa jornada. Esse plano é apenas uma parte do seu cuidado com a saúde mental. Continue trabalhando com seu terapeuta e usando todos os recursos disponíveis para você. Juntos, podemos criar um caminho para uma vida mais equilibrada e satisfatória.

REFERÊNCIAS

1. American Psychiatric Association. Diagnostic and statistical manual of mental disorders, 5. ed., text revision. Washington: APA; 2022.
2. Anestis MD, Soberay KA, Gutierrez PM, Hernández TD, Joiner TE. Reconsidering the link between impulsivity and suicidal behavior. Personality Social Psychol Rev. 2014;18(4):366-386.
3. Arsenault-Lapierre G, Kim C, Turecki G. Psychiatric diagnoses in 3275 suicides: a meta-analysis. BMC Psychiatry. 2004;4:37.
4. Balázs J, Benazzi F, Rihmer Z, Rihmer A, Akiskal KK, Akiskal H S. The close link between suicide attempts and mixed (bipolar) depression: implications for suicide prevention. J Affect Disord. 2006;91(2-3):133-138.
5. Beck AT, Brown G, Berchick RJ, Stewart BL, Steer RA. Relationship between hopelessness and ultimate suicide: a replication with psychiatric outpatients. Am J Psychiatry. 1990;147(2):190-195.
6. Beck AT, Rush AJ, Shaw BF, Emery G. Cognitive therapy of depression. New York: Guilford Press; 1979.
7. Bertolote JM, Fleischmann A. Suicide and psychiatric diagnosis: a worldwide perspective. World Psychiatry. 2002;1(3):181-185.
8. Bottega NJ. Crise suicida: avaliação e manejo. Porto Alegre: Artmed; 2015.
9. Brown GK, Beck AT, Steer RA, Grisham JR. Risk factors for suicide in psychiatric outpatients: a 20-year prospective study. J Consult Clin Psychol. 2000;68(3):371-7.
10. Bryan CJ, Rudd MD. Brief cognitive-behavioral therapy for suicide prevention. New York: Guilford Press; 2018.
11. Callaghan T, Greene D, Shafran R, Lunn J, Egan SJ. The relationships between perfectionism and symptoms of depression, anxiety and obsessive-compulsive disorder in adults: a systematic review and meta-analysis. Cognitive Behav Ther. 2024;53(2):121-132.
12. Cavanagh JT, et al. Psychological autopsy studies of suicide: a systematic review. Psychological Medicine. 2003;33(3):395-405.
13. Cheavens JS, et al. Incorporating resilience factors into the interpersonal theory of suicide: the role of hope and self-forgiveness in an older adult sample. J Clin Psychol. 2016;72(1):58-69.
14. Chesney E, Goodwin GM, Fazel S. Risks of all-cause and suicide mortality in mental disorders: a meta-review. World Psychiatry. 2014;13(2):153-160.
15. Christian C, Hensel L, Roth C. Income shocks and suicides: causal evidence from Indonesia. Rev Econ Statistics. 2019;101(5);905-920.
16. Compare A, et al. Emotional regulation and depression: a potential mediator between heart and mind. Cardiovasc Psychiatry Neurol. 2014;2014(324374).
17. Conner KR, Bagge CL. Suicidal behavior: links between alcohol use disorder and acute use of alcohol. Alcohol Res: Curr Rev. 2019;40(1):1-12.
18. Doupnik SK, et al. Association of suicide prevention interventions with subsequent suicide attempts, linkage to follow-up care, and depression symptoms for acute care settings: a systematic review and meta-analysis. JAMA Psychiatry. 2020;77(10):1021-1030.
19. Durkheim E. O suicídio: estudo de sociologia. São Paulo: Martins Fontes; 2000. (Trabalho original publicado em 1897.)
20. Favril L, et al. Risk factors for self-harm in prison: a systematic review and meta-analysis. Lancet Psychiatry. 2022;9(1):58-71.
21. Favril L, et al. Risk factors for suicide in adults: systematic review and meta-analysis of psychological autopsy studies. Evidence-Based Mental Health. 2022;25(4):148-155.
22. Favril L, et al. Risk factors for suicide: a comprehensive meta-review of 90 umbrella reviews. Lancet Public Health. 2023;8(7).

23. Fox KR, et al. Interventions for suicide and self-injury: a meta-analysis of randomized controlled trials across nearly 50 years of research. Psychol Bull. 2020;146(12):1117-1145.
24. Frank HE, Davidson RJ. Identifying transdiagnostic processes: a route to prevention and psychotherapeutic innovation. Persp Psychol Sci. 2022;17(2):537-554.
25. Frank RI, Davidson J. The transdiagnostic road map to case formulation and treatment planning: practical guidance for clinical decision making. Oakland: New Harbinger Publications; 2022.
26. Freud S. Luto e melancolia. In: Edição standard brasileira das obras psicológicas completas de Sigmund Freud. Rio de Janeiro: Imago; 1996. v. 14, p. 245-263. (Trabalho original publicado em 1917.)
27. Harris EC, Barraclough B. Suicide as an outcome for mental disorders: a meta-analysis. Br J Psychiatry. 1997;170:205-228.
28. Joiner TE, et al. Main predictions of the interpersonal-psychological theory of suicidal behavior: empirical tests in two samples of young adults. J Abnormal Psychol. 2009;118(3):634-646, 2009.
29. Joiner TE. Why people die by suicide. Cambridge: Harvard University Press; 2005.
30. Jollant F, Lawrence NL, Olié E, Guillaume S, Courtet P. The suicidal mind and brain: a review of neuropsychological and neuroimaging studies. World J Biol Psychiatry. 2011;12(5):319-339.
31. Kirmayer LJ, Gone JP, Moses J. Rethinking historical trauma. Transcultural Psychiatry. 2017;54(3):280-300.
32. Klonsky ED, May AM, Saffer BY. Suicide, suicide attempts, and suicidal ideation. Ann Rev Clin Psychol.2016;12:307-330.
33. Klonsky ED, May AM. The Three-Step Theory (3ST): a new theory of suicide rooted in the "ideation-to-action" framework. Int J Cognitive Ther. 2015;8(2):114-129.
34. Large M, et al. Meta-analysis of longitudinal cohort studies of suicide risk assessment among psychiatric patients: heterogeneity in results and lack of improvement over time. PLoS ONE. 2018;13(6):e0197141.
35. Large MM, et al. Can we usefully stratify patients according to suicide risk? BMJ. 2018;362.
36. Linehan MM. Treinamento de habilidades em DBT: manual de terapia comportamental dialética para o paciente, 2. ed. Porto Alegre: Artmed; 2017.
37. Mann JJ, Waternaux C, Haas GL, Malone KM. Toward a clinical model of suicidal behavior in psychiatric patients. Am J Psychiatry. 1999;156(2):181-189.
38. Nolen-Hoeksema S, Wisco BE, Lyubomirsky S. Rethinking rumination. Persp PsycholSci. 2008;3(5):400-424.
39. O'Connor RC, Kirtley OJ. The integrated motivational-volitional model of suicidal behaviour. Philosophical Transactions of the Royal Society B: Biological Sciences. 2018;373(1754):20170268.
40. O'Connor RC. When it is darkest: why people die by suicide and what we can do to prevent it. London: Vermilion; 2021.
41. Patel V. Addressing social injustice: a key public mental health strategy. World Psychiatry. 2019;18(1):43-44.
42. Pirkis J, et al. Preventing suicide: a public health approach to a global problem. Lancet Public Health. 2024;9(10): e787-e795.
43. Pirkis J, et al. Suicide trends in the early months of the COVID-19 pandemic: an interrupted time-series analysis of preliminary data from 21 countries. Lancet Psychiatry. 2021;8(7):579-588.
44. Ribeiro JD, et al. Depression and hopelessness as risk factors for suicide ideation, attempts and death: meta-analysis of longitudinal studies. Br J Psychiatry. 2018;212(5):279-286.
45. Rochelle IF, Callahan J. L. The transdiagnostic road map to case formulation and treatment planning: practical guidance for clinical decision making. Oakland: New Harbinger; 2015.
46. Rudd MD. The assessment and management of suicidality. Sarasota: Professional Resource Press; 2006.
47. Shneidman ES. Definition of suicide. New York: Wiley; 1985.

48. Smith MM, et al. The perniciousness of perfectionism: a meta-analytic review of the perfectionism–suicide relationship. J Personality. 2018;86(3):522-542.
49. Stanley B, Brown GK. Safety planning intervention: a brief intervention to mitigate suicide risk. Cognitive and Behavioral Practice. 2012;19(2):256-264.
50. Stuckler D, Basu S. The body economic: why austerity kills. New York: Basic Books; 2013.
51. Wenzel A, Brown GK, Beck AT. Cognitive therapy for suicidal patients: scientific and clinical applications. Washington: American Psychological Association; 2008.
52. Whitley R. Comparing suicide rates: making an apples-to-apples comparison. Psychological Medicine. 2018;48(11):1757-1758.
53. Zortea TC, Gray CM, O'Connor RC. The relationship between adult attachment and suicidal thoughts and behaviors: a systematic review. Arch Suicide Res. 2021;25(1):38-73.

10

Depressão em populações específicas

"A verdadeira generosidade para com o futuro consiste em dar tudo ao presente."

Albert Camus

DEPRESSÃO MAIOR EM CRIANÇAS E ADOLESCENTES

Epidemiologia

A depressão é um dos transtornos mentais mais comuns em crianças e adolescentes, acometendo quase 3% dos jovens em todo o mundo, sendo que as taxas de depressão em crianças mais jovens são menores do que em adolescentes. Diferentes estudos com crianças pré-escolares observaram prevalências inferiores a 2,0% do transtorno depressivo maior (TDM), enquanto nos Estados Unidos a prevalência estimada em uma amostra nacionalmente representativa de adolescentes foi de 11% ao longo da vida e de 7,5% no último ano (Walter et al., 2023). Quase 30% dos jovens com TDM relataram alguma forma de suicidalidade no último ano e mais de 10% relataram uma tentativa de suicídio, sendo que apenas 34% dos adolescentes com TDM receberam tratamento específico (Walter et al., 2023).

Nos Estados Unidos, de 2005 a 2014, a prevalência de TDM no último ano aumentou de 8,7 para 11,3% em adolescentes, e de 8,8 para 9,6% em jovens adultos. Não se sabe ao certo se mudanças socioculturais do século XXI contribuíram para esse aparente aumento na prevalência, ou se o aumento se deve à maior conscientização, contribuindo para um maior diagnóstico, ou outros fatores (Walter et al., 2023).

Manifestações clínicas

Apesar de os sintomas de depressão e outros transtornos do humor serem semelhantes aos do adulto, a forma como esses sintomas se manifestam pode ser diferente na infância e na adolescência. Por exemplo, em crianças pré-escolares, o isolamento e a falta de interesse em brincar podem ser sinais importantes, enquanto a presença de irritabilidade, crises de birra, baixa tolerância à frustração e queixas físicas podem predominar em crianças em idade escolar. Adolescentes, por sua vez, podem apresentar mais comumente tristeza, cansaço, alterações de sono, desesperança e desejo de morrer (Walter et al., 2023).

O TDM nessa faixa etária é altamente recorrente, com taxas de recidiva em adolescentes estimadas em 20 a 60% em 1 a 2 anos e 70% após 5 anos. A ocorrência concomitante com transtornos de ansiedade, uso de substâncias e transtornos de personalidade – mais observáveis na adolescência – contribui para a cronicidade da depressão, além de diminuir a probabilidade de que o tratamento seja seguido por resolução completa dos sintomas. Em geral, maior gravidade, cronicidade, múltiplos episódios recorrentes, comorbidade com outros transtornos mentais, persistência de sintomas residuais, estilo cognitivo negativo, disfunção familiar e exposição a eventos estressantes/traumáticos contínuos estão associados a um pior prognóstico (Walter et al., 2023).

A idade de início precoce da depressão também se associa a um maior risco de desenvolvimento de transtorno afetivo bipolar (TAB) ao longo da vida, sendo que o risco de transtorno bipolar na depressão de início pré-puberal foi estimado em cerca de 10 a 20%, e é maior para pacientes com histórico de hipomania (induzida por antidepressivos ou espontânea), características psicóticas, sonolência excessiva ou antecedente familiar de transtorno bipolar (Walter et al., 2023).

Fatores etiológicos e de risco

A idade de início precoce sugere que fatores genéticos exercem maior contribuição do que o TDM de início na idade adulta, com uma herdabilidade genética estimada em 40 a 60%, maior em adolescentes do que em crianças (Walter et al., 2023). No entanto, sabe-se que diversos fatores socioambientais contribuem para o risco de depressão, incluindo exposição a circunstâncias estressantes ou traumáticas na família (particularmente abuso emocional e estilos parentais incoerentes ou pouco acolhedores), até questões sociais como pobreza, desigualdade de renda, qualquer forma de discriminação e perda de identidade cultural (Walter et al., 2023).

Tratamento

De modo semelhante ao tratamento do TDM no adulto, as evidências científicas e as diferentes diretrizes de tratamento existentes apontam para um maior benefício do tratamento combinado de psicoterapia com terapia farmacológica. As psicoterapias mais estudadas para o tratamento do TDM na infância e na adolescência são a Terapia Cognitivo-Comportamental (TCC) e a Terapia Interpessoal, que podem ser inicialmente recomendadas de maneira isolada para casos mais leves. Em situações de maior gravidade, os estudos são convergentes de que os benefícios superam eventuais riscos do tratamento com antidepressivos, sendo os inibidores seletivos da recaptação de serotonina (ISRS) os fármacos mais extensivamente estudados nesse contexto, especificamente a fluoxetina.

DEPRESSÃO AO LONGO DA VIDA DA MULHER

Globalmente, o TDM é diagnosticado com mais frequência em mulheres do que em homens, com uma razão de risco de incidência entre mulheres e homens de 1,61 tendo sido observada no último *Global Burden of Disease Study*, de 2019 (Li et al., 2023). No entanto, é importante notar que os homens frequentemente subnotificam seus sintomas depressivos, o que pode ajudar a explicar a menor prevalência observada em populações masculinas (Wang et al., 2024).

O TDM e outras manifestações de humor podem ocorrer com maior frequência na mulher em momentos específicos do seu ciclo de vida, por vezes como uma resposta anormal do cérebro às flutuações hormonais fisiológicas ou esperadas. Discutiremos aqui as particularidades dos transtornos pré-menstruais, transtornos do humor perinatais e da depressão na perimenopausa.

Transtornos pré-menstruais

Os transtornos pré-menstruais e o transtorno disfórico perimenstrual (TDPM) representam condições clínicas que afetam mulheres durante a fase lútea do ciclo menstrual (aproximadamente do 15º ao 28º dia em um ciclo regular). Enquanto os sintomas perimenstruais são vivenciados por aproximadamente 90% das mulheres, as formas graves com impacto funcional afetam entre 20 e 40%, sendo o TDPM sua manifestação mais severa. Os sintomas perimenstruais incluem manifestações emocionais (p. ex., irritabilidade, ansiedade, tristeza e labilidade emocional), físicas (p. ex., inchaço, dor nas mamas e fadiga) e comportamentais (p. ex., dificuldade de concentração e sensibilidade aumentada nos relacionamentos sociais) (Cary e Simpsom, 2024).

O TDPM atinge aproximadamente 5% das mulheres em idade reprodutiva. Entretanto, a gravidade pode variar de uma sintomatologia leve até severa. Estudos indicam que mais de 15% das mulheres com TDPM tentam suicídio pelo menos uma vez, elevando o risco de ideação suicida em quatro vezes e tentativas em sete vezes comparado à população geral (Cary e Simpsom, 2024).

Para o diagnóstico de TDPM, a American Psychiatric Association (2022) preconiza que, na maioria dos ciclos menstruais, pelo menos cinco dos seguintes onze sintomas devem estar presentes na semana final antes do início da menstruação, começando a melhorar poucos dias depois do início da menstruação e tornando-se mínimos ou ausentes na semana pós-menstrual. Além disso, pelo menos um dos cinco sintomas necessários para o diagnóstico devem ser os de número 1, 2, 3 ou 4:

1. Labilidade afetiva acentuada (p. ex., mudanças de humor; sentir-se repentinamente triste ou chorosa ou sensibilidade aumentada à rejeição).
2. Irritabilidade ou raiva acentuadas ou aumento nos conflitos interpessoais.
3. Humor deprimido acentuado, sentimentos de desesperança ou pensamentos autodepreciativos.
4. Ansiedade acentuada, tensão e/ou sentimentos de estar nervosa ou no limite.
5. Interesse diminuído pelas atividades habituais (p. ex., trabalho, escola, amigos, passatempos).
6. Sentimento subjetivo de dificuldade em se concentrar.
7. Letargia, fadiga fácil ou falta de energia acentuada.
8. Alteração acentuada do apetite; comer em demasia; ou avidez por alimentos específicos.
9. Hipersonia ou insônia.
10. Sentir-se sobrecarregada ou fora de controle.
11. Sintomas físicos como sensibilidade ou inchaço das mamas, dor articular ou muscular, sensação de "inchaço" ou ganho de peso.

Recomenda-se que o diagnóstico definitivo seja feito pelo monitoramento prospectivo dos sintomas por pelo menos dois meses para confirmar a ciclicidade, o intervalo sem sintomas após o início da menstruação e o impacto no funcionamento diário (Cary e Simpsom, 2024).

O tratamento da TDPM baseia-se em diferentes tipos de intervenções (Cary e Simpsom, 2024):

- Estilo de vida, incluindo atividade física e ajustes nutricionais na fase lútea.
- Terapias hormonais, como anticoncepcionais orais, estradiol transdérmico e análogos de GnRH.
- Tratamento farmacológico, sendo os antidepressivos ISRS considerados os fármacos de primeira linha.
- Psicoterapia, sendo a TCC considerada o tratamento de primeira linha complementar, com benefícios sustentáveis a longo prazo.
- Estratégias nutracêuticas, como suplementação de vitamina B6, cálcio e magnésio.
- Fitoterapia, havendo evidência de benefício com o uso de Vitex agnus castus.

O tratamento deve ser individualizado de acordo com a gravidade das manifestações, preferências da paciente e presença de comorbidades médicas, ginecológicas e psiquiátricas.

Transtornos do humor perinatais

A depressão perinatal afeta entre 6,5 e 12,9% das gestantes em qualquer momento da gravidez e do pós-parto, com prevalência particularmente alta no período do puerpério. O transtorno bipolar, embora menos comum (prevalência de 2 a 3% similar à população geral), apresenta o maior risco de recaída no pós-parto entre todos os transtornos mentais, podendo chegar a 66% em mulheres que não utilizam medicação durante a gravidez (Vigod et al., 2025).

Nem todos os sintomas de humor e ansiedade vivenciados no período perinatal representam necessariamente um transtorno psiquiátrico. O *baby blues*, relatado por 40 a 80% das puérperas, inclui sintomas como leves oscilações de humor, tristeza, choro mais fácil, ansiedade e dificuldades de sono e concentração. Os sintomas associados ao *baby blues* não são graves o suficiente para configurar um diagnóstico de transtorno do humor nem persistentes, melhorando geralmente em duas semanas sem intervenção (Vigod et al., 2025).

Para os casos de maior gravidade e que configurem um transtorno mental, os principais fatores de risco são o diagnóstico prévio de depressão ou transtorno bipolar, sintomas não tratados durante a gestação, falta de suporte social, eventos estressantes, complicações obstétricas e fatores sociodemográficos, principalmente populações marginalizadas (Vigod et al., 2025).

A depressão perinatal frequentemente manifesta-se com ruminações negativas e persistentes sobre a capacidade de ser mãe e sentimento de culpa relacionado ao impacto nos filhos. A ansiedade é comum nesses casos, sendo frequentemente relacionada a preocupações sobre a saúde do bebê e habilidades parentais (Vigod et al., 2025). Estima-se que pensamentos suicidas ocorram em até 8% das gestantes e puérperas. A maioria das mulheres que apresentam pensamentos suicidas não tenta suicídio e, em muitos casos, estar grávida ou ter um filho é um fator de proteção contra o suicídio. No entanto, embora a mortalidade materna seja relativamente rara, o suicídio é uma das principais causas de morte materna perinatal em vários países. O maior risco de suicídio tende a ocorrer durante episódios agudos de depressão grave, mania, estados mistos, psicose e/ou intoxicação por substâncias ou álcool (Vigod et al., 2025). Uma condição mais rara é a psicose puerperal, que acomete aproximadamente uma a duas mães a cada 1.000 nascimentos, sendo mais frequente em quem tem transtorno bipolar e com início geralmente na primeira semana após o parto. Entretanto, tal condição é uma situação de alto risco para a mãe e para o bebê em razão da gravidade das manifestações comportamentais, que podem cursar com delírios, alucinações, desorganização, irritabilidade, instabilidade emocional, agitação, agressividade e, por vezes, até catatonia e/ou desorientação (Vigod et al., 2025).

A despeito do receio que muitas pessoas ainda têm sobre eventuais prejuízos que o tratamento psiquiátrico durante a gravidez e a amamentação possa trazer ao bebê, transtornos mentais não tratados estão associados a uma série de riscos para a mãe e para a criança. A depressão na gravidez está associada a complicações obstétricas e neonatais, como hipertensão gestacional, parto prematuro, baixo peso ao nascer e internação em unidade de terapia intensiva neonatal. Além disso, tanto na gravidez quanto no pós-parto, a depressão está associada a menores taxas de amamentação, empobrecimento nas interações mãe-bebê e maiores taxas de doenças físicas, hospitalizações, maus-tratos, problemas cognitivos, emocionais e comportamentais em bebês e crianças (Vigod et al., 2025). Dessa forma, há um consenso entre especialistas de que os benefícios associados ao tratamento psiquiátrico superam em muito eventuais riscos, havendo hoje dados de segurança que nos permitem indicar o uso de medicamentos específicos para o tratamento não apenas da depressão, mas também dos transtornos ansiosos, insônia, bipolaridade e psicose, de modo a minimizar riscos ao bebê e à mãe. Por fim, semelhantemente ao tratamento dos transtornos do humor em outras fases da vida, a psicoterapia e as intervenções de estilo de vida devem ser sempre recomendadas, e outros tipos de tratamento biológico, como a neuromodulação, podem ser considerados (Vigod et al., 2025).

Depressão na perimenopausa

Estudos recentes têm questionado a noção comumente aceita de que a menopausa está invariavelmente associada a distúrbios emocionais e a um maior risco de depressão em comparação com outras fases da vida da mulher. Na verdade, estudos com melhor qualidade metodológica e revisões recentes não encontram evidência convincente de um aumento global no risco de sintomas depressivos ou TDM na perimenopausa (Brown et al., 2024). Porém, subgrupos específicos de mulheres são mais vulneráveis.

A manifestação de depressão na transição para menopausa resulta da interação entre diferentes fatores protetores e de risco, sendo alguns – mas não todos – específicos da menopausa, conforme detalhado na Tabela 1.

TABELA 1 Fatores de risco e fatores protetores para depressão na menopausa

1. Fatores de risco relacionados à menopausa
Tipo e momento da menopausa ▪ Menopausa precoce ▪ Menopausa cirúrgica (ooforectomia bilateral) ▪ Transição menopáusica prolongada
Sintomas relacionados à menopausa ▪ Distúrbios do sono ▪ Sintomas vasomotores (ondas de calor/"fogachos") frequentes, graves e/ou noturnos
Fatores hormonais ▪ Variabilidade dos esteroides sexuais ▪ Sensibilidade do humor ao estradiol
Atitudes ▪ Atitudes negativas em relação à menopausa ou ao envelhecimento

(continua)

TABELA 1 Fatores de risco e fatores protetores para depressão na menopausa *(continuação)*

2. Fatores de risco psicossociais estabelecidos
Histórico pessoal ▪ História de depressão ao longo da vida ▪ Experiências adversas na infância
Estressores psicossociais ▪ Eventos de vida estressantes ▪ Dificuldades financeiras ▪ Condição de minoria étnica ▪ Desemprego ▪ Falta de suporte social
Fatores de estilo de vida ▪ Sedentarismo ▪ Alimentação não saudável ▪ Sobrepeso e obesidade ▪ Tabagismo e uso de outras substâncias
Características de personalidade Alto neuroticismo, por exemplo (Capítulo 4)
3. Fatores protetivos potencialmente modificáveis
Fatores relacionados à menopausa ▪ Tratamento dos sintomas vasomotores ▪ Tratamento dos distúrbios do sono ▪ Atitudes positivas em relação à menopausa e ao envelhecimento
Fatores psicossociais ▪ Bom suporte social ▪ Estilo de vida saudável (Capítulo 8) ▪ Recursos psicológicos, como autorregulação emocional, estratégias de enfrentamento adaptativas e autoimagem positiva

Fonte: adaptada de Brown et al., 2024.

Aproximadamente 75% das mulheres apresentam sintomas vasomotores durante a transição para a menopausa, incluindo ondas de calor e sudorese, por vezes seguidos de tremores e calafrios (Monteleone et al., 2018). Os sintomas vasomotores podem impactar significativamente o sono, contribuindo para fadiga, dificuldades cognitivas e piora de sintomas ansiosos e depressivos (Monteleone et al., 2018). Além disso, a apneia do sono afeta mais as mulheres na pós-menopausa e se associa a um risco aumentado de declínio cognitivo. Importante nesse sentido, 40 a 64% das mulheres na menopausa apresentam dificuldades de sono, particularmente despertares noturnos, sendo que as queixas de dificuldade de memória, concentração e *brain fog* também são frequentes (Monteleone et al., 2018; Hogervorst et al., 2022). Existe uma relação recíproca bem documentada entre sintomas vasomotores, distúrbios do sono e sintomas depressivos na perimenopausa (Brown et al., 2024). Além disso, é relevante notar que o grau de incômodo causado pelos sintomas vasomotores parece predizer mais significativamente as alterações de humor do que a sua frequência (Brown et al., 2024), destacando a influência da autorregulação emocional e características da personalidade nessa relação.

Do ponto de vista hormonal, estudos sugerem que uma maior variabilidade nos níveis de estradiol – mais marcantes no início da transição para menopausa – e possivelmente um declínio na progesterona podem aumentar o risco de sintomas depressivos, especialmente em mulheres vulneráveis. No entanto, os sintomas vasomotores podem se iniciar antes mesmo de as mulheres ficarem consistentemente hipoestrogênicas e não estão necessariamente relacionados aos padrões do ciclo menstrual, sugerindo um papel também da redução da sensibilidade hipotalâmica à ação do estrogênio (Soares, 2023; Brown et al., 2024).

Médicos devem avaliar cuidadosamente mulheres com história de depressão durante a perimenopausa e não assumir de maneira automática que sintomas psicológicos são atribuíveis às mudanças hormonais. O tratamento do TDM durante a perimenopausa deve seguir as mesmas recomendações discutidas para as outras fases da vida, incluindo não apenas a farmacoterapia, mas também a psicoterapia e as intervenções de estilo de vida. Antidepressivos ISRS e inibidores de recaptação de serotonina e noradrenalina (IRSN) são considerados opções particularmente interessantes, já que muitos deles demonstraram eficácia também na melhora de sintomas vasomotores, assim como a gabapentina para a abordagem da insônia associada a sintomas vasomotores (Duralde et al., 2023). Para mulheres em transição menopáusica com diagnóstico prévio de depressão maior, deve-se considerar a manutenção dos antidepressivos em razão do risco aumentado de recorrência (Brown et al., 2024). Fatores modificáveis como sintomas vasomotores graves, distúrbios do sono e estresse psicossocial devem ser alvos prioritários de intervenção. A psicoterapia pode ser particularmente útil quando os sintomas são causados ou exacerbados por estressores externos, incluindo eventos de vida e transições de papéis comuns em mulheres de meia-idade (Brown et al., 2024).

O papel da terapia hormonal na melhora de sintomas depressivos na perimenopausa é controverso. Estudos de intervenção trazem resultados inconsistentes, mas sugerem um benefício em potencial na prevenção e na melhora de sintomas depressivos – porém não ansiosos ou cognitivos – em mulheres na transição para menopausa (Sharma et al., 2023; The North American

Menopause Society, 2022; Brown et al., 2024). No entanto, alguns estudos prospectivos populacionais notaram um aumento na incidência de depressão, comportamentos suicidas e demência em mulheres recebendo terapia hormonal (Sharma et al., 2023; The North American Menopause Society, 2022; Brown et al., 2024). A variabilidade na dose e tipos de hormônios utilizados nos estudos de intervenção, assim como o fato de estudos populacionais serem observacionais e não ponderarem aspectos importantes da terapia hormonal dificultam uma conclusão definitiva. Nesse sentido, em 2022 a North American Menopause Society publicou uma posição sobre terapia hormonal, na qual conclui haver evidências de que a terapia com estrogênios apresenta efeitos antidepressivos de magnitude semelhante aos observados com agentes antidepressivos quando administrados a mulheres deprimidas na perimenopausa, mas é ineficaz como tratamento para transtornos depressivos em mulheres na pós-menopausa. As terapias à base de estrogênios parecem potencializar a resposta clínica aos antidepressivos em mulheres de meia-idade e mais velhas, preferencialmente quando também indicadas para sintomas vasomotores, mas dados sobre terapias combinando estrogênio com progestágenos ou para diferentes progestágenos são escassos e inconclusivos (The North American Menopause Society, 2022). Dessa forma, o tratamento deve ser individualizado, considerando história prévia, sensibilidade hormonal e fatores psicossociais.

PARTICULARIDADES DA DEPRESSÃO NO HOMEM

Por razões culturais, incluindo estigma, os homens frequentemente têm dificuldade em reconhecer estados depressivos, muitas vezes racionalizando os sintomas apenas como reações afetivas compreensíveis. Estressores instrumentais, como problemas financeiros, ocupacionais e legais são os fatores de risco mais comuns nos homens, refletindo as normas sociais em relação à masculinidade, o que também pode dificultar aos homens buscarem ajuda para sofrimento emocional (Kendler; Gardner, 2014).

Além disso, o TDM pode se manifestar com perfis distintos de sintomas em homens e mulheres: enquanto as mulheres estão mais propensas a apresentar sintomas internalizantes, como sentimentos de tristeza, culpa e sono excessivo, os homens são mais suscetíveis a apresentar comportamentos externalizantes, incluindo irritabilidade, uso de substâncias e atitudes agressivas (Kim et al., 2015; Alcalde et al., 2024).

Semelhantemente às mulheres, variações hormonais podem contribuir para o início e a manifestação do TDM, havendo uma relação bidirecional entre o hipogonadismo (redução na produção dos hormônios sexuais) e a depressão nos homens. No sexo masculino, os níveis de testosterona biodisponível e livre parecem se correlacionar negativamente com os sintomas depressivos. Além disso, estudos epidemiológicos documentaram redução das concentrações de testosterona em pacientes com depressão, sugerindo que os transtornos depressivos podem contribuir para o desenvolvimento do hipogonadismo funcional (quando há disrupção reversível do eixo hipotálamo-hipófise-testículos). De forma recíproca, homens com hipogonadismo podem manifestar humor deprimido, ansiedade, insônia e dificuldades de memória. No entanto, a prevalência do hipogonadismo funcional na depressão, assim como a prevalência de sintomas depressivos em homens com hipogonadismo ainda é desconhecida (Indirli et al., 2023).

Diferentes estudos sugerem que a terapia de reposição de testosterona (TRT) contribui para a melhora de sintomas depressivos leves a moderados, particularmente em homens com hipogonadismo. Porém, a TRT isoladamente não se mostrou eficaz na melhora de sintomas mais graves em homens com TDM, situação na qual os tratamentos hormonais do hipogonadismo podem servir como um complemento benéfico às terapias antidepressivas habituais (Indirli et al., 2023).

DEPRESSÃO E COMPORTAMENTOS SUICIDAS NA POPULAÇÃO LGBT

A população LGBT enfrenta desafios únicos em relação à saúde mental, com prevalência significativamente maior de depressão e comportamentos suicidas em comparação à população geral. Estudos mostram que lésbicas, *gays*, bissexuais e indivíduos trans possuem um risco até 2,2 vezes maior de apresentar transtornos mentais e até 2,7 vezes maior de manifestar comportamentos suicidas em comparação aos seus pares heterossexuais e cisgêneros (Gmelin et al., 2022). Entre as subpopulações LGBT, os bissexuais apresentam os riscos mais elevados de TDM, com prevalência de 35,8% em mulheres e 30,8% em homens (Chaudhry; Reisner, 2019). Já os indivíduos trans manifestam prevalência de ideação suicida de aproximadamente 28% e de tentativas de suicídio de 14,8% (Williams et al., 2021).

A comorbidade entre transtornos por uso de substâncias e transtornos psiquiátricos é particularmente preocupante nessa população: mais da metade dos indivíduos bissexuais (55%) e *gays*/lésbicas (51%) com transtorno por uso de álcool apresenta alguma comorbidade psiquiátrica, em comparação com apenas um terço dos indivíduos heterossexuais (Evans-Polce et al., 2020).

O principal fator de risco específico para essa população é a discriminação por orientação sexual, com 36% dos jovens LGBT experenciando vitimização relacionada a suas identidades (Williams et al., 2021). O estresse de minoria, conceito fundamental para compreender essas disparidades, surge da exposição crônica à discriminação, estigma e marginalização social (Shaikh et al., 2024). O apoio social emerge como fator protetor essencial, com menor abertura familiar associada a maiores riscos de saúde mental (Gmelin et al., 2022). Essas disparidades destacam a necessidade urgente de estratégias de prevenção e intervenção específicas para a população LGBT, incluindo políticas antidiscriminatórias, ambientes de apoio em escolas e locais de trabalho, e cuidados de saúde mental culturalmente competentes.

TRANSTORNOS DO HUMOR NO IDOSO

Os transtornos do humor de início tardio, abrangendo o TDM e o transtorno bipolar, constituem problemas consideráveis de saúde mental entre a população idosa. Essas condições frequentemente apresentam desafios distintos no diagnóstico e no tratamento em decorrência de suas intrincadas interações com modificações fisiológicas, diferentes condições médicas e vivências de perda e luto associadas à idade.

Epidemiologia

A depressão de início tardio constitui um dos problemas de saúde mental mais prevalentes entre a população idosa. Pesquisas demonstraram que a incidência mundial de transtornos depressivos em idosos tem aumentado nos últimos trinta anos. Em 2019, a incidência global estimada de transtornos depressivos entre idosos atingiu 58,877 milhões de casos, exibindo disparidades regionais significativas (Rong et al., 2024). A ocorrência de depressão de início tardio aumenta com o avanço da idade e está frequentemente associada a dificuldades cognitivas (Mossaheb et al., 2009; Alexopoulos, 2019). Apesar de menos frequente do que a depressão, o transtorno bipolar também pode ter um início tardio na vida: aproximadamente 5 a 10% dos casos de bipolaridade são diagnosticados após os cinquenta anos, quando estão frequentemente associados a doença cerebrovascular (Lavin et al., 2022).

Fatores de risco

A etiologia da depressão de início tardio é caracterizada por uma natureza multifatorial, abrangendo tanto determinantes biológicos quanto psicossociais. Diferentes fatores de risco são reconhecidamente associados a um maior risco para o desenvolvimento de transtornos do humor no idoso, como a doença cerebrovascular e condições associadas, como hipertensão arterial e diabetes, assim como outras condições médicas crônicas (câncer, p. ex.). Outros fatores incluem dificuldades cognitivas preexistentes e o diagnóstico de demências, como doença de Alzheimer, dificuldades nas relações familiares e perda de pessoas próximas (amigos, cônjuge e outros familiares), muitas vezes relacionados a diferentes processos de luto próximos e a redução de apoio social (Mossaheb et al., 2009; Alexopoulos, 2019).

Características clínicas

A depressão de início tardio está comumente associada a déficits cognitivos – como dificuldades de atenção, planejamento, organização mental e memória –, o que pode dificultar o diagnóstico diferencial com demências e outras doenças neurodegenerativas (Alexopoulos, 2019). Existe uma relação recíproca entre o humor e a cognição, na qual os transtornos do humor ao longo da vida aumentam o risco para o desenvolvimento futuro de dificuldades cognitivas e demências, ao mesmo tempo em que, conforme mencionado, os distúrbios cognitivos relacionam-se a um maior risco de depressão de início tardio. Porém, em muitos pacientes idosos com TDM, o adequado tratamento do episódio depressivo leva a uma melhora pelo menos parcial das dificuldades cognitivas (Ainsworth et al., 2024).

Uma vasta literatura relaciona a depressão a doenças cardíacas, cerebrovasculares e arteriais periféricas. Por exemplo, indivíduos deprimidos apresentam risco 45% maior de acidente vascular cerebral (AVC) do que indivíduos não deprimidos e risco 25% maior de mortalidade relacionada ao AVC (Alexopoulos, 2019).

A depressão de início tardio também está associada a um risco maior de suicídio em comparação à depressão em adultos mais jovens, com estudos indicando que idosos, particularmente aqueles com 65 anos ou mais, apresentam as maiores taxas de suicídio em todo o mundo (Sha et al., 2024). O risco de suicídio nessa faixa etária relaciona-se à gravidade dos episódios depressivos, presença de comorbidades psiquiátricas (principalmente transtornos de ansiedade ou uso de substâncias), redução do suporte social e solidão, dificuldades cognitivas e presença de doenças médicas crônicas, associadas à perda de funcionalidade e independência (Fernandez-Rodrigues et al., 2022).

Avaliação e tratamento

Nos pacientes com transtornos do humor de início tardio, particularmente naqueles com dificuldades cognitivas proeminentes, é fundamental uma avaliação clínica abrangente, incluindo exames de sangue e, eventualmente, de imagem cerebral visando avaliar condições metabólicas, hormonais, nutricionais, infecciosas e/ou neurológicas potencialmente associadas ao quadro.

Os princípios do tratamento da depressão são semelhantes àqueles discutidos para o adulto, incluindo a importância da psicoterapia. Na terapia farmacológica, é necessária particular atenção às possíveis interações medicamentosas e necessidade de ajuste nas doses dos medicamentos em razão de comprometimento de função renal e/ou hepática. O controle clínico dos fatores de risco metabólicos e cerebrovasculares é muito importante. Para pacientes com dificuldades cognitivas proeminentes, podem-se considerar o uso de antidepressivos com ação dopaminérgica e, também, a realização de sessões de remediação ou treino cognitivo, administradas por um neuropsicólogo treinado (Alexopoulos, 2019).

CONSIDERAÇÕES FINAIS

A depressão e outros sintomas de desregulação emocional podem se manifestar de formas particulares nas diferentes fases da nossa vida, incluindo ao longo da vida da mulher como uma resposta anormal do cérebro às flutuações hormonais fisiológicas. Esse processo na mulher pode contribuir para condições como o TDPM, os transtornos do humor perinatais, e os distúrbios do sono e a depressão na perimenopausa. A depressão pode se manifestar com um perfil distinto de sintomas nos homens, que frequentemente têm dificuldade em reconhecer estarem deprimidos. Além disso, alterações hormonais, como o hipogonadismo (redução na produção dos hormônios sexuais), podem contribuir para o desenvolvimento de depressão também nos homens. Por fim, a população LGBT é particularmente vulnerável a desenvolver depressão e suicidalidade em razão da exposição crônica à discriminação, ao estigma e à marginalização social.

TÉCNICA 10

VALORES PESSOAIS

Ter um propósito na vida dá um senso de direção que nos ajuda a enfrentar os desafios com mais resiliência. Existindo um porquê, é mais fácil superar os obstáculos necessários para alcançar as nossas metas. Você já refletiu sobre seus valores? Sabe quais são? É preciso aprender a identificar nossos valores, para viver, cada vez mais, de acordo com eles, transformando-os em ações concretas.

Valores são os princípios que guiam nossas escolhas e dão significado à nossa existência. Eles não são metas específicas ou bens materiais, como "comprar uma casa" ou "ser promovido", mas sim direções amplas que refletem o que é importante para nós, como "crescimento pessoal", "honestidade" ou "conexões genuínas". Diferentemente de objetivos, os valores não têm um ponto final; eles são vividos no momento presente e nos ajudam a tomar decisões alinhadas com quem somos.

Imagine seus valores como uma bússola interna. Mesmo quando você enfrenta tempestades emocionais, essa bússola pode ajudá-lo a encontrar o caminho certo. Por exemplo, se "família" é um valor importante para você, pode decidir dedicar mais tempo aos seus entes queridos, mesmo quando se sentir desmotivado. Essa conexão com seus valores pode trazer um senso de propósito e vitalidade à sua vida.

Quando alinhamos nossas ações aos nossos valores, criamos um senso de coerência interna que nos ajuda a enfrentar desafios com mais força. Por exemplo, se você valoriza o "crescimento pessoal", pode decidir investir em terapia ou aprender novas habilidades para lidar com a depressão. Se valoriza a "saúde física", pode começar a incorporar exercícios regulares em sua rotina.

Às vezes, nossas crenças limitantes podem nos impedir de viver plenamente nossos valores. Por exemplo, você pode pensar: "Não tenho tempo suficiente para cuidar da minha saúde". Nessas situações, é útil identificar essas barreiras e encontrar maneiras práticas de superá-las. Além disso, evite cair na armadilha do "eu devo" em vez do "eu desejo". Quando vivemos nossos valores por obrigação ou culpa, perdemos o senso de vitalidade que eles deveriam trazer. Lembre-se: os valores devem ser vividos com autenticidade e prazer.

Assim como nós mudamos, nossos valores também evoluem. O que era importante para você na juventude pode não ser tão relevante agora. Talvez você tenha priorizado a diversão e a aventura em sua adolescência, mas hoje valorize mais a estabilidade ou as conexões profundas. Refletir sobre essa evolução também é essencial para entender o que realmente importa para você nesse momento da sua vida.

Valores são como raízes profundas que sustentam nossa vida emocional e nos ajudam a crescer mesmo diante das adversidades. No entanto, viver segundo seus valores não significa perfeição ou ausência de dificuldades, mas sim escolher conscientemente o que importa para você e agir de acordo com isso, mesmo nos momentos difíceis. Afinal, é essa conexão com nossos valores que dá sentido à nossa existência e nos impulsiona a seguir em frente.

Para identificar seus valores, pergunte-se:

- Quais eram os valores mais importantes para mim quando eu era mais jovem?
- Como esses valores mudaram ao longo do tempo?
- O que faz com que certos valores aumentem ou diminuam de importância?

A chave é transformar seus valores em ações concretas. Pergunte-se:

- Quais são as ações comprometidas ligadas aos meus valores?
- Essas ações expressam bem o valor que me é caro?
- Quão satisfeito estou com meu comprometimento com esse valor?

  Se perceber que não está vivendo plenamente seus valores, reflita:
- Esse valor ainda é genuinamente importante para mim?
- Considerando o contexto atual, há uma maneira melhor de expressar esse valor?

Exercício prático: explorando seus valores:

- Escolha um valor importante para você (p. ex.: "amizade").
- Liste três ações concretas que podem expressar esse valor (p. ex.: ligar para um amigo, marcar um encontro ou oferecer ajuda).
- Avalie quão satisfeito você está com seu comprometimento com esse valor.
- Se estiver insatisfeito, pergunte-se: O que posso fazer para viver melhor esse valor?

REFERÊNCIAS

1. Ainsworth NJ, Marawi T, Maslej MM, Blumberger DM, McAndrews MP, Perivolaris A, et al. Cognitive outcomes after antidepressant pharmacotherapy for late-life depression: a systematic review and meta-analysis. Am J Psychiatry. 2024;181(3):234-245.

2. Alcalde E, Rouquette A, Wiernik E, Rigal L. How do men and women differ in their depressive symptomatology? A gendered network analysis of depressive symptoms in a French population--based cohort. J Affect Disord. 2024;353:1-10.
3. Alexopoulos GS. Mechanisms and treatment of late-life depression. Transl Psychiatry. 2019;9(1):188.
4. Almeida OP, Hankey GJ, Yeap BB, Golledge J, Flicker L. Older men with bipolar disorder: Clinical associations with early and late onset illness. Int J Geriatr Psychiatry. 2018;33(12):1613-1619.
5. American Psychiatric Association. Diagnostic and statistical manual of mental disorders, 5. ed.--Text Revision (DSM5-TR). Washington: American Psychiatric Association; 2022.
6. Arnold I, Dehning J, Grunze A, Hausmann A. Old age bipolar disorder: epidemiology, aetiology and treatment. Medicina (Kaunas). 2021;57(6):587.
7. Bartova L, Dold M, Fugger G, Kautzky A, Mitschek MMM, Weidenauer A, et al. Sex-related effects in major depressive disorder: results of the European Group for the Study of Resistant Depression. Depress Anxiety. 2021;38(9):896-906.
8. Brown L, Hunter MS, Chen R, Crandall CJ, Gordon JL, Mishra GD, et al. Promoting good mental health over the menopause transition. Lancet. 2024;403(10430):969-983.
9. Carvalho Silva R, Pisanu C, Maffioletti E, Menesello V, Bortolomasi M; PROMPT consortium; Gennarelli M, Baune BT, Squassina A, Minelli A. Biological markers of sex-based differences in major depressive disorder and in antidepressant response. Eur Neuropsychopharmacol. 2023;76:89-107.
10. Cary E, Simpson P. Premenstrual disorders and PMDD: a review. Best Pract Res Clin Endocrinol Metab. 2024;38(1):101858.
11. Chaudhry AB, Reisner SL. Disparities by sexual orientation persist for major depressive episode and substance abuse or dependence: Findings from a national probability study of adults in the United States. LGBT Health. 2019;6(5):261-266.
12. Di Benedetto MG, Landi P, Mencacci C, Cattaneo A. Depression in women: Potential biological and sociocultural factors driving the sex effect. Neuropsychobiology. 2024;83(1):2-16.
13. Duralde ER, Sobel TH, Manson JE. Management of perimenopausal and menopausal symptoms. BMJ. 2023;382:e072612.
14. Evans-Polce RJ, Kcomt L, Veliz PT, Boyd CJ, McCabe SE. Alcohol, tobacco, and comorbid psychiatric disorders and associations with sexual identity and stress-related correlates. Am J Psychiatry. 2020;177(11):1073-1081.
15. Fernandez-Rodrigues V, Sanchez-Carro Y, Lagunas LN, Rico-Uribe LA, Pemau A, Diaz-Carracedo P, et al. Risk factors for suicidal behaviour in late-life depression: a systematic review. World J Psychiatry. 2022;12(1):187-203.
16. Gallagher D, Mhaolain AN, Greene E, Walsh C, Denihan A, Bruce I, et al. Late life depression: a comparison of risk factors and symptoms according to age of onset in community dwelling older adults. Int J Geriatr Psychiatry. 2010;25(10):981-7.
17. Gmelin JH, De Vries YA, Baams L, Aguilar-Gaxiola S, Alonso J, Borges G, et al.; WHO World Mental Health Survey collaborators. Increased risks for mental disorders among LGB individuals: cross-national evidence from the World Mental Health Surveys. Soc Psychiatry Psychiatr Epidemiol. 2022;57(11):2319-2332.
18. Hogervorst E, Craig J, O'Donnell E. Cognition and mental health in menopause: a review. Best Pract Res Clin Obstet Gynaecol. 2022;81:69-84.
19. Indirli R, Lanzi V, Arosio M, Mantovani G, Ferrante E. The association of hypogonadism with depression and its treatments. Front Endocrinol (Lausanne). 2023;14:1198437.
20. Kendler KS, Gardner CO. Sex differences in the pathways to major depression: a study of opposite--sex twin pairs. Am J Psychiatry. 2014;171(4):426-35.
21. Kim JH, Cho MJ, Hong JP, Bae JN, Cho SJ, Hahm BJ, et al. Gender differences in depressive symptom profile: results from Nationwide General Population Surveys in Korea. J Korean Med Sci. 2015;30(11):1659-66.

22. Lavin P, Buck G, Almeida OP, Su CL, Eyler LT, Dols A, et al.; GAGE-BD Investigators. Clinical correlates of late-onset versus early-onset bipolar disorder in a global sample of older adults. Int J Geriatr Psychiatry. 2022;37(12).
23. Li S, Zhang X, Cai Y, Zheng L, Pang H, Lou L. Sex difference in incidence of major depressive disorder: an analysis from the Global Burden of Disease Study 2019. Ann Gen Psychiatry. 2023;22(1):53.
24. Mikkelsen C, Larsen MAH, Sørensen E, Hansen TF, Mikkelsen S, Erikstrup C, et al. Prevalence of major depressive disorder in 51,658 otherwise healthy adult Danes: Sex differences in symptomatology and prediction of future anti-depressive medication. Psychiatry Res. 2022;318:114944.
25. Monteleone P, Mascagni G, Giannini A, Genazzani AR, Simoncini T. Symptoms of menopause: global prevalence, physiology and implications. Nat Rev Endocrinol. 2018;14(4):199-215.
26. Mossaheb N, Weissgram S, Zehetmayer S, Jungwirth S, Rainer M, Tragl KH, Fischer P. Late-onset depression in elderly subjects from the Vienna Transdanube Aging (VITA) study. J Clin Psychiatry. 2009;70(4):500-8.
27. Rong J, Cheng P, Li D, Wang X, Zhao D. Global, regional, and national temporal trends in prevalence for depressive disorders in older adults, 1990-2019: Na age-period-cohort analysis based on the global burden of disease study 2019. Ageing Res Rev. 2024;100:102443.
28. Sha F, Chang Q, Zhao Z, Cai Z, Li B, Wu D, Yu X, Yip P, Canetto S. Absolute and age-relative suicide-rates for women and men age 60 years and older, at the global, region, and nation level, 1990-2019: a systematic analysis of the Global Burden of Disease Study 2019 data. 2024.
29. Shaikh A, Kamble P, Daulatabad V, Singhal A, Madhusudhan U, John NA. Mental health challenges within the LGBTQ community: A societal imperative. J Family Med Prim Care. 2024;13(9):3529-3535.
30. Sharma A, Davies R, Kapoor A, Islam H, Webber L, Jayasena CN. The effect of hormone replacement therapy on cognition and mood. Clin Endocrinol (Oxf). 2023;98(3):285-295.
31. Soares CN. Menopause and mood: The role of estrogen in midlife depression and beyond. Psychiatr Clin North Am. 2023;46(3):463-473.
32. Steffens DC. Treatment-resistant depression in older adults. N Engl J Med. 2024;390(7):630-639.
33. Teixeira AL, Almeida OP, Lavin P, Barbosa IG, Alda M, Altinbas K, et al. Physical comorbidities of older age bipolar disorder (OABD) patients: A global replication analysis of prevalence and sex differences. Gen Hosp Psychiatry. 2024;90:6-11.
34. The North American Menopause Society. "The 2022 Hormone Therapy Position Statement of The North American Menopause Society" Advisory Panel. The 2022 hormone therapy position statement of The North American Menopause Society. Menopause. 2022;29(7):767-794.
35. Vigod SN, Frey BN, Clark CT, Grigoriadis S, Barker LC, Brown HK, et al. Canadian Network for Mood and Anxiety Treatments 2024 Clinical practice guideline for the management of perinatal mood, anxiety, and related disorders: Guide de pratique 2024 du Canadian Network for Mood and Anxiety Treatments pour le traitement des troubles de l'humeur, des troubles anxieux et des troubles connexes périnatals. Can J Psychiatry. 2025:7067437241303031.
36. Walter HJ, Abright AR, Bukstein OG, Diamond J, Keable H, Ripperger-Suhler J, Rockhill C. Clinical practice guideline for the assessment and treatment of children and adolescents with major and persistent depressive disorders. J Am Acad Child Adolesc Psychiatry. 2023;62(5):479-502.
37. Wang W, Liang W, Sun C, Liu S. Sex differences in depression: Insights from multimodal gray matter morphology and peripheral inflammatory factors. Int J Mol Sci. 2024;25(24):13412.
38. Wang X, Rao W, Chen X, Zhang X, Wang Z, Ma X, Zhang Q. The sociodemographic characteristics and clinical features of the late-life depression patients: results from the Beijing Anding Hospital mental health big data platform. BMC Psychiatry. 2022;22(1):677.
39. Williams AJ, Jones C, Arcelus J, Townsend E, Lazaridou A, Michail M. A systematic review and meta-analysis of victimisation and mental health prevalence among LGBTQ+ young people with experiences of self-harm and suicide. PLoS One. 2021;16(1):e0245268

11

Seguindo em frente e prevenindo recaídas

"O objetivo é viver uma vida real – não almejar uma vida sem sentimentos negativos."

Robert L. Leahy

Ao longo da nossa jornada de aprofundamento na compreensão da depressão, apresentamos um panorama conceitual, ensinamos diversas ferramentas e estratégias úteis para o manejo de pensamentos, emoções e comportamentos atrelados a esse quadro. Nosso objetivo, neste capítulo, é apresentar uma via para manutenção dos ganhos obtidos ao longo do tratamento de um quadro depressivo, aliada a um trabalho de prevenção de recaídas, elemento crucial no tratamento da depressão. O objetivo não é eliminar completamente a possibilidade de momentos difíceis, mas sim ter habilidades para lidar com eles de modo eficaz. O progresso de qualquer tratamento em saúde mental não é linear; podemos fazer o paralelo com um gráfico, em que a linha de melhora sobe gradualmente, mas com alguns altos e baixos ao longo do tempo. Esses momentos de baixa são normais e esperados. O importante é como lidar com eles de maneira adaptada e atuar para que não se prolonguem ou piorem.

A recuperação da depressão não termina quando os sintomas diminuem. Na verdade, é nesse momento que começa uma fase crucial: aprender a conviver com o transtorno e prevenir recaídas. Este capítulo é dedicado a explorar o conceito de melhora no contexto da saúde mental e fornecer ferramentas práticas e estratégias eficazes para manter o bem-estar a longo prazo, com especial atenção à identificação precoce dos sinais de recaída, ajustes no plano de tratamento, construção de uma rede de apoio e práticas contínuas de autocuidado.

GLOSSÁRIO DA RECUPERAÇÃO: TERMOS ÚTEIS

Na prática clínica e na literatura especializada, é crucial compreender as diferentes etapas que marcam a evolução dos transtornos mentais. Podemos distinguir quatro estágios fundamentais.

- Remissão: corresponde ao período em que os sintomas do episódio agudo cessam, permitindo que o indivíduo retorne ao funcionamento habitual. Quando isso ocorre sem intervenção – por exemplo, em casos leves de depressão –, fala-se em remissão espontânea.
- Recuperação: representa a consolidação da remissão, mantida por um período prolongado (geralmente 12 meses). É a fase em que o paciente não apenas está assintomático, mas também reconstrói sua vida sem recidivas, indicando estabilidade clínica duradoura.
- Recaída*:* refere-se ao retorno dos sintomas durante o primeiro ano da fase de remissão ou, ainda, após melhora parcial, muitas vezes vinculado à interrupção precoce do tratamento ou a fatores estressores externos.
- Recorrência: diferencia-se da recaída por ocorrer após a recuperação completa, caracterizando um novo episódio da doença. Por exemplo, um paciente que, após anos estável, desenvolve novamente sintomas depressivos em resposta a um trauma recente.

Essa distinção não é meramente acadêmica: orienta decisões terapêuticas (como a duração do uso de antidepressivos) e ajuda a dimensionar o risco individual, permitindo intervenções preventivas mais precisas (Dalgalarrondo, 2018). Entender esses conceitos é essencial para desmistificar a ideia de que transtornos mentais são condições estáticas, quando têm natureza dinâmica e possibilidade de manejo.

A depressão não é uma condição invariavelmente recorrente. Em amostras clínicas (ou seja, com pessoas que procuram tratamento especializado), as taxas de recorrência após um primeiro episódio depressivo podem chegar a 60% ou mais, aumentando ainda mais conforme o número de episódios prévios. Em estudos populacionais (que incluem pessoas da comunidade em geral), o cenário é diferente: aproximadamente 50 a 60% das pessoas que vivenciam um episódio depressivo maior nunca terão outro episódio ao longo da vida (Monroe; Harkness, 2022). Isso significa que, para muitas pessoas, a depressão pode ser um evento único, e não necessariamente uma condição crônica ou recorrente. Essa distinção é fundamental para compreendermos a diversidade de trajetórias possíveis e para evitar generalizações que podem aumentar o estigma ou o pessimismo em relação ao prognóstico da depressão.

Ainda não é possível prever com precisão, no primeiro episódio depressivo, qual trajetória cada pessoa seguirá. Duas teorias ajudam a entender essa dinâmica: a sensibilização ao estresse, que sugere que cada episódio depressivo torna o indivíduo mais vulnerável a novos gatilhos, como se o "limiar" para a depressão diminuísse com o tempo (Stroud, 2019), e os modelos de duplo caminho, que propõem que fatores biológicos e psicossociais determinam trajetórias distintas. Enquanto alguns desenvolvem uma sensibilidade crônica a estressores, outros recuperam-se completamente sem recidivas (Monroe; Harkness, 2005). Essa distinção reforça a necessidade de abordagens personalizadas, que considerem desde marcadores biológicos (p. ex.: atividade do eixo HPA) até contextos sociais (p. ex.: suporte familiar). A compreensão desses mecanismos é essencial para desenvolver estratégias preventivas eficazes e reduzir o impacto da depressão a longo prazo.

É um desafio para a comunidade científica desenvolver modelos prognósticos para recidiva da depressão. Diferentes ferramentas buscam integrar fatores clínicos, biológicos e psicossociais em equações matemáticas que estimam o risco individual. Variáveis como sintomas residuais, histórico de episódios anteriores, comorbidades (p. ex.: ansiedade), eventos estressores recentes e níveis de suporte social são consideradas, e alguns estudos exploram também marcadores biológicos (como desregulação do eixo HPA) e padrões cognitivos (ruminação). No entanto, não há um modelo definitivo para uso clínico; as ferramentas atuais têm baixa acurácia, problemas de calibração (subestimando ou superestimando riscos reais) e falhas metodológicas são frequentes: amostras pequenas, falta de validação externa, definições inconsistentes de "recaída" e manejo inadequado de dados faltantes (Moriarty et al., 2021). A heterogeneidade da depressão – com subtipos distintos e trajetórias variáveis – também dificulta a criação de um modelo universal.

Embora não consigamos prever com precisão quem enfrentará recorrência da depressão, isso não significa que nada possa ser feito. É possível adotar estratégias práticas para identificar sinais precoces de recaída e agir proativamente, utilizando técnicas como as propostas neste livro, para reconhecer padrões sutis que antecedem crises. Um plano de ação personalizado transforma o indivíduo em agente ativo da própria recuperação. A chave está na auto-observação compassiva e na resposta rápida, usando as ferramentas que já temos – enquanto a ciência avança na busca por respostas mais precisas.

SINAIS E SINTOMAS PRODRÔMICOS: SINAIS PRECOCES DE PIORA

Sintomas prodrômicos na depressão referem-se a sinais e sintomas que surgem antes do episódio depressivo propriamente dito, funcionando como indicadores precoces de que o transtorno pode se desenvolver. Esses sintomas podem incluir alterações sutis no humor, ansiedade, irritabilidade, distúrbios do sono, dificuldades de concentração e queixas somáticas, entre outros. Reconhecê-los é importante, porque permite uma perspectiva longitudinal do transtorno, antecipando sua evolução e possibilitando intervenções mais precoces e preventivas. Ao identificar o estágio prodrômico, é possível mitigar a gravidade do episódio depressivo, melhorar os prognósticos e promover estratégias de manejo que podem reduzir a recorrência e o sofrimento associado (Benasi et al., 2021).

Imaginemos nossa saúde mental como um jardim. Assim como um jardineiro atento nota as primeiras folhas amareladas ou os sinais de pragas, o ideal é que aprendamos a reconhecer os primeiros indícios de uma possível recaída depressiva. Ao descrevermos sinais e sintomas prodrômicos, conceitualizamos como as características que aparecem antes do quadro. Contudo, em se tratando de um transtorno crônico, é possível que diferentes episódios depressivos se constituam e se atenuem ao longo da vida dos indivíduos acometidos por transtornos depressivos.

A habilidade de reconhecer tais sinais é fundamental para intervir precocemente e manter a estabilidade emocional de um indivíduo que já recebeu o tratamento, porém periga vivenciar um novo quadro de piora. Estar atento a mudanças sutis no humor, padrões de sono, apetite, níveis de energia e pensamentos é crucial. O acompanhamento regular de sintomas e fatores desencadeantes (os "gatilhos") pode ser feito por meio de um diário do estado do "jardim mental". Perguntas do tipo: "Como estou me sentindo hoje? E em comparação com a semana passada? Houve mudanças significativas no meu sono, apetite ou nível de energia? Quais pensamentos e emoções tenho experimentado com mais frequência?". Essas observações, quando avaliadas regularmente, podem elucidar a emergência de padrões sutis. Perceber maior isolamento, evitação de atividades outrora prazerosas, pensamentos negativos persistentes ou alterações no sono e no apetite é um sinal de alerta relevante.

Exemplos de sinais de alerta:

- Padrões de pensamento: "Estou começando a achar que nada vale a pena".
- Comportamentos: isolamento social progressivo, negligência com autocuidado.
- Sintomas físicos: fadiga persistente, alterações no apetite ou sono.

As ferramentas incluídas neste livro serão úteis no momento de prevenção de recaídas. O uso regular destas previne a surpresa de um novo episódio depressivo. Registrar e avaliar os eventos do dia a dia que podem estar associados às flutuações de humor (p. ex.: conflitos no trabalho) também é útil, para identificação de correlações entre certos eventos (gatilhos) e flutuações de humor, permitindo a tomada de medidas preventivas.

Não se deve deixar de olhar para o que está bom! Ao notar uma melhora no humor, é útil se perguntar: o que eu fiz diferente esta semana? Talvez o indivíduo tenha se exercitado mais, socializado ou praticado técnicas de reestruturação cognitiva. Reconhecer seu papel ativo na melhora é importante, pois isso motiva a continuidade do uso das estratégias aprendidas, além de fornecer dicas valiosas sobre o que fazer quando não estiver se sentindo tão bem.

AJUSTANDO O PLANO DE TRATAMENTO

O tratamento da depressão não é estático; ele evolui conforme as necessidades do paciente mudam. A psicoterapia – quando consideramos abordagens com evidências científicas – deve ter começo, meio e fim, e será estruturada a depender do caso e conforme o paciente estiver pronto. A Terapia Cognitivo-Comportamental (TCC), por exemplo, é estruturada em um plano de tratamento, guiada por uma formulação individualizada do caso, oferecendo vantagens fundamentais para a eficácia clínica. O processo começa com uma avaliação detalhada, que permite ao terapeuta compreender os mecanismos que causam e mantêm os sintomas do paciente, resultando na elaboração de uma hipótese explicativa e de um plano de intervenção personalizado. Diferentemente de abordagens padronizadas ou indefinidas, esse modelo permite adaptar as técnicas às necessidades específicas de cada pessoa, integrando intervenções validadas pela ciência de acordo com o contexto individual. Ao longo do tratamento, o progresso é monitorado sistematicamente por meio de *feedback* do paciente e escalas de sintomas, possibilitando ajustes dinâmicos na abordagem sempre que necessário. Isso garante que o foco permaneça nos mecanismos centrais do sofrimento, reduzindo o risco de divagações improdutivas e aumentando a eficiência do processo terapêutico, além de fornecer critérios claros para avaliar o progresso e definir o momento adequado para a alta (Dobson, 2021). Dessa forma, a TCC estruturada não apenas potencializa os resultados e otimiza o tempo de tratamento, mas também oferece ao paciente um caminho mais direto e sustentável para a recuperação e o autogerenciamento de sua saúde mental.

O atendimento psiquiátrico pode ter continuidade ou não depois da estabilização de um episódio, e isso também será avaliado individualmente. No entanto, por não falarmos em cura de um transtorno e sim em remissão, talvez seja necessário, em algum momento da vida, voltar a ter o acompanhamento da equipe de saúde mental, seja com sessões de reforço da psicoterapia ou mesmo pela necessidade de manter o uso contínuo de um remédio psiquiátrico. Não se trata de um retrocesso, mas sim de encontrar o que melhor funciona para cada pessoa (exemplo na Tabela 1).

TABELA 1

Estágio	Ação terapêutica	Exemplo prático
Estável	Manter sessões quinzenais e planejar alta.	Continuar terapia com foco na manutenção de hábitos saudáveis.
Crise	Aumentar a frequência para 2x por semana.	Incluir técnicas de regulação emocional para controle imediato.
Pós-crise	Revisar a medicação com o psiquiatra.	Ajustar a dose da medicação após um episódio depressivo sazonal.

Sessões de acompanhamento, agendadas após o processo de alta, servem para que os profissionais acompanhem o progresso do paciente, os sintomas atuais (se houverem) e o ressurgimento de padrões disfuncionais (como, por exemplo, a esquiva comportamental), e ajudem no manejo de problemas pontuais, geralmente retomando estratégias já aprendidas durante o tratamento (Beck, 2021). Durante essas sessões, é importante a franqueza sobre quaisquer mudanças relevantes na rotina e no humor de modo geral. Ajustes na medicação psiquiátrica são comuns e podem fazer uma grande diferença na qualidade de vida. É importante comunicar abertamente quaisquer sintomas novos ou recorrentes, bem como mudanças em padrões de sono, apetite, níveis de energia e pensamentos. Conforme a terapia psicológica progride, o foco pode mudar de gerenciamento de crises para desenvolvimento de resiliência a longo prazo. O terapeuta pode introduzir novas técnicas, como *mindfulness*, reestruturação cognitiva ou treinamento de habilidades sociais. As ferramentas adquiridas durante o tratamento não são apenas para um momento de crise, mas para toda a vida. Elas podem ser aplicadas em diversas situações, para manejar os mais diversos problemas.

O espaçamento ou finalização do tratamento pode gerar ansiedade, mas é uma oportunidade valiosa para a prática das habilidades de forma mais independente. Ao sentir preocupação com essa mudança, o paciente pode listar as vantagens e desvantagens de espaçar ou finalizar suas sessões e discutir com os profissionais que o acompanham. Algumas vantagens incluem a chance de usar e aprimorar as ferramentas aprendidas, a oportunidade de investir o tempo e os recursos financeiros em outras áreas da vida, e assim por diante. As desvantagens podem incluir o desamparo percebido ao enfrentar uma situação difícil sem acompanhamento. Por isso, preparar-se para possíveis retrocessos é crucial.

Imagine um cenário em que você tem uma semana difícil. O que passaria pela sua cabeça? Talvez pensamentos como "Não estou melhorando" ou "A terapia não funcionou". É importante ter um plano para responder a esses pensamentos. Como você responderia a eles? Como refutá-los?

Criar um plano de ação personalizado ou um plano de segurança para momentos difíceis é bastante útil. Uma dica útil a ser considerada é manter sessões regulares de "autoterapia". Para tal, é preciso reservar um tempo para revisar a semana, identificar problemas que surgiram, planejar como lidar com desafios futuros e definir pequenas metas para si mesmo. Isso ajuda a manter as habilidades atualizadas e prontas para uso. A jornada para gerenciar a depressão é contínua, contudo, com as ferramentas certas é possível atravessá-la muito bem equipado para enfrentar os altos e baixos da vida. Mantenha-se vigilante, pratique o autocuidado e não hesite em buscar ajuda adicional quando necessário.

LUTO COMO SINAL DE ALERTA

O luto é uma resposta natural diante de perdas importantes, como a morte de um ente querido, o término de um relacionamento ou a perda de um emprego. Trata-se de um processo emocional intenso, mas geralmente transitório, em que a tristeza está diretamente ligada à ausência do que foi perdido e tende a diminuir com o tempo, manifestando-se em ondas e sendo acompanhada de lembranças e saudade. Já a depressão, conforme exposto nos capítulos anteriores, é um processo complexo que extrapola o contexto de uma perda pontual e se estende para outras áreas da vida.

Enquanto o luto costuma preservar a autoestima e o desejo de se reconectar com o que foi perdido, a depressão frequentemente traz sentimentos de culpa generalizada e pensamentos negativos sobre si mesmo e o futuro. Vale lembrar que, embora o luto intenso possa ser um fator de risco para o desenvolvimento de um novo episódio depressivo, especialmente em pessoas com histórico prévio, nem todo luto evolui para depressão. Ainda assim, um paciente recuperando-se de um episódio depressivo deve manter-se atento ao experienciar uma perda significativa, porque esse fator situacional pode atuar como um desencadeante de uma piora geral de seus sintomas.

É possível o surgimento do transtorno do luto prolongado (TLP), condição relacionada ao trauma da vivência de um luto, caracterizada pela reação intensa e persistente ao acontecimento, que ultrapassa os padrões culturais e temporais considerados normais. Enquanto o luto é uma resposta natural à perda, o TLP se destaca por sua duração prolongada e impacto incapacitante (APA, 2023). Para avaliar esse transtorno, são considerados os seguintes critérios diagnósticos:

1. Duração mínima:
   Em adultos: sintomas persistem por pelo menos 12 meses após a morte.
   Em crianças/adolescentes: mínimo de 6 meses.
2. Sintomas centrais:
   Saudade intensa ou preocupação obsessiva com a pessoa falecida (presente quase diariamente).
   Três ou mais dos seguintes sintomas:
   - Desconexão identitária ("parte de mim morreu").
   - Incredulidade sobre a morte (negação persistente).
   - Evitação de lembranças ou situações que remetam à perda.
   - Dor emocional profunda (raiva, culpa, amargura).
   - Dificuldade em retomar relacionamentos ou atividades cotidianas.
   - Embotamento afetivo (incapacidade de sentir emoções positivas).
   - Sensação de vida sem sentido.
   - Solidão extrema vinculada à ausência do falecido.

3. Os sintomas interferem significativamente na vida social, profissional ou pessoal.
4. A intensidade e a duração ultrapassam expectativas sociais, religiosas ou culturais.

Imagine Maria, que perdeu o marido há 18 meses. Ela ainda chora diariamente, evita visitar lugares que frequentavam juntos e sente que "nada faz sentido sem ele". Recusou convites de amigos e abandonou *hobbies*. Seu caso ilustra o TLP: a fixação na perda e a incapacidade de se reintegrar à vida ultrapassam o luto saudável. Já Antônio, que perdeu a mãe há 8 meses, sente saudades intensas em datas especiais, mas consegue trabalhar e se relacionar. Seu processo é de luto normal. Em contraste, Cláudia, diagnosticada com depressão, relata "não ver propósito em nada", mesmo sem perdas recentes. Seu sofrimento é difuso, não vinculado a uma pessoa específica. É importante um diagnóstico diferencial bem conduzido nesses casos, para orientar um tratamento específico ao transtorno em questão. Embora a situação de luto prolongado possa confundir-se com um episódio depressivo, existem importantes diferenças conceituais, o que reforça a necessidade de consultar um profissional de saúde na presença de sintomas que gerem sofrimento ou prejuízo funcional, independentemente do fator que os desencadeou.

Em suma, após uma perda significativa, é fundamental prestar atenção aos sinais de piora e cuidar dos fatores controláveis, como manter uma rotina saudável, buscar apoio social, cuidar do sono e da alimentação. Essas atitudes ajudam a atravessar o processo de luto de forma mais adaptativa e podem ser decisivas para evitar que a tristeza se transforme em um quadro mais grave.

CONSTRUINDO E MANTENDO UMA REDE DE APOIO

A jornada para superar a depressão não precisa ser solitária. Na verdade, construir e manter uma rede de apoio sólida pode ser um dos fatores mais importantes na sua recuperação e prevenção de recaídas, afinal, o isolamento pode ser um terreno fértil para pensamentos depressivos. Ter pessoas com quem podemos compartilhar sentimentos, pensamentos e experiências pode ajudar a nos sentirmos compreendidos, valorizados e conectados.

O ser humano é, por natureza, uma criatura social. A necessidade de conexão social é tão fundamental à experiência humana quanto a fome ou a dor física; nossas conexões com os outros não são apenas agradáveis – elas são essenciais para nossa saúde mental e bem-estar geral. A solidão funciona como um alarme biológico: assim como a dor física nos protege de perigos ambientais, a dor social do isolamento surge para nos alertar sobre o risco de permanecermos desconectados do grupo, o que historicamente representava ameaça à sobrevivência. A solidão não é apenas a ausência de companhia, mas uma experiência multifacetada que envolve sentimentos de vazio, abandono, tristeza, vergonha e desesperança, além de uma avaliação subjetiva da qualidade e quantidade dos vínculos sociais (Cacioppo; Patrick, 2008). Quando a solidão se torna crônica, ela altera a forma como percebemos e interpretamos o mundo social, tornando-nos mais vigilantes a ameaças, menos confiantes e mais propensos a interpretar situações neutras como rejeição ou hostilidade. Isso pode gerar um ciclo de retraimento, autodefesa e dificuldade de formar novas conexões, perpetuando o sofrimento.

A literatura mostra que o isolamento social e a solidão estão associados a uma série de prejuízos à saúde física e mental. Estudos indicam que pessoas socialmente isoladas apresentam maior risco de mortalidade, desenvolvimento de doenças cardiovasculares, obesidade, declínio cognitivo, progressão de demências, depressão e ansiedade. Mecanismos neurobiológicos explicam parte desse impacto: a solidão crônica ativa o eixo hipotálamo-hipófise-adrenal (HPA), eleva a resistência vascular, aumenta a atividade inflamatória e os hormônios do estresse, prejudicando o sono, a imunidade e até a expressão genética (Yanguas et al., 2018). Além disso, o isolamento pode comprometer a autorregulação emocional, criando um ciclo negativo que aprofunda ainda mais a desconexão.

Quando alguém está lutando contra a depressão, pode ser tentador se isolar. No entanto, é justamente nesses momentos que o apoio social se torna ainda mais crucial. Conexões sociais autênticas funcionam como um verdadeiro fator de proteção para a saúde mental; pessoas com boas redes de apoio vivem mais, têm menor risco de adoecimento e se recuperam melhor de adversidades. Estudos longitudinais mostram que adultos com bons vínculos sociais têm até 50% mais chance de sobreviver em comparação a pessoas isoladas, e que o casamento ou a presença de um parceiro estável pode reduzir o risco de mortalidade em 9 a 15% (Rizzuto e Fratiglioni, 2014). Além disso, para aqueles que já estão enfrentando a depressão, o apoio social pode acelerar a recuperação e reduzir o risco de recaídas.

Pense na sua rede de apoio como um sistema imunológico emocional. Assim como seu corpo precisa de defesas contra doenças físicas, sua mente precisa de proteção contra o estresse emocional e os pensamentos negativos que podem desencadear ou agravar a depressão.

INCLUINDO AMIGOS, FAMILIARES E COLEGAS

A rede de apoio mais imediata de um indivíduo provavelmente consiste em pessoas que já fazem parte de sua vida: amigos, familiares e colegas. No entanto, incluí-los na jornada de recuperação requer cuidado e consideração. O momento certo para compartilhar a luta contra a depressão é uma decisão pessoal. Alguns sinais de que pode ser hora de abrir-se incluem:

- Quando a pessoa se sente sobrecarregada e precisa de ajuda prática.
- Quando o isolamento está piorando os sintomas.
- Quando há um sentimento de prontidão para falar sobre a experiência.
- Quando se percebe que alguém próximo notou mudanças no comportamento.

Para incluir pessoas na rede de apoio ao lidar com a depressão, é importante ser claro sobre as necessidades: explicar especificamente como essas pessoas podem ajudar, seja ouvindo sem julgar, ajudando com tarefas práticas ou simplesmente passando tempo junto. Muitas pessoas têm conceitos errados sobre depressão, então compartilhar informações confiáveis para ajudá-las a entender melhor o que está sendo vivenciado é uma boa estratégia. É importante ter em mente que algumas pessoas podem não reagir da maneira esperada inicialmente. Deve-se dar-lhes tempo para processar e aprender, respeitando o limite de cada um. Nem sempre o outro pode oferecer o apoio que gostaríamos de receber.

Construir uma rede de apoio é apenas o primeiro passo, já que a manutenção dessa rede requer esforço contínuo. O contato regular, mesmo quando não houver disposição para interações sociais, é importante. Relacionamentos são vias de mão dupla; estar presente é parte inegociável para garantir a presença do outro. A honestidade ao compartilhar altos e baixos é possível. A autenticidade fortalece os relacionamentos, além de dar espaço para desabafar quando algo sair dos trilhos. É essencial exercitar a gratidão e agradecer às pessoas que oferecem apoio. Isso não apenas fortalece os laços, mas também ajuda a reconhecer o suporte que está sendo recebido. Quando houver capacidade, oferecer apoio aos outros pode aumentar a autoestima e proporcionar um senso de propósito.

Construir e manter uma rede de apoio é um processo contínuo. Haverá momentos em que a pessoa se sentirá mais conectada do que em outros, e isso é normal. O importante é continuar fazendo esforços consistentes para nutrir as conexões sociais. Reavaliar periodicamente também é um movimento válido. As pessoas que participam da sua vida atualmente estão "na mesma página"? Esses relacionamentos fazem bem? Todo indivíduo tem o direito de escolher quem entra, quem permanece e quem sai de sua vida. É importante revisar regularmente se a rede de apoio atende às necessidades existentes.

Ao cultivar relacionamentos significativos e criar um sistema de suporte confiável, um indivíduo fortalece sua resiliência e aumenta as chances de uma recuperação duradoura. As relações sociais são extremamente protetivas para a manutenção de uma boa saúde mental.

MANTENDO UMA ROTINA ANTIDEPRESSIVA

Durante o tratamento da depressão, o paciente aprende a colocar em prática uma rotina antidepressiva. Além da adesão correta aos medicamentos, é preciso ter alimentação equilibrada, praticar exercícios físicos constantemente, ter sono regrado e de qualidade e manter-se socialmente ativo (falamos bastante sobre esses pilares da saúde mental ao longo da leitura, especialmente no Capítulo 8). No entanto, é comum o movimento de deixar os bons hábitos de lado quando as coisas estão indo bem.

O exemplo de Jair: Jair buscou a terapia aos 52 após perceber-se deprimido. Foi um paciente dedicado e realmente se engajou no processo. Conseguiu voltar a trabalhar e ter uma vida satisfatória, colocando em prática tudo o que aprendeu sobre seu transtorno. Ao perceber-se bem, no entanto, voltou a alguns hábitos antigos, parou de se exercitar com a regularidade necessária e decidiu suspender a medicação de uso contínuo antes da recomendação de seu psiquiatra. Com isso, aos poucos sua rotina foi saindo dos eixos, levando-o a um estado de humor rebaixado. Ele chegou a pensar: "acho que a terapia não serviu para coisa nenhuma", mas lembrou-se de tudo o que aprendeu durante seu tratamento e conseguiu colocar em prática as habilidades necessárias para voltar a se sentir bem.

Após a finalização do tratamento, é importante manter em dia alguns cuidados ativos para manter-se bem e estável. Geralmente, esses cuidados são ensaiados junto ao terapeuta, e constituem estratégias de autogerenciamento. Essas estratégias são fundamentais para pessoas com depressão, porque permitem que o próprio paciente assuma um papel ativo no cuidado com sua saúde mental, especialmente diante da imprevisibilidade dos sintomas e das limitações dos modelos tradicionais de acompanhamento clínico. Quando bem implementadas, trazem benefícios concretos: reduzem a gravidade e a duração das recaídas, melhoram a qualidade de vida, aumentam a sensação de autoeficácia e autonomia, e diminuem a necessidade de hospitalizações. Além disso, o autogerenciamento contribui para a prevenção da cronificação da doença, favorecendo intervenções precoces e comportamentais que interrompem ciclos negativos (Dineen-Griffin et al., 2019).

Entre as principais estratégias de autogerenciamento destacam-se: o monitoramento contínuo do humor (por meio de diários ou aplicativos), o desenvolvimento de um plano de ação personalizado (com cartões de enfrentamento e contatos de emergência), a psicoeducação para reconhecer sinais de alerta e fatores de risco, o fortalecimento da rede de apoio social e a manutenção de hábitos saudáveis como sono, alimentação equilibrada e exercícios físicos regulares. Outras estratégias eficazes incluem a aquisição de conhecimento sobre o transtorno, o estímulo à tomada de decisões, o uso de planos de ação para situações de piora, a prática de habilidades de resolução de problemas e o manejo do estresse. Essas técnicas, quando adaptadas às necessidades individuais, promovem uma abordagem mais sustentável e colaborativa entre paciente e profissionais de saúde, tornando o tratamento mais eficiente e centrado na pessoa.

Manter-se em remissão sintomática exige constante vigilância de nossos hábitos e estilo de vida. Além da parte prática, é preciso manter-se em contato com nossos valores e objetivos, lembrando sempre dos motivos pelos quais seguimos em frente. Valores são direções escolhidas livremente que conferem sentido e propósito à vida, funcionando como uma espécie de bússola interna que orienta as escolhas e ações cotidianas. Mais do que palavras ou conceitos abstratos, valores se manifestam na forma como vivemos e nos comportamos, refletindo aquilo que realmente importa para nós. A escolha dos valores é pessoal e deve ser feita com autenticidade, sem se basear em expectativas externas ou no que "deveria" ser valorizado. Eles diferem das metas, porque não têm um ponto final ou prazo para serem atingidos: enquanto uma meta é um objetivo específico – como concluir um curso ou economizar uma quantia de dinheiro –, um valor é a direção que orienta suas ações ao longo do caminho – como buscar aprendizado contínuo ou viver com generosidade (LeJeune; Luoma,

2019). Metas são marcos, valores são o rumo. Viver de acordo com seus valores proporciona mais coerência, motivação e satisfação, pois permite escolhas alinhadas com o caminho que o indivíduo deseja percorrer.

Muitas vezes, só nos damos conta do que valorizamos diante de uma crise ou perda significativa, quando a rotina é interrompida e somos convidados a refletir sobre o que queremos preservar ou transformar em nossas vidas. No entanto, é possível – e desejável – trazer essa clareza para o dia a dia, vivendo com intencionalidade mesmo sem a urgência de um evento marcante. Na terapia, explorar e colocar em prática os valores pessoais pode ser profundamente transformador: ao alinhar comportamentos com aquilo que se considera importante, a pessoa constrói uma vida mais significativa, encontra motivação mais duradoura para enfrentar desafios e desenvolve maior flexibilidade diante das mudanças e obstáculos inevitáveis. Conhecer e viver seus valores, portanto, não só ajuda a superar dificuldades emocionais, mas também promove bem-estar e satisfação genuína ao longo da jornada.

A capacidade de viver de acordo com nossos valores está intimamente ligada ao conceito de flexibilidade psicológica, um dos pilares do bem-estar emocional e do sucesso terapêutico. Psicologicamente flexível é quem consegue adaptar seus comportamentos e pensamentos às demandas do momento presente, sem ficar preso a padrões rígidos ou reativo apenas a emoções e impulsos passageiros (LeJeune; Luoma, 2019). Em vez de agir automaticamente ou ser guiado apenas pelo desconforto do momento, a pessoa flexível é capaz de escolher respostas alinhadas com seus valores, mesmo diante de desafios, frustrações ou sentimentos desagradáveis. Essa habilidade envolve aceitar experiências internas difíceis, observar pensamentos sem se identificar completamente com eles, manter o foco no aqui e agora e agir de forma comprometida com o que realmente importa.

Na prática, a flexibilidade psicológica permite que persistamos ou mudemos de direção conforme a situação exige, sempre tendo como norte aquilo que dá sentido à nossa vida. Isso vai além de simplesmente buscar alívio do sofrimento: trata-se de construir uma vida com propósito, vitalidade e significado, mesmo diante das inevitáveis adversidades. Assim, valores deixam de ser apenas ideias e passam a ser direções vividas, que orientam decisões grandes e pequenas. Desenvolver flexibilidade psicológica é, portanto, fundamental para sair do "piloto automático" e viver de modo mais autêntico, engajado e satisfatório.

Definir valores é um processo de autoconhecimento que envolve identificar quais princípios e qualidades realmente importam para você e que gostaria de ver refletidos em suas atitudes e escolhas cotidianas. Para descobrir seus valores, vale refletir sobre situações em que você se sentiu realizado, orgulhoso ou profundamente tocado, ou ainda sobre comportamentos que admira em outras pessoas e gostaria de cultivar em si mesmo. Pergunte-se: o que é realmente importante para mim? O que me faz sentir que estou vivendo uma vida significativa?

Ao sair de um episódio depressivo, muitos relatam um alívio imenso e um nível altíssimo de satisfação até com as pequenas coisas, afinal, acabaram de emergir de uma caverna muito escura. Entretanto, ao longo do tempo, nos acostumamos em estar bem, muitas vezes desvalorizando a tranquilidade de um humor estável. Uma vida alinhada aos valores pessoais fortalece as emoções positivas e ajuda a manter a satisfação com a rotina do dia a dia. Ferramentas como um diário de gratidão também podem trazer uma percepção mais palpável das pequenas felicidades do dia a dia, e servir como ponto de apoio para os dias em que o humor rebaixado faz com que tudo pareça sem cor.

A gratidão pode ser compreendida tanto como um traço de personalidade – uma tendência mais ampla de perceber e valorizar aspectos positivos do mundo – quanto como um estado emocional momentâneo, experimentado ao reconhecer e apreciar algo bom que nos acontece. Intervenções com base em gratidão, como manter diários ou listas de agradecimentos, têm se mostrado simples de implementar e acessíveis para a maioria das pessoas, inclusive em contextos clínicos. Pesquisas apontam que a prática regular da gratidão está associada a benefícios consistentes para o bem-estar psicológico, incluindo maior satisfação com a vida, melhora do humor, aumento do afeto positivo e até mesmo pequenas reduções em sintomas de depressão e ansiedade (Dickens, 2017). Embora os efeitos não sejam necessariamente transformadores ou imediatos para todos, cultivar a gratidão pode contribuir para uma perspectiva mais otimista e resiliente diante dos desafios cotidianos. Por ser uma prática de baixo custo e fácil acesso, não há contraindicações para exercitá-la – e mesmo pequenas mudanças de perspectiva podem, com o tempo, trazer resultados significativos para a qualidade de vida.

CONCLUSÃO: CAMINHANDO PARA UMA VIDA COM MAIS SENTIDO E ESPERANÇA

A depressão é, antes de tudo, uma experiência humana complexa. Ao longo deste livro, exploramos suas múltiplas facetas: desde os mecanismos biológicos e psicológicos que a sustentam até as nuances culturais e sociais que a moldam. Compreendemos que a depressão não é fraqueza, falta de caráter ou simples tristeza passageira, mas um transtorno que exige atenção, cuidado e, acima de tudo, respeito. Se há uma mensagem que fica clara após esta jornada é que nenhuma depressão é igual à outra, e cada pessoa carrega em si uma história única que merece ser ouvida.

Saber identificar os sintomas, diferenciar a depressão de outras condições e reconhecer a importância do diagnóstico precoce são passos essenciais para interromper ciclos de sofrimento. Este livro trouxe ferramentas para que você, leitor, possa entender não apenas o que é a depressão, mas como ela se manifesta, por que persiste e de que formas pode ser enfrentada. A ciência nos mostra que intervenções com base em evidências – seja terapia cognitivo-comportamental, medicamentos, mudanças no estilo de vida ou suporte social – são eficazes, e podem ser adaptadas à realidade de cada indivíduo.

A depressão não é um destino imutável. Ela flutua, retrocede, avança e, muitas vezes, se camufla. Por isso, destacamos a importância de não subestimar sintomas leves ou normalizar a dor emocional. Como vimos, até mesmo quadros que não se encaixam perfeitamente em critérios diagnósticos podem minar a qualidade de vida. A mensagem é clara: todo desconforto merece cuidado.

Um dos maiores obstáculos no enfrentamento da depressão continua sendo o estigma. A ideia de que "é coisa da cabeça" ou que "bastaria pensar positivo" ainda persiste, alimentando vergonha e isolamento. No entanto, este livro também mostrou que é possível mudar essa narrativa. Ao falar abertamente sobre depressão, ao compartilhar histórias e ao buscar ajuda sem julgamentos, quebramos tabus e criamos redes de apoio.

Lembre-se: buscar ajuda não é sinal de fraqueza, mas de coragem. Seja por meio da psicoterapia, do acompanhamento psiquiátrico ou do conhecimento (p. ex.:, por essa leitura), cada passo em direção ao tratamento é um ato de resiliência. E para aqueles que acompanham alguém com depressão, a lição é igualmente valiosa: escutar sem julgar, oferecer presença sem pressionar e respeitar o tempo do outro são formas poderosas de cuidado.

RECUPERAR A VIDA, UM PASSO DE CADA VEZ

As estratégias práticas apresentadas – desde a ativação comportamental até técnicas de *mindfulness* – não são "fórmulas mágicas", mas caminhos possíveis. Elas nos lembram que a recuperação muitas vezes começa com pequenas ações: um passeio ao ar livre, uma conversa honesta, um diário de gratidão ou a simples decisão de levantar-se da cama em um dia difícil.

A depressão pode fazer a vida parecer monocromática, mas cores ainda existem. Reencontrá-las exige paciência, persistência e, às vezes, a humildade de recomeçar. Por isso, reforçamos a importância de criar um plano de tratamento personalizado, que inclua não apenas profissionais de saúde, mas também *hobbies*, conexões significativas e metas realistas.

Avancemos com a certeza de que a depressão não define quem você é. Ela é uma parte da sua história, mas não a sua totalidade. Os capítulos sobre estilo de vida, prevenção de recaídas e ferramentas práticas reforçam que a saúde mental é uma construção diária, alimentada por escolhas conscientes e autocompaixão.

Para os momentos de crise, guarde consigo essa verdade: você não está sozinho. Milhões de pessoas ao redor do mundo travam batalhas semelhantes, e cada avanço na ciência, cada política pública mais inclusiva e cada conversa aberta sobre saúde mental são vitórias coletivas.

Este livro não é um ponto final, mas um convite para que você continue se informando, questionando e buscando apoio. Se você está lutando contra a depressão, saiba que sua coragem em seguir em frente, mesmo nos dias mais escuros, é digna de admiração. Se você é um profissional de saúde, cuidador ou aliado, lembre-se de que seu papel é insubstituível. E se você simplesmente quis entender mais sobre o tema, parabéns: o conhecimento é a primeira semente da mudança.

A depressão pode ser uma jornada solitária, mas não precisa ser percorrida sozinha. Que este livro sirva como um farol – lembrando que, mesmo nas noites mais longas, a luz da esperança, da ciência e da conexão humana nunca se apaga. A vida, em todas as suas complexidades, vale a pena ser vivida. E você vale a pena.

CONSIDERAÇÕES FINAIS

Neste capítulo, exploramos o processo de recuperação da depressão, entendendo conceitos importantes, como remissão, recuperação, recaída e recorrência. Entender o que acontece no final e depois do tratamento é importante para manter-se atento na caminhada que está por vir. Ao longo deste livro, apresentamos conceitos importantes, estratégias práticas e ferramentas eficazes, para finalmente convidar o leitor a não só tratar os sintomas, mas também cultivar uma vida saudável e equilibrada, prevenindo recaídas e sabendo lidar com elas caso aconteçam.

Abordamos a importância de reconhecer os sinais precoces de piora, os chamados sintomas prodrômicos, e de criar um plano de ação personalizado que ajude cada pessoa a se tornar protagonista ativa de sua própria recuperação. Destacamos o papel fundamental das redes de apoio social e da manutenção de rotinas saudáveis, que fortalecem a resiliência e o bem-estar mental.

Sabemos que a recuperação é um processo dinâmico, com altos e baixos esperados, e que desenvolver flexibilidade psicológica, alinhar vida e valores, e cultivar a gratidão são elementos que trazem força e esperança para enfrentar os desafios do dia a dia. Reforçamos que ninguém precisa enfrentar a depressão sozinho, e que cada passo dado, mesmo nos momentos difíceis, é digno de celebração.

Este capítulo é um convite à autocompaixão, à coragem e à esperança, reafirmando que é possível construir uma vida com mais sentido, alegria e conexão — sempre lembrando que cada pessoa merece viver plenamente, com acolhimento e respeito.

TÉCNICA 11

DIÁRIO DE GRATIDÃO

A gratidão é como um músculo que precisa ser exercitado regularmente para se fortalecer. Ao praticar este exercício diariamente, ou mesmo semanalmente, você começará a notar mudanças sutis, mas significativas, em seu humor, sua perspectiva e sua capacidade de lidar com os desafios da vida. A gratidão não elimina os problemas nem transforma magicamente a realidade, mas fornece uma lente pela qual você pode vê-los sob uma nova luz, encontrando força, resiliência e esperança. Talvez, ao pensar sobre pontos positivos pelos quais você é grato, conclua que ver o dia acabar e finalmente deitar-se para dormir foi a parte boa de um determinado dia. Não tem problema nenhum, alguns dias são difíceis e sobreviver a eles é um grande desafio! Ao invés, no entanto, de abraçarmos pensamentos como "eu não aguento mais", podemos direcionar nosso foco para uma visão mais positiva, como "eu sobrevivi a um dia muito difícil".

Cultivar uma mentalidade positiva é fundamental para lidar com os desafios da vida sem esquecer dos pontos positivos. Até em situações bastante complicadas, podemos (e devemos) buscar o que há de bom, evitando cair na armadilha de concluir que está tudo indo muito mal e nada dá certo. Este exercício prático ajudará você a integrar a gratidão em sua rotina diária e a reconhecer o valor do mundo ao seu redor, das pessoas em sua vida e de si mesmo.

O mundo ao seu redor

Dedique alguns minutos para observar o ambiente ao seu redor. Identifique e aprecie as pequenas coisas que muitas vezes passam despercebidas, como o canto dos pássaros, a beleza do céu, a sensação do sol na pele, ou a simplicidade de um gesto gentil de um estranho. Reconheça a beleza e a abundância que o mundo oferece.

As pessoas em sua vida

Pense nas pessoas que fazem parte da sua vida – familiares, amigos, colegas, mentores, ou qualquer pessoa que tenha lhe apoiado e inspirado. Reflita sobre as qualidades que você admira neles e agradeça pelas contribuições que eles trouxeram à sua vida. Reconheça o valor das relações interpessoais e o impacto positivo que elas têm em seu bem-estar.

Você mesmo

Reserve um tempo para se conectar com suas próprias qualidades e realizações. Reconheça seus pontos fortes, seus talentos, suas conquistas e até mesmo seus desafios superados. Seja gentil e compassivo consigo mesmo, valorizando suas próprias qualidades e reconhecendo seu próprio valor.

Sugestão de prática regular

Reserve 5 minutos por dia (ou por semana) para refletir e anotar algo positivo pelo qual você é grato. Se conseguir pensar em mais de uma coisa, pode anotar também, no entanto, o foco é a qualidade, não a quantidade. Se quiser, escreva detalhes sobre a experiência. Lembre-se das categorias: mundo (coisas positivas no ambiente, na sociedade ou na natureza), os outros (ações, gestos ou presença de pessoas que te impactaram) e você mesmo (qualidades, conquistas ou atitudes suas que valoriza). Pense em momentos, grandes ou pequenos, que trouxeram leveza ou significado.

EXEMPLO PRÁTICO

Categoria: mundo

"Nesta semana, percebi como meu bairro é acolhedor. Os vizinhos sempre me cumprimentam, e as crianças brincam na praça. Ouvir seus risos me lembra que há alegria mesmo nas pequenas coisas. A segurança aqui me permite caminhar à noite sem medo, e isso é um privilégio que nem todos têm."

Categoria: outros

"Minha cachorra, Luna, ficou superanimada quando a levei para passear. Ela abana o rabo como se eu fosse a melhor pessoa do mundo. É incrível como ela me faz sentir amada, mesmo nos dias mais difíceis."

Categoria: eu mesmo

"Ajudar meu vizinho idoso a podar as plantas me fez sentir útil. Não esperava nada em troca, mas ver o sorriso dele e conversar enquanto trabalhávamos renovou minha energia. Lembrei que sou capaz de fazer diferença, mesmo com gestos simples."

Use lembretes, como um alarme no celular, para não se esquecer de preencher o diário de gratidão. Até tornar-se um hábito, é possível que você esqueça. Não se critique se esquecer uma semana, retome quando possível. Após um mês, revisite seu progresso. Quais categorias foram mais fáceis/difíceis de preencher? Como seu humor mudou ao longo do exercício? Quais surpresas ou *insights* surgiram?

FOLHA DE EXERCÍCIOS

Data ______________________

Mundo (O que aprecio no mundo ao meu redor?):

____
____
____
____

Outros (Pelo que sou grato nas pessoas?):

____
____
____
____

Eu mesmo (O que valorizo em mim hoje/esta semana?):

____
____
____
____

REFERÊNCIAS

1. American Psychiatric Association, APA. Manual diagnóstico e estatístico de transtornos mentais: DSM-5-TR, 5. ed. Porto Alegre: Artmed; 2023.
2. Beck JS. Terapia cognitivo-comportamental: teoria e prática, 3. ed. Rosa SMM, Knapp P (Trads.). Porto Alegre: Artmed; 2021.
3. Benasi G, Fava GA, Guidi J. Prodromal symptoms in depression: a systematic review. Psychotherapy and psychosomatics. 2021;90(6):365-372.
4. Cacioppo JT, Patrick W. Loneliness: Human nature and the need for social connection. WW Norton & Company; 2008.
5. Dalgalarrondo P. Psicopatologia e semiologia dos transtornos mentais. Porto Alegre: Artmed; 2018.
6. Dickens LR. Using gratitude to promote positive change: a series of meta-analyses investigating the effectiveness of gratitude interventions. Basic and Applied Social Psychology. 2017;39(4):193-208.
7. Dineen-Griffin S, Garcia-Cardenas V, Williams K, Benrimoj SI. Helping patients help themselves: a systematic review of self-management support strategies in primary health care practice. PloS one. 2019;14(8):e0220116.

8. Dobson KS, Dozois DJ (eds.). Handbook of cognitive-behavioral therapies. New York: Guilford; 2021.
9. LeJeune J, Luoma JB. Values in therapy: A clinician's guide to helping clients explore values. Increase psychological flexibility and live a more meaningful life. Oakland, New Harbinger; 2019.
10. Monroe SM, Harkness KL. Life stress, the" kindling" hypothesis, and the recurrence of depression: considerations from a life stress perspective. Psychological review. 2005;112(2):417.
11. Monroe SM, Harkness KL. Major depression and its recurrences: life course matters. Ann Rev Clin Psychol. 2022;18(1):329-357.
12. Moriarty AS, Meader N, Snell KI, Riley RD, Paton LW, Chew-Graham CA, McMillan D. Prognostic models for predicting relapse or recurrence of major depressive disorder in adults. Cochrane Database Syst Rev. 2021;(5).
13. Rizzuto D, Fratiglioni L. Lifestyle factors related to mortality and survival: a mini-review. Gerontology. 2014;60(4):327-335.
14. Stroud CB. The Stress Sensitization Model. The Oxford handbook of stress and mental health; 2019;349.
15. Yanguas J, Pinazo-Henandis S, Tarazona-Santabalbina FJ. The complexity of loneliness. Acta Bio Medica: Atenei Parmensis. 2018;89(2):302.

Índice remissivo

A

Abordando a evitação cognitiva e comportamental 132
Abrangência dos sintomas 9
Absenteísmo 38
Ação comprometida 146
Aceitação 146
  social plena 187
Ácido gama-aminobutírico 69
Adolescência 19, 251
Afetividade negativa 103
Afetos 6
Agentes anti-inflamatórios e antioxidantes 167
Agentes hormonais 167
Agitação/ansiedade 38
Agorafobia 100
Agressividade 43
  incomum 240
Álcool 49, 108, 262
Alimentação 7, 205
Alterações
  do sono 41
  metabólicas 159
  na comunicação verbal e escrita 240
  no conteúdo de produções criativas 241
  nos padrões básicos de funcionamento 238
  nos padrões de interação social 238
Alucinógenos 108
Ambiente de maior tensão emocional 61
Ambivalência suicida 230
Amígdala 66
Amigos, familiares e colegas 279
Amitriptilina 163, 172
Anedonia 38, 158, 169
Anergia 158
Angústia 2
Ansiedade 46
Antagonismo 103
Antidepressivos
  nominais 162
  tricíclicos 163
Anti-inflamatórios 168
Antipsicóticos atípicos 165
Apetite 41, 48
Aposentadoria 134
Aripiprazol 165
Asfixia 99
Assédio 199

Assinatura inflamatória 64
Ataques de raiva 101
Ativação comportamental 75, 118, 123, 128
Atividade
  física 204
  prazerosa 123
Ausência de reatividade emocional 38
Autocrítica 15
Autocuidado 22
Autodirecionamento 102
Autoestigma 187
Autoestigmatização 12
Autoestima 41
Autolesão não suicida 240
Avaliação
  cognitiva 78
  do perfil sintomático 158
  do risco de suicídio e segurança 161
  e formulação do caso 123
  e reestruturação cognitiva 142
Ayahuasca 154

B

Baby blues 255
Base biopsicossocial 5
Bem-estar
  a longo prazo 269
  psicológico 22
Breve história e fenomenologia da depressão 33
Brexanolona 168
Brexpiprazol 165
Bupropiona 163
Buspirona 164

C

Calafrios 99
Canabidiol 168
Câncer 205, 208, 263
Cansaço 46
Características
  mistas 184
  psicóticas 184
Carbamazepina 164
Cartões de enfrentamento 200
Catatonia 184, 256
Cetamina 166, 174
Check-ins de consciência 138
Choro 101
Ciclo
  circadiano 7
  comportamental da depressão 128
  vicioso da depressão 129
Ciência contextual comportamental e terapias de terceira onda 141
Circuitos de recompensa e motivação 66
Círculo vicioso da depressão 76
Citalopram 162
Citocinas e neuroinflamação 62
Clomipramina 163
Cocaína 108
Cognição 63
Como escolher o antidepressivo ideal 157
Comorbidades 271
  e complicações 10
  médicas e psiquiátricas 160
Componentes comportamentais da terapia cognitivo-

comportamental para depressão 126
Componentes do Protocolo Unificado 141
Comportamento
autolesivo 43
de risco 12
e autolesivos 240
dirigido por emoções 142
preparatório 239
Comunicação sináptica 63
Conexão cérebro-intestino 73
Conflitos interpessoais 3
Consciência
corporal 135
emocional 142
e tolerância às sensações físicas 143
Considerações clínicas importantes 11
Consolidação de ganhos 123
Contato com o momento presente 146
Contribuição dos determinantes sociais 228
Corporeidade alterada 14
Córtex pré-frontal 66
Cortisol 62
Critérios fundamentais para a identificação de transtornos mentais 5
Cronificação 40
Cuidando da mente, cuidando do corpo 218
Culpa
intensa 38
pela própria existência 15
Curso e complicações 19
Cyberbullying 199

D

Déficits interpessoais 134
Definição e distinção entre "problemas do cotidiano" e "transtornos psiquiátricos" 3
Delírios de culpa 42
Demência 12, 95
Demissão 134
Densidade sináptica 72
Depressão
ao longo da vida da mulher 253
bipolar 42
com alterações neurovegetativas 158
com anedonia e disfunção executiva 158
com características ansiosas 158
com sintomas de déficit energético 158
com sintomas mistos 43
tabela comparativa dos critérios 51
de início tardio 262
e comportamentos suicidas na população LGBT 261
endógena 35
induzida por substâncias/condição médica 48
tabela comparativa dos critérios 52
maior em crianças e adolescentes 251
mascarada 12
na perimenopausa 257
no contexto bipolar 42
tabela comparativa dos critérios 51

no homem 260
no transtorno bipolar 80
no transtorno de personalidade *borderline* 83
perinatal 256
sazonal 49
sem se sentir triste 37
Desânimo 32
Desaprovação 187
Desconexão emocional 37
Desconforto
social 15
torácico 99
Desempenho no trabalho 47
Desengajamento de atividades potencialmente reforçadoras 78
Desenvolvimento de habilidades sociais 126
Desesperança 241
Desfusão cognitiva 146
Desinibição 103
Desmaio 99
Despersonalização 99
Desrealização 99
Desvalorização pessoal 240
Desvenlafaxina 162
Determinismo genético 61
Diabetes 205
Diagnóstico da depressão 2
Diálogo aberto 198
Diário
de emoções 25, 26
de gratidão 286
Dietas pró-inflamatórias 63
Diferença entre tristeza e depressão 8
Dificuldade
de concentração 38, 40, 48
na regulação emocional 236
Dimensão econômica 21
Dimensionalidade 5
Disbiose intestinal 208
Discriminação 187, 198
Disfunção sexual 159
Disputas interpessoais 134
Distanciamento 103
Distimia 37, 40, 77
Distorções cognitivas frequentes na depressão 122
Distúrbios do sono 38, 48, 106
Divórcio 134
Doença
cerebrovascular 263
de Alzheimer 204, 208, 263
global do cérebro 74
neurodegenerativa 263
neurológica 205
Domínio 54
Dopamina 66
Dor 2
crônica 160
psicológica insuportável 227
Drogas
de abuso 211
ilícitas 49
Duloxetina 162
Duração 8

E

Ecletismo 117
Eixo hipotálamo-hipófise-adrenal 61, 62

Elementos
  afetivos 6
  da condição de saúde mental 3
  do funcionamento da personalidade 102
Eletroconvulsoterapia 154, 176
Emissão parcial ou completa 184
Emoções 6
  como respostas adaptativas 140
  humanas 1
Empatia 102
Encerramento terapêutico 123
Endorfinas 204
Energia 41
Entrevista Motivacional 118
Episódio
  depressivo
    bipolar típico 42
    com características mistas 45
  hipomaníaco 45
  maníaco 44, 81
    com características mistas 45
Escala de gravidade dos sintomas 85
Escaneamento corporal 137
Escetamina 166, 174
Escitalopram 162
Escolha do antidepressivo ideal 157
Escuta clínica 34
Especificadores e a gravidade do transtorno depressivo 183
Esquiva
  comportamental 274
  experiencial 78
Estabelecimento da relação terapêutica 123
Estabilização inicial 123
Estado de ânimo 6
Estados emocionais temporários 1
Estereótipo 2
Estigma relacionado à depressão 187
Estimulação
  cerebral profunda 174
  do nervo vago 154
  magnética transcraniana 174
Estradiol 259
Estresse 205
  crônico 62
  em resposta a eventos da vida 3
Estressores cotidianos 7
Estrutura e componentes da terapia cognitivo-comportamental para depressão 122
Euforia 43
Evento
  desencadeador 3
  de vida 7
  estressante 1
  estressor recente 271
Evidências de eficácia 127
Evitação 132
  emocional 78, 142
  experiencial 235
Exames de rotina 219
Excesso
  de exposição a "telas" 211
  de glutamato, excitotoxicidade e depressão 68
Excitotoxicidade 68
Exemplos e metáforas 6
Exercício 7
  aeróbico 204
Experiências
  emocionais 78
  gratificantes 73

humanas 1
vividas da depressão 13
Experimentos comportamentais 125
Explosões emocionais 43
Exposição emocional interoceptiva e situacional 143

F

Fadiga 14, 46
intensa 38
persistente 158
Faixa etária de acometimento 12
Falta
de ar 99
de prazer ou de energia 38
Farmacocinética 154
Farmacodinâmica 154
Fase lútea 47
Fast-food 67
Fator
de necrose tumoral-α 62
neurotrófico derivado do cérebro 63
Fatores
ambientais 7
de estresse ambiental 62
etiológicos comuns 61
hormonais 12
Fenda sináptica 178
Fenelzina 163
Fenomenologia da depressão 34
Finitude 240
Flashbacks 98
Flexibilidade psicológica 282
Fluoxetina 162
Fobias específicas 99
Fobia social 101
Formigamento no corpo 99
Funções de aprendizado 69

G

Gatilho 271
identificável 3
Genética e vulnerabilidade herdada 61
Gerenciamento de estresse e esgotamento 213
Glutamato 68
e o ácido gama-aminobutírico 153
Gravidade atual do quadro 185
Gravidez 255

H

Hábitos de saúde 22
Hedonia 71
Heterogeneidade 5
Hiperatividade 43
Hipersonia 48, 95
Hipertireoidismo 168
Hipocampo 66
Hipocondríacos 42
Hipogonadismo 261
Hipótese monoaminérgica da depressão 64
Hipotireoidismo 49
Histórico de episódios anteriores 271
HiTOP (*Hierarchical Taxonomy of Psychopathology*) 35
Homens 12
Hormônios sexuais 261
Hostilidade 199

Humor 5, 6, 63
deprimido 8, 38, 83
ou estado de ânimo 6
patologicamente diminuído 32

I

Idade de início precoce da depressão 252
Ideação e comportamento suicida 234
Identidade 102
Idosos 19
Imaginário coletivo 2
Imipramina 163
Impacto
funcional 9
multidimensional na qualidade de vida 21
socioeconômico e na qualidade de vida 21
Implementação da ativação comportamental 131
Importância de validar emoções 16
Impulsividade aumentada 240
Infância 60, 252
Influência
no pensamento 6
genética e ambiental no desenvolvimento dos transtornos depressivos 60
Inibidores
da monoamina oxidase 163
seletivos da recaptação de serotonina 97, 153, 155, 162
seletivos de recaptação de serotonina e noradrenalina 97
Início da vida adulta 19
Inquietação 158
Insônia 38, 40, 48, 95, 106, 158
Instabilidade 99
de humor 81
Intersubjetividade alterada 15
Intimidade 102
Irritabilidade 12, 43, 46
Isolamento social 134, 278

J

Jejum de dopamina 67
Jogos 67
Julgamento social 12

L

Labilidade
de humor 78
emocional 46
Lamotrigina 164
Lembranças intrusivas 98
Lentidão no processamento de informações 38
Lentificação 38
psicomotora 158, 169
acentuada 38
Levotiroxina 167
Liberdade 2
Limitações do modelo sindrômico-psiquiátrico 227
Lisdexanfetamina 165
Lítio 164
LSD 154, 167

Luto 8
como sinal de alerta 275
complicado 134

M

Maconha 108
Mania com sintomas mistos 43
tabela comparativa dos critérios 52
Mania mista 43
Mapa de comorbidades 110
Maternidade 134
Mecanismos
epigenéticos 61
transdiagnósticos 233
Medicamentos
antidepressivos 162
e tratamentos biológicos 173
Medicina do Estilo de Vida 203
Meditação
em movimento 204
sentada 137
Medo 3
de morrer 99
Meia-idade 19
Melancolia 32, 33
Memória 69
Menopausa 257
Menstruação 47
Metilfenidato 165
Micróglias 63
Mindfulness 25, 68, 216, 275
e depressão: mecanismos de ação 135
e Terapia Cognitivo-Comportamental 134
para depressão 137
Mirtazapina 164
Mitos
comuns sobre transtornos mentais 4
relacionados ao uso de antidepressivos 171
sobre a depressão 193
Modelo
cognitivo-comportamental da depressão e do suicídio 231
cognitivo da depressão 120
da desregulação emocional 82
de manutenção da distimia 79
dos cinco domínios 54
etiológico de acordo com processos psicológicos dos transtornos depressivos 74
explicativo biopsicossocial dos transtornos depressivos 60
explicativo do suicídio 226
integrativo 229
neurobiológico da depressão 65
Modificação de crenças centrais 123
Modulação direta da atividade cerebral 154
Moduladores glutamatérgicos 166
Monitoramento
cognitivo 123
de atividades e humor 131
de humor 26
Motivação 63
e engajamento no tratamento 141
para atividades novas 40
Movimentos oculares 98
Mudança
comportamental significativa 238
na forma de diagnosticar 35

na perspectiva do *self* 136
Mulheres 12
com TDPM 80
em idade reprodutiva 254
Multimodalidade de tratamento 5

N

Náusea 99
Neuroimagem 128
funcional 9
Neuroplasticidade, circuitos cerebrais e depressão 71
Neurotransmissores 178
e receptores 64
Nicotina 108
Noradrenalina 66, 156
Nortriptilina 163
Novas pesquisas e tratamentos em desenvolvimento 177

O

Oobesidade 63
Ocupação e produtividade 22
Olanzapina 165
Ondas de calor 99

P

Padrão de pensamento 40
Padrão sazonal 184
Paixões 6
Paralisia de chumbo 163
Paroxetina 162
Passividade 78
Perda 3
da ressonância afetiva 13
de conexão 34
de interesse e prazer nas atividades 32
Perfeccionismo 236
Perimenopausa 12, 259
Periparto 12, 184
Pesadelos 98
Pilares do bem-estar 282
Plano
de segurança 243
de tratamento 273
Plasticidade neural 69
Ponte entre depressão e suicídio 233
População
idosa 262
LGBT 261
Pornografia 67
Pós-parto 42
Prática dos três minutos de respiração 137
Prazosina 99
Preconceito 187
social 188
Predisposição genética 62
Preferências pessoais do paciente e adesão ao tratamento 161
Prejuízo funcional 4
Preocupação 3
excessiva 158
Presenteísmo 38
Pressões profissionais 3
Prevalência
da depressão em diferentes faixas etárias 19
e distribuição 18

Prevenção de recaídas 123, 143
Problemas do cotidiano 3
Procrastinação crônica 40
Progesterona 259
Prognóstico e curso variável 5
Programação de atividades 126
Programa de Redução de Estresse Baseado em *Mindfulness* 134
Proteína C-reativa 62
Protocolo Unificado para o Tratamento Transdiagnóstico dos Transtornos Emocionais 77, 118, 120, 139
Psicodélicos 154, 168
Psicoeducação 23, 37, 123
  sobre emoções e experiências emocionais 141
Psicoestimulantes 165
Psicologia Baseada em Evidências 117
Psicose 99
  puerperal 256
Psicoterapia para transtornos depressivos 118
Psicoticismo 103
Psilocibina 154, 167

Q

Quando iniciar o antidepressivo 168
Questão cotidiana 2
Questionamento socrático 124
Quetiapina 165

R

RDoC (*Research Domain Criteria*) 35
Recaída 270
"Recalibração" do cérebro 67
Receptores de serotonina 155
Recidivas 271
Recorrência 270
Recuperação 269
Recuperar a vida 284
Rede de apoio 277
Redes sociais 67, 198
Redução
  da ruminação 135
  do tônus glutamatérgico na depressão 68
Reestruturação
  cognitiva 123
  de crenças centrais 125
Registro de Pensamentos Disfuncionais 124
Regulação emocional 69
Relação
  com estímulos externos 9
  com o corpo 6
  entre depressão e suicídio 224
Relacionamentos sociais 22, 215
Relações interpessoais 47
Remissão 188, 270
Resolução estruturada de problemas 127
Responsividade a intervenções 10
Resposta a tratamentos anteriores 158
Ressonância magnética espectroscópica 69
Retraimento social 78, 80
Rigidez cognitiva 237
Risco
  cardiovascular 160
  de morte por suicídio 225

de suicídio 36, 229
Risperidona 165
Role plays 123
Rotina
antidepressiva 280
Rotina do sono 210
Ruína 42
Ruminação 73, 78, 234

S

Saudade e choros frequentes 2
Sedação 159
Sedentarismo 63
Segurança cardiovascular 160
Selegilina 163
Self 81
como contexto 146
Sensação de perda de controle 46
Sensibilidade crônica a estressores 271
Ssensibilização ao estresse 271
Sentimento 6
de desesperança 41
de tristeza 2
Serotonina 65, 155
Sertralina 162
Seta descendente 148
Sinais
comportamentais paradoxais 239
de alerta 273
de alerta para risco suicida 238
precoces de piora 272
Sinapses 63, 73
Síndrome pré-menstrual 46
Sintomas
prodrômicos 272
psicóticos 42
residuais 271
Sintonia afetiva 15
Sistema
citocromo P450 155
de Análise Comportamental Cognitiva de Psicoterapia 118
endocanabinoide 71
opioide endógeno 70
Situações estressoras 61
Sobreposição de fatores de risco genético 95
Socialização 40
Sofrimento 17
atual 2
significativo 3
Solidão 278
Sono 7, 40
reparador 220
Sonolência 172
excessiva diurna 95
Substâncias psicodélicas 167
Sufocamento 99
Sugestão de prática regular 287
Suicídio 12, 206, 256
Suporte social 271

T

Tabagismo 63
Taquicardia 168
Técnica
cognitiva fundamental 124
da seta descendente 125
experiencial 123
Tempo é cérebro 44

Temporalidade 13
Tendências contemporâneas e desafios 17
Tensão 158
  pré-menstrual 46
Tentativas de suicídio 43
Teoria Biopsicossocial 83
Teoria
  das emoções 140
  da vulnerabilidade fluida 231
  da vulnerabilidade fluida 229
  etiológica da depressão maior 60
Terapia
  cognitiva baseada em *mindfulness* 118, 136
  cognitivo-comportamental 75, 97, 118, 119
    adaptada ao transtorno bipolar 81
    para insônia 211
  comportamental dialética 82, 83
  de aceitação e compromisso 118, 137, 146
  de reposição de testosterona 261
  de solução de problemas 118
  hormonal 259
  interpessoal 118, 133
  metacognitiva 118
  psicodinâmica breve 118
  psicodinâmica de longo prazo 118
Término de relacionamento 2
Timidez 15
Tontura 99
Trabalho com crenças intermediárias 123
Traços patológicos de personalidade 103
Tranilcipromina 163
Transdiagnóstico: processos comuns em transtornos emocionais 140
Transições de papéis 134
Transtorno(s)
  afetivo sazonal 49
    tabela comparativa dos critérios 52
  bipolar 44, 160
  de ansiedade 97, 160
    generalizada 95
    social 101
  de déficit de atenção e hiperatividade 95, 104
  de estresse pós-traumático 97
  de humor 6
    e demais transtornos psiquiátricos 5
  de pânico e agorafobia 99
  de personalidade 102
    borderline 42, 104
  depressivo maior 35, 37
    diagnóstico 39
    tabela comparativa dos critérios 51
  depressivo não especificado 52
  depressivo persistente 40, 77
    tabela comparativa dos critérios 51
  depressivo resistente 37
  disfórico pré-menstrual 36, 170
  disfórico pré-menstrual 45, 78
    tabela comparativa dos critérios 52
  do humor
    no idoso 262

perinatal 255
do luto prolongado 276
mentais
definição 2
mais frequentes em indivíduos com depressão 95
pré-menstruais 253
Tratamento
da depressão 116
medicamentoso 153
transdiagnóstico 120
Traumas na infância 62
Trazodona 164
Treinamento em resolução de problemas 123
Tríade cognitiva na depressão 121
Triiodotironina 167
Tristeza 1, 3, 8, 32

U

Uso de substâncias 12, 99, 108, 211

V

Validação emocional 16
Valores 146, 282
pessoais 265
Valproato 164
Variações de humor 7
Variações no apetite 38
Venlafaxina 162
Verbalizações diretas sobre morte 240
Vertigem 99
Vida
adulta 60
afetiva 6
Vilazodona 163
Visão fenomenológica 13
Vortioxetina 164
Vulnerabilidade emocional 81

Z

Zuranolona 168